国家出版基金项目
NATIONAL PUBLICATION FOUNDATION

"十三五"国家重点出版物出版规划项目

本草纲目研究集成

本草纲目导读

总主编
张志斌　郑金生

郑金生　张志斌　著

科学出版社

北京

内 容 简 介

本书是"本草纲目研究集成"丛书之"序曲",旨在引导读者进入《本草纲目》这座宏伟的"金谷园"。上篇"导读篇"介绍了李时珍生平、《本草纲目》的编写体例与特色、科学成就及其在国内外的深远影响。下篇"选读篇"分十个专题,摘取《本草纲目》相关精论,展示了《本草纲目》中的分类组成、本草文献及中药理论论说,以及临床用药、辨药、医疗技术、科学成就举例等内容。附录载有《本草纲目》全目、学习《本草纲目》重要参考书,以帮助读者进一步学习或研究《本草纲目》。

本书适用于广大中医药工作者及中医药和传统文化爱好者参考阅读。

图书在版编目（CIP）数据

本草纲目导读/ 郑金生，张志斌著. — 北京：科学出版社，2016
　ISBN 978-7-03-048981-4

Ⅰ.本… Ⅱ.①郑… ②张… Ⅲ.《本草纲目》- 研究 Ⅳ.R281.3

中国版本图书馆CIP数据核字（2016）第140834号

责任编辑：鲍　燕　曹丽英 / 责任校对：李　影
责任印制：肖　兴 / 封面设计：黄华斌

科学出版社 出版
北京东黄城根北街 16 号
邮政编码：100717
http://www.sciencep.com

北京利丰雅高长城印刷有限公司 印刷

科学出版社发行　各地新华书店经销

*

2016年8月第　一　版　开本：787×1092 1/16
2016年8月第一次印刷　印张：16
字数：304 000

定价：168.00元
（如有印装质量问题，我社负责调换）

本草纲目研究集成

编辑委员会

总　序

　　进入21世纪，面向高概念时代，科学、人文互补互动，整体论、还原论朝向融通共进。中医学人更应重视传承，并在传承基础上创新。对享誉全球的重大古医籍做认真系统的梳理、完善、发掘、升华，而正本清源，以提高学术影响力。晚近，虽有运用多基因网络开展证候、方剂组学研究，其成果用现代科技语言表述，对医疗保健具有一定意义。然而积学以启真，述学以为道，系统化、规范化，多方位、高层次的文献研究，当是一切中医药研究项目的本底，确是基础的基础，必须有清醒的认识，至关重要。

　　中医千年古籍，贵为今用。然古籍之所以能为今用，端赖世代传承，多方诠释，始能沟通古今，励行继承创新。深思中医学的发展史，实乃历代医家与时俱进，结合实践，对前辈贤哲大家之医籍、理论、概念、学说进行诠释的历史。而诠释的任务在于传达、翻译、解释、阐明与创新。诠释就是要在客体（即被诠释的文本）框架上，赋予时代的精神，增添时代的价值。无疑，诠释也是创新。

　　明代李时珍好学敏思，勤于实践，治学沉潜敦厚。博求百家而不倦，确系闻名古今之伟大医药科学家，备受中外各界人士景仰。明代著名学者王世贞称其为"真北斗以南一人"，莫斯科大学将其敬列为世界史上最伟大的六十名科学家之一（其中仅有两位中国科学家）。其巨著《本草纲目》博而不繁，详而知要，求性理之精微，乃格物之通典。英国著名生物学家达尔文称之为"中国古代百科全书"。2011年《本草纲目》被联合国教科文组织列入"世界记忆名录"（同时被列入仅两部中医药古籍），实为中国传统文化之优秀代表。欲使这样一部不朽的宝典惠泽医林，流传后世，广播世界，更当努力诠释，整理发扬。此乃《本草纲目研究集成》丛书之所由作也。

　　中国中医科学院成立60年以来，前辈学者名医于坎坷中筚路蓝缕，负重前行，启迪后学，笃志薪火传承。志斌张教授、金生郑教授，出自前辈经纬李教授、继兴马教授之门下，致力医史文献研究数十年，勤勉精进，研究成果累累。2008年岁末，志斌、金生二位学长，联袂应邀赴德国洪堡大学，参与《本草纲目》研究国际合作课题。历时三年余，所获甚丰。2012年两位教授归国后，向我提出开展《本草纲目》系列研究的建议，令我敬佩。这是具有现实意义的大事，旋即与二位共议筹谋，欲编纂成就一部大型丛书，命其名曰《本草纲目研究集成》。课题开始之初，得到中医临床基础医学研究所领导的支持，立项开展前期准备工作。2015年《本草纲目研究集成》项目获得国家出版基金资助，是为课题顺利开展的良好机遇与条件。

中医药学是将科学技术与人文精神融合得最好的学科，而《本草纲目》则是最能体现科学百科精神的古代本草学著作，除了丰富的医药学知识之外，也饱含语言文字学、古代哲学、儒释道学、地理学、历史学等社会科学内容与生物学、矿物学、博物学等自然科学内容，真可谓是"博大精深"。要做好、做深、做精《本草纲目》的诠释研究，实非易事。在志斌、金生二教授具体组织下，联合国内中医、中药、植物、历史地理、语言文字、出版规范等方面专家，组成研究团队。该团队成员曾完成《中华大典》下属之《药学分典》、《卫生学分典》、《医学分典·妇科总部》，以及《海外中医珍善本古籍丛刊》、《温病大成》、《中医养生大成》等多项大型课题与巨著编纂。如此多学科整合之团队，不惟多领域知识兼备，且组织及编纂经验丰富，已然积累众多海内外珍稀古医籍资料，是为《本草纲目研究集成》编纂之坚实基础。

李时珍生于明正德十三年（1518）。他穷毕生之智慧财力，殚精竭虑，呕心沥血，经三次大修，终于明万历六年（1578）编成《本草纲目》。至公元2018年，乃时珍诞辰500周年，亦恰逢《本草纲目》成书440周年。志斌、金生两位教授及其团队各位学者能团结一心，与科学出版社精诚合作，潜心数年，将我国古代名著《本草纲目》研究推向一个高峰！此志当勉，此诚可嘉，此举堪赞！我国中医事业有这样一批不受浮躁世风之影响，矢志不渝于"自由之思想，独立之精神"的学者，令我备受鼓舞。冀望书成之时培育一辈新知，壮大团队。感慨之余，聊撰数语，乐观厥成。

中央文史研究馆馆员
中国工程院院士 王永炎

丙申年元月初六

　　《本草纲目研究集成》是本着重视传承，并在传承基础上创新之目的，围绕明代李时珍《本草纲目》(此下简称《纲目》)进行系统化、规范化，多方位、高层次整理研究而撰著的一套学术丛书。

　　《纲目》不仅是中华民族传统文化的宝典，也是进入"世界记忆名录"、符合世界意义的文献遗产。欲使这样一部宝典惠泽当代，流芳后世，广播世界，更当努力诠注阐释，整理发扬。本丛书针对《纲目》之形制与内涵，以"存真、便用、完善、提高、发扬"为宗旨，多方位进行系统深入研究，撰成多种专著，总称为《本草纲目研究集成》。

　　我国伟大的医药学家李时珍，深明天地品物生灭无穷，古今用药隐显有异；亦熟谙本草不可轻言，名不核则误取，性不核则误施，动关人命。故其奋编摩之志，穷毕生精力，编成《纲目》巨著。至公元2018年，乃李时珍诞辰500周年，亦恰逢《纲目》成书440周年。当此之际，我们选择《纲目》系列研究作为一项重点研究课题，希望能通过这样一项纯学术性的研究，来纪念伟大的医药学家李时珍。

　　为集思广益，本课题成员曾反复讨论应从何处着手进行具有创新意义的研究。《纲目》问世400余年间，以其为资料渊薮，经节编、类纂、增删、续补、阐释之后续本草多至数百。中、外基于《纲目》而形成的研究专著、简体标点、注释语译、外文译注等书，亦不下数百。至于相关研究文章则数以千计。尽管如此，至今《纲目》研究仍存在巨大的空间。诸如《纲目》文本之失真，严格意义现代标点本之缺如，系统追溯《纲目》所引原始文献之空白，《纲目》药物及药图全面研究之未备，书中涉及各种术语源流含义研究之贫乏，乃至《纲目》未收及后出本草资料尚未得到拾遗汇编等，都有待完善与弥补。

　　在明确了《纲目》研究尚存在的差距与空间之后，我们决定以"存真、便用、完善、提高、发扬"为宗旨，编撰下列各种学术研究著作。

　　1.《本草纲目导读》：此为整个丛书之"序曲"。该书重点任务是引导读者进入《纲目》这座宏伟的"金谷园"。

2.《本草纲目影校对照》：将珍贵的《纲目》金陵本原刻影印，并结合校点文字及校记脚注，采用单双页对照形式，以繁体字竖排的版式配以现代标点，并首次标注书名线、专名线。这样的影印与校点相结合方式，在《纲目》研究中尚属首创。此举旨在最大程度地保存《本草纲目》原刻及文本之真，且又便于现代读者阅读。

3.《本草纲目详注》：全面注释书中疑难词汇术语，尤注重药、病、书、人、地等名称。此书名为"详注"，力求选词全面，切忌避难就易。注释简明有据，体现中外现代相关研究成果与中医特色，以求便于现代运用，兼补《纲目》语焉不详之憾。

4.《本草纲目引文溯源》：《纲目》"引文溯源"方式亦为该丛书首创。《纲目》引文宏富，且经李时珍删繁汰芜，萃取精华，故文多精简，更切实用。然明人好改前人书，李时珍亦未能免俗，其删改之引文利弊兼存。此外，《纲目》虽能标注引文出处，却多有引而不确、注而不明之弊。本书追溯时珍引文之原文，旨在既显现李时珍锤炼引文之功力，又保存《纲目》引文之真、落实文献出处，提高该书的可信度，以便读者更为准确地理解《纲目》文义。

5.《本草纲目图考》：此书研究角度乃前所未有。该书将金陵本、钱（蔚起）本、张（绍棠）本三大系统药图（各千余幅）逐一进行比较，考释《纲目》药图异同之原委，及其与前后本草药图之承继关系，有助于考证药物品种之本真，弥补《纲目》原药图简陋之不足。

6.《本草纲目药物古今图鉴》：以《纲目》所载药物为单元，汇聚古代传统本草遗存之两万余幅药图（含刻本墨线图及手绘彩图），配以现代药物基原精良摄影，并结合现代研究成果，逐一考察诸图所示药物基原。该书药物虽基于《纲目》，然所鉴之图涉及古今，其便用、提高之益，又非局促于《纲目》一书。

7.《本草纲目辞典》：此书之名虽非首创，然编纂三原则却系独有：不避难藏拙、不抄袭敷衍、立足时珍本意。坚持此三原则，旨在体现专书辞典特色，以别于此前之同名书。所收词目涉及药、病、书、人、地、方剂、炮制等术语，以及冷僻字词典故。每一词条将遵循史源学原则，追溯词源，展示词证，保证释义之原创性。此书不惟有益于阅读《纲目》，亦可有裨于阅读其他中医古籍。

8.《本草纲目续编》：该书虽非诠释《纲目》，却属继承时珍遗志，发扬《纲目》传统之新书。该书从时珍未见之本草古籍及时珍身后涌现之古代传统医药书（截止于1911年）中遴选资料，撷粹删重，释疑辨误，仿《纲目》体例，编纂成书。该书是继《纲目》之后，对传统本草知识又一次汇编总结。

9.《本草纲目研究札记》：这是一部体裁灵活、文风多样、内容广泛的著作。目的在于展示上述诸书在校勘、注释、溯源、考释图文等研究中之思路与依据。《纲目》被誉为"中国古代的百科全书"，凡属上述诸书尚未能穷尽之《纲目》相关研究，例如《纲目》相关的文化思考与文字研究等，都可以"研究札记"形式进入本书。因此，该书既可为本丛书上述子书研究之总"后台"，亦可为《纲目》其他研究之新"舞台"，庶几可免遗珠之憾。

本丛书学术指导委员会主任王永炎院士对诠释学有一个引人入胜的理解，他认为，诠释学的任务在于传达、解释、阐明和创新，需要独立之精神，自由之思想。本书的设计，正是基于这样的一种精神。我们希望通过这样可以单独存在的各种子书，相互紧密关联形成一个有机的整体，以期更好地存《纲目》真，使诠释更为合理，阐明更为清晰，寓创新于其中。通过这样的研究，使《纲目》这一不朽之作在我们这一代的手中，注入时代的血肉，体现学术的灵魂，插上创新的翅膀。

当然，我们也深知，《纲目》研究的诸多空白与短板，并非本丛书能一次全部解决。在《纲目》整理研究方面，我们不敢说能做到完美，但希望我们的努力，能使《纲目》研究朝着更为完美的方向迈进一大步。

张志斌　郑金生

2016年2月12日

中国古代众多的科技经典，像横亘长空的银河一样，群星灿烂，数不胜数。在这璀璨的银河里，有颗特别明亮的巨星，那就是明代李时珍撰写的医药巨著《本草纲目》。这部伟大的科技经典著作从它诞生之日起，就显示了无穷的魅力，引得古今中外的能人智者为之顶礼折腰。2011年，"世界记忆名录"收录了两部中医书，一部是《黄帝内经》，另一本就是《本草纲目》。这充分说明《本草纲目》在现有中医药古籍中的价值与地位，也说明该书已经成为世界古代文化的重要遗产。

明万历八年（1580），《本草纲目》完稿后的两年，李时珍亲自背着《本草纲目》稿本，到江苏太仓州（今太仓县）弇山园请当时著名文学家王世贞为其书写序。王世贞与李时珍素昧平生，李时珍仅是湖北蕲春县一名小有名气的医生，他依靠什么去打动王世贞呢？王世贞在他撰写的《本草纲目》序里，描写了他被感动的整个过程。

站在他面前的李时珍，是一个瘦削的老人，"晬然貌也，癯然身也"，可以说是人不出众，貌不惊人。但李时珍气质高雅，言谈议论，津津有味。他没有带任何进见之礼，"解其装，无长物，有《本草纲目》数十卷"。也就是说卸下行装，没有多余的东西，只有《本草纲目》几十卷。等李时珍讲完来意之后，王世贞"开卷细玩"《本草纲目》稿本，顿时肃然起

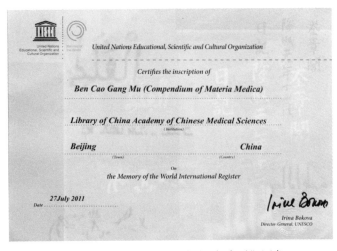

▲ 《本草纲目》入选"世界记忆名录"证书

敬——他彻底被震撼了！于是他把李时珍留在家里，痛饮了几天的酒，并写下了一篇热情洋溢的序言。

王世贞的序言里，用了一系列美好的辞藻来称赞《本草纲目》：

如入金谷之园，种色夺目；如登龙君之宫，宝藏悉陈；如对冰壶玉鉴，毛发可指数也。博而不繁，详而有要，综核究竟，直窥渊海。兹岂禁以医书觇哉。实性理之精微，格物之通典，帝王之秘箓，臣民之重宝也。

王世贞认为，走进《本草纲目》，就如同进入了"金谷园"。"金谷园"是西晋大富豪石崇在洛阳城东建造的私家别墅，极为奢华秀丽，奇珍异宝毕集。《本草纲目》也是中国医药科技的"金谷园"，光彩夺目。"龙君之宫"就是龙宫，那是"宝藏悉陈"的地方。所以《西游记》里的孙悟空才会到龙宫去索取兵器。古代医书《海上方》一名，就是托称其方来自海上龙宫，寓意其方的宝贵。然而王世贞却认为《本草纲目》相当于整个一座"龙君之宫"，足见其宝无数。这么多的宝藏毕集，是否会让人如入迷宫、不知寻宝途径呢？王世贞用了一个比喻，来说明《本草纲目》体例清晰，有条不紊：面对着《本草纲目》，就如同面对冰雕的宝壶、玉琢的明镜一样，清晰得连毛发都看得清。《本草纲目》渊博而不烦琐，周详而重点突出。书中对事理的探讨，宛如直接进入深渊邃海。王世贞认为这样的一部书，怎么能当成普通医书来看待？它就是探究事物精微的完美典籍。这样好的书籍，堪为帝王的珍秘，也是臣民的重宝。

王世贞是《本草纲目》成书后的第一个作序人与评价者。400多年来，《本草纲目》已然誉满天下。自《本草纲目》首次印刷以来（1593年），至今已经翻印了100多版次。该书不仅推动了此后的中国本草学深入发展，而且漂洋过海，东被西渐，影响到整个世界的科技发展。远在大洋彼岸的英国伟大的生物学家达尔文，称赞《本草纲目》是"中国古代百科全书[1]"。这是因为《本草纲目》内容极为丰富，具有很高的科学研究价值，使得达尔文能从中汲取他进化论赖以建立的历史依据，所以他才发出这样由衷的称赞。当代英国著名的中国科技史专

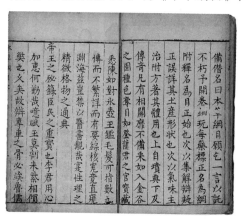

▲《本草纲目》王世贞序

1. 转引自潘吉星.《本草纲目》之东被与西渐.//中国药学会药学史分会. 李时珍研究论文集. 武汉：湖北科学技术出版社. 1985. 225-273

家李约瑟（J.Needham）的《中国科学技术史》(*Science and Civilisation in China*)，有很多材料来源于《本草纲目》。李约瑟用英国式的赞语称李时珍是"药物学界中之王子"。我国的郭沫若先生则称李时珍为"医中之圣"。

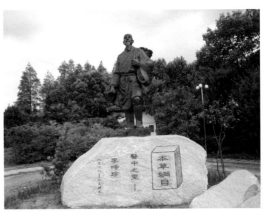

▲ 李时珍陵园雕塑之一

进入《本草纲目》，确实宛如进入中医药科学的圣殿，美不胜收。历史学家蔡尚思先生为国人开列的一生必读的20部中国文化名著中，《本草纲目》是其中之一。当人们要求再进一步精练这些书目时，他又开出其中的10部，《本草纲目》仍然名列其中[1]。可见《本草纲目》对于要了解中国文化的人来说，具有非常重要的意义。

本书所要介绍的就是这样的一部中医药科技经典。

《本草纲目》洋洋大观，有52卷，190万字。由于该书完成于400多年前，对于当代学人来说，不仅文字有些古奥，就是药物分类编纂方法，也不同于当今的著作。更何况真正要读懂、读好《本草纲目》，还必须切实理解该书的编纂思想与历史位置、取材特点，以及它标志性的"纲目"结构与体例，对医药学及其他自然科学的学术贡献等。这些内容，就不是几句高度凝练的赞誉之辞所能表述得了的。为此，本书将分上、下两篇，与读者一起，从不同的角度来认识《本草纲目》。

本书上篇为"导读篇"，下篇为"选读篇"。

在"导读篇"里，首先将简介李时珍生平，让读者了解伟人产生的环境和时代背景，并介绍李时珍立志纂写《本草纲目》的起因与艰辛历程。为了让现代读者理解《本草纲目》的学术与历史地位，本篇还将回溯一下李时珍以前的中国药物学发展历史，借以突出该书最重要的几个学术贡献。

《本草纲目》卷帙浩大，李时珍为什么要选择这样的编纂方法？这也是"导读篇"需要解答的问题，同时也希望读者能因此而明白《本草纲目》的定位和性质——集本草学之大成。《本草纲目》之所以命名为"纲目"，是因为它采用了"纲举目张"的编写体例，来归纳、统领浩如烟海的医药资料。详细了解该书的"纲目"体例，就能理解该书的编纂特色和在分类学上的贡献，同时也就找到了进入该书的门径

---

1. 蔡尚思. 哪些书最能代表中国文化？书林，1982，（5）

和打开这座神秘宝库的钥匙。

《本草纲目》之所以被人称为"中国古代的百科全书",在于它记录的药物相关资料中,蕴藏着涉及矿物学、植物学、动物学、天文、物候、农学、化学等许多学科的知识与科学成就。因此"导读篇"也将简单地列举一些《本草纲目》的科学成就。这方面的详细内容,本书将会在下篇"选读篇"里择要予以介绍。

《本草纲目》是一部实用的科技文献,它曾经对中国古代本草学,乃至对世界其他国家的相关科学都产生了深远的影响,因此导读篇里也将扼要地介绍《本草纲目》对中国古代本草学的影响,以及该书东被、西渐,传播世界的过程,以帮助大家理解《本草纲目》的价值所在。中国许多古代科技成就在进入近现代以后,逐渐完成了历史使命,被现代科技所取代或湮没。但《本草纲目》至今还在发挥它的作用。近百年来,近现代学者研究《本草纲目》已经取得了很多成果,但研究仍在持续深入地开展。因此"导读篇"也将介绍现代研究《本草纲目》的状况、前景与趋势。

金无足赤,人无完人。李时珍是人不是神,《本草纲目》自然也不是完书。产生于400多年前的个人著作,必然也会因为时代局限,存在某些在现代看来已经陈旧的内容。对此,本书也不为名人讳,将在"导读篇"客观如实地作一些介绍,以便使读者对《本草纲目》有一个完整的了解。

笔者希望在"导读篇"里,能引导读者进入并喜欢上这座古代中医药的"金谷园"。但"导读篇"的介绍,毕竟是笔者的学习心得。读者如果需要直观地了解、切实地浏览部分《本草纲目》的原文,可以阅读本书的下篇。

下篇"选读篇",笔者力求在有限的篇幅里,给读者展示《本草纲目》的精华,同时也希望读者通过阅读原著,切实了解《本草纲目》的组成、体例和阐述方式。

《本草纲目》约190万字,1892种药物,本书"导读篇"所选的内容只是其中很小的一部分,如何能展现它的风貌?这是本书编写的一个难题。笔者以为,《本草纲目》既然是一座宝库而不是一座城池,那么就无须复制一个按比例缩小的模型,而应该展示宝库最值得一看的珍宝。为此,本书将按笔者的理解,设置若干主题,再选择《本草纲目》的原文,尽量作一些点评和讲解。如需了解《本草纲目》全书的概貌,则可利用本书附录里的"《本草纲目》全目",以此为引导,寻找读者需要查找的资料。

下篇选读的《本草纲目》原文,将打乱原书的顺序排列,而依不同的主题,遴选相关的条文并予以解说。下篇的主题有:

"自然物质的序列分类":《本草纲目》的大纲是将所有药物分成16部。这实际上是对世间万物进行了一次按序列的分类。每一部之前,李时珍有一段对各部物质的总解说(或曰导论),借此可以看看李时珍眼里的古代物质世界。这些导论文采飞扬,但用典比较多,为帮助读者理解,"选读篇"仅对这部分内容予以翻译并解说。其他各节的解说则只有"解说",而不逐句翻译成白话文。

"主要本草文献与中药基本理论":《本草纲目》在讨论各部药物之前,设有4卷序例(相当于总论),其中第一、二卷首先介绍了历代诸家本草,并分类归纳了中药的若干理论。本节选取历代诸家本草中的重要典籍,以及常用重要的中药理论篇原文,以窥豹一斑。

"中医临床用药的指南——百病主治药举隅":《本草纲目》书前序例的第三、四卷是"百病主治药"。这两卷以疾病为纲,以辨证立法为目,罗列了所用的方药。熟悉这部分内容,有利于发挥其临证用药的便利。本节选取3个小病症,以展示"百病主治药"的体例。

"药物命名与'释名'的意义":《本草纲目》每一药分成8项予以解说。其中第一项就是"释名",就是对药物的命名进行解释。解释药名需要名物训诂知识,对药名的理解也是解决药物考订的途径。因此设立这一主题,分别选取不同类型的原文进行解说。

"药品来源混乱的考辨":古代药品众多,由于形态、名称的相似,有些药物的基原非常混乱。李时珍的突出贡献就是澄清了古代许多混乱药品,他的许多见解都集中在各药的"集解"项下,因此本节选取这方面4例原文予以点评。

"医药理论与技术的新见解":《本草纲目》诸药之下,常有"发明"一项,探讨药物产生效用的机理以及其他的医学理论及新技术。其中以李时珍的见解为多,也包括前人阐述的医药义理。本节选取4方面的例子,以见一斑。

"药物、药效的发现与实验":古代发现新药、新效的途径很多,本节将选若干《本草纲目》原文来展现这一有趣的话题。为了验证药物的性能,古人也常做一些简单的实验研究。这些研究虽然粗糙低级,但毕竟是实践出真知的一种尝试。

"对古代错误用药的批评":中医药在数千年的发展过程中,也走过一些弯路,有过许多错误用药的教训。李时珍《本草纲目》并没有避开这些弯路和教训,但对错误用药直率地提出了批评,其言值得一读。

"李时珍及其父妙手回春案":《本草纲目》中有许多前人和李时珍本人的精彩治疗案例。这些医案既能加深对某些药物性能的理解,同时也展示古代医家辨证论治的技巧。本节只选择了李时珍及其父的4例治疗案例,供读者领略李氏父子高超的医疗技艺。

"《本草纲目》中的科学成就举例"：本书"导读篇"已经介绍了李时珍《本草纲目》在许多学科方面的科学知识与成就。这里再选取4例，作为展示该书科学成就的补充。

以上"导读篇"、"选读篇"是本书的主体。为了帮助读者进一步学习或研究《本草纲目》，本书将一些可作为扩展阅读所需的内容作为附录。其中包括《本草纲目》全目、《本草纲目》重要参考书籍。

《本草纲目》博大精深，本书只是希望为读者了解该书提供一些介绍。但由于本书篇幅有限，加之笔者囿于个人的学识和眼力，不免会挂一漏万，希望读者们在阅读的过程中提出宝贵意见。

郑金生　张志斌

2016年4月7日

下篇 选读篇

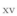

附　篇

上篇

导读篇

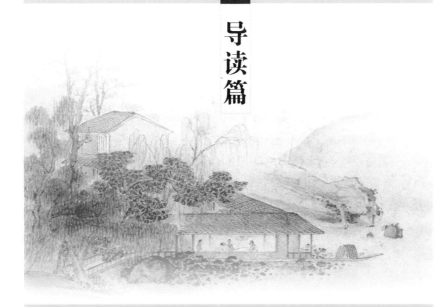

医中之圣，集中国药学之大成。本草纲目乃一八九二种药物说明，广罗博采，曾费三十年之殚精。造福生民，使多少人延年活命。伟哉夫子，将随民族生命永生。李时珍乃十六世纪中国伟大医药家，在植物学研究方面，亦为世界前驱。

一九五六年二月郭沫若

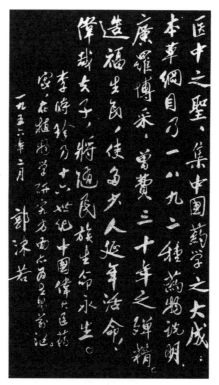

▲ 郭沫若题词

一、李时珍生平与著述

李时珍（1518—1593），字东璧，号濒湖，湖北蕲州（今蕲春县）人，出生于蕲州东门瓦硝坝一位医师的家庭。他的父亲李言闻，字子郁，号月池，其医术和文化素养在当地有"李仙"之誉，并成为太医院的吏目。李言闻医术高超，在行医之余，还编写了多种医药书籍，如《人参传》2卷、《艾叶传》（《蕲艾传》）、《痘疹证治》、《四诊发明》8卷、《四言举要》等。

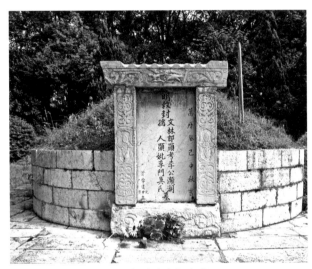

▲ 李时珍夫妇合墓

这些书籍对以后李时珍从事医学著述有着直接的影响。

李时珍是李言闻的次子，从小身体羸弱多病。在"万般皆下品，惟有读书高"的封建社会，"学而优则仕"乃是寻常人家培养子弟的首选之路。李时珍也不例外，他从小攻读儒家经典，希望步入仕途，博取功名。14岁那年，李时珍在科举路上顺利地过了第一关，考得个秀才。这初步的成功诱使李时珍在科举之路上继续奋进。但此后在每三年一次的乡试中，他接连失败。十年寒窗、不出户庭的苦读，并没有帮助李时珍实现他的科举之梦。在"三试于乡不售"之后，李时珍终于醒悟，彻底

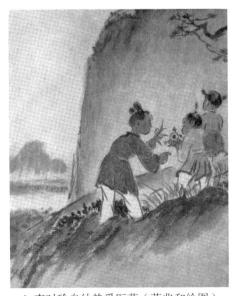

▲ 李时珍自幼热爱医药（蒋兆和绘图）

放弃了科举仕途之梦，转向继承家业，从事医疗。

李时珍青年时的儒学功底，虽然没有帮助他获得一官半职，但却大大提高了他的文化素养。可以说，李时珍是出身医学世家的一名儒医，他本人也以儒者自居。儒家"格物致知"的理念，已经渗透到李时珍从事医药研究的实践之中。他把从事医药研究、探讨事物的本原视为儒者不可或缺的品格。所以他在《本草纲目·凡例》中说：

> 其考释性理，实吾儒格物之学，可裨《尔雅》《诗疏》之缺。

家学渊源，使李时珍从小对医药耳濡目染。其父李言闻的医疗经验与著述，培养了李时珍对医药研究的浓厚兴趣。李时珍《本草纲目》中多处提到他父亲临证治疗的神奇案例，其中包括其父用一味黄芩汤将患"骨蒸发热"的李时珍从濒死状态挽救过来的详细经过，也记载了其父用具有毒性的藜芦一药抢救荆和王妃刘氏中风危症的惊险过程。所以在李时珍成才的道路上，其父李言闻是他从事医疗和著述的启蒙者和引路人。

继承家学经验，加上李时珍个人的努力和悟性，使之很快成为当地一位颇有美誉的名医。他在《本草纲目》中，就记载了亲自治愈的数十例疑难杂症。这些成功的治疗案例表明李时珍确实是一位理、验俱富的医学家，而非泥守家技、知识偏狭的一般医生。他出色的医技，自然也引起了当地达官贵人的注意。因此李时珍也得以有机会去为这些官员之家治病。据顾景星《白茅堂集》记载，李时珍曾治疗楚王世子"暴厥"危症，"立活之"。他还曾使用牵牛子为主药治好过一位王室贵妇30年经治未愈的"肠结病"。其中的精思妙法，令后之学者每每拍案叫绝！另有一位荆穆王妃胡氏，患胃痛不可忍，李时珍则用一味延胡索立见其功。类似记载表明，李时珍在长期的医疗实践中积累了极为丰富的实际治疗经验。他的医药实践历练使之对医药知识具有很高的甄别鉴赏力，这就保证了他编撰的《本草纲目》贴近医药实践、可靠可信，绝非单纯抄辑拼凑前人资料的医书可比。

李时珍的名气，使得当地的楚王（明朝封在湖北一带的朱姓藩王）慕名聘请李时珍为楚府奉祠，兼掌良医所事（即楚王府最高医药总管）。大约在

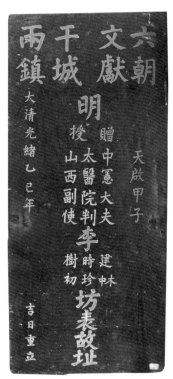

▲ 蕲春县留存的清代
李氏四贤坊表碑

4

嘉靖年间，李时珍被举荐到北京太医院供职，一年后离职返回湖北。由于史料语焉不详，至今研究者们仍在争论：李时珍究竟是哪一年去北京太医院任职？他是否担任过太医院判？是什么原因促使李时珍在北京只呆了一年就返回故里？但可以肯定的历史事实是，李时珍确实从南方北上京城，所以他在《本草纲目》中记载了许多亲见的北京独特的医药、饮食习俗和某些植物种类。

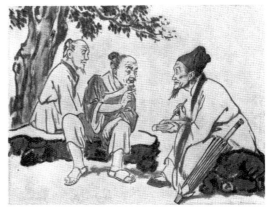

▲ 李时珍采访民间医药经验（蒋兆和绘图）

在北京的一年里，李时珍目睹了京师许多淫奢极欲的怪现象。明朝嘉靖、万历年间，朝廷及豪门盛行"以人补人"的歪风。淫邪贪财的方士，媚上邀宠的官员，以及某些丧失医家道德操守的官医，为这股歪风推波助澜。他们用"红铅"（女子首次月经）作为"以人补人"的灵丹妙药，并捏造"反经为乳"之说，恣意从童女身上"娇揉取乳"，谬称"蟠桃酒"，以为补品。李时珍对此歪风深恶痛绝，斥之为"邪术"，并宣称在《本草纲目》中，"凡红铅方，今并不录"！他把凌辱少女、催经榨乳的方士们称为"邪术家"、"妖人"，认为"王法所诛，君子当斥"！李时珍还首次记载了当时"京师售一粒金丹"（即鸦片制剂），用于房中术。他认为此法不过是"俗人"所为，乃"方伎家之术"，非正经医家所用之药。种种记载表明，李时珍对京师医药界的庸风流俗很不适应，这大概是李时珍只在太医院逗留一年的主要原因。

在从北京返乡途中，李时珍不忘采访药物。他见"北土车夫"晚上回家就煎"旋花根"饮用，就向车夫请教该药的作用。当了解到该药"可补损伤"时，他就认为，该药"益气续筋之说，尤可征矣"！后来他把这味药记载入《本草纲目》，并由其子孙绘成图形。

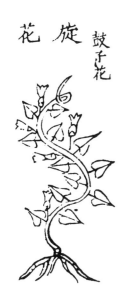

▲ 旋花（《本草纲目》金陵本）

李时珍选择药物学作为研究对象，与其父李言闻精于药学有一定的关系。李言闻虽然没有编纂过大型药书，但却尝试着编写了两种单味药专书，其一是《人参传》，其二是《蕲艾传》。这些药物专著对李时珍自然有所启发，但李时珍的志向比他父亲更为高远，视野也更开阔。这得益于他从小酷好读书，从学习中他熟谙本草发展的历史，并从所阅览的"子史经传，声韵家圃，医卜星相，乐府诸家"诸书中摘取了大量与药学有关的资料，从而具备了"刻意纂修"本草著作的基础。

李时珍最终将编写《本草纲目》作为自己的奋斗目标，是基于如下想法：

伏念本草一书，关系颇重；注解群氏，谬误亦多。

这段话的意思是，他注意到"本草"（药物）书对医药、民生至关重要。但历史上注解药物书的许多专家们，遗留下来了很多错误。因此他立志要重修本草，保证用药的安全和有效。上述的话，见于李时珍在《本草纲目》成书后呈给明朝皇帝的上表中。李时珍在全书完稿、去请王世贞写序的时候，他也曾表述过他为什么要编写本草的原因：

古有《本草》一书，自炎皇及汉、梁、唐、宋，下迨国朝，注解群氏旧矣。第其中舛谬差讹遗漏，不可枚数，乃敢奋编摩之志，僭纂述之权。

从中可以看出，李时珍的毕生事业，是立足于观览本草发展史，高瞻远瞩，锁定当时本草发展史上一个急迫而又前沿的问题：千百年来，虽然已有了很多家本草著作，但其中错讹遗漏太多，亟须加以整理考订。因此，为了纠正药学中的某些谬误，解决这一关系到人身安危的大事，李时珍决定把这一历史重任承担起来，系统全面地整理中国古代药物学，编纂大型的《本草纲目》。

多数学者认为，李时珍从京师太医院回乡后，就开始编纂《本草纲目》。最可靠的记载是《本草纲目·历代诸家本草》中的文字，其中记载该书编纂"始于嘉靖壬子（1552），终于万历戊寅（1578）"，共历时27年，稿凡三易。为了这一空前的本草巨著，李时珍付出了毕生心血，同时也动员了子孙、弟子们参与全书的校订及绘图工作。全书完稿之后，经过十几年的寻寻觅觅，最终该书得以由金陵（今南京）书商胡承龙刊行。该书刊行的时间过去曾认为在1596年，现在一般认为在1593年。就在该书全部刻成之时，李时珍溘然长逝。一代伟人，无私无欲，在给世间留下了极为宝贵的医药遗产之后，驾鹤仙去。他辉煌的一生，永远值得后人顶礼膜拜！

李时珍除著有《本草纲目》之外，还撰有多种医书，传世的主要有《濒湖脉学》（附《脉诀考证》）《奇经八脉考》。已经无单行本存世的著作还有《濒湖医案》《濒湖集简方》《三焦客难》《命门考》《五脏图论》等书。其中《濒湖脉学》（1564）是一种脉学入门书，对明以后中医脉学影响很大。《奇经八脉考》（1572）则是经脉、经穴方面的著作，在奇经理论方面有创新见解。可见作为一名临床医生，李时珍不仅精通药学，对诊断、针灸的造诣也非常深。至于失传的《濒湖医案》《濒湖集简方》，其内容还可散见于《本草纲目》之中。《三焦客难》《命门考》《五脏图论》涉及到中医的解剖、生理等方面的理论，这几种书虽然已经见不到原书，但其主

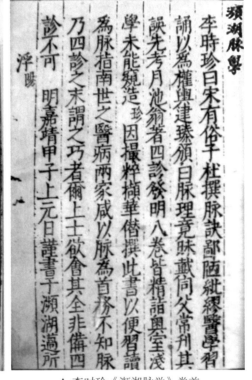

▲ 李时珍《奇经八脉考》卷首　　　　　▲ 李时珍《濒湖脉学》卷首

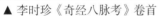

要观点还可在《本草纲目》中窥见一二。但在李时珍众多的医药书中，最有成就与影响的还是《本草纲目》。

　　《本草纲目》是中国古代本草著作的巅峰。千仞之山，始于抔土。李时珍的《本草纲目》并不是一座在平地矗立起来的高山，它也是在前人众多本草著作的基础上，再加积累和改进，从而登上了古代本草巅峰的地位。因此要了解《本草纲目》的学术与历史地位，就必须对它以前的本草发展状况有一个基本的了解。

二、《本草纲目》的学术与历史地位

首先看看"本草"一词的出现及其含义。"本草"一词首见于汉·班固（公元32—92）的《汉书》。分析《汉书》中的"本草"一词的用法，可知最晚到汉代，"本草"已经成为比较显赫独立的学科，并产生了内容比较丰富的专著。中国古代药学为什么称为"本草"？古今学者有多种不同的理解。汉代许慎《说文解字》对"药"字的定义是"治病草"。所以后蜀（934—965）韩保昇说："药有玉石草木虫兽，而直云本草者，为诸药中草类最多也。"也就是说，中国传统的药物中，虽然有玉石、草木、虫兽，但用"本草"来作为总称，是因为药物中以草类最多。

现代学者也提出了多种解释。一种解释是："本"就是根，"草"则泛指植物。这些根根、草草是古代药物的主体，因此用"本草"作为总称。还有一种解释是："本"有推本、查究的意思，研究"草"（即泛指药物中最多的植物）的学问就以"本草"为名。

但不管哪种解释，自古以来，"本草"二字就经常用来命名药书（如《神农本草经》《本草纲目》等），并作为传统药物学的特称。

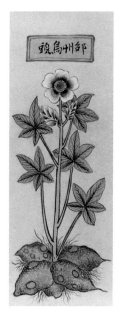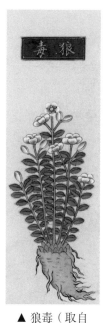

▲ 乌头（取自《本草品汇精要》）　▲ 狼毒（取自《补遗雷公炮制便览》）

中医的传统药物，就是日常可见的许多物质。中医用药，说到底就是利用药物固有的偏性，来纠正人体内环境的平衡失调。或者在实践中摸索出某些药物特定的作用，去治疗某些疾病。疾病的性质有寒、有热，药物的性质也分寒、热、温、凉。"寒者热之，热者寒之"，就是指患寒病治以热药，患热病治以寒药。药物具有的不同味道（主要有酸、苦、甘、辛、咸等），每一种"味"具有不同的作用。如果药物的偏性强烈，如大寒、大热，都会显示出一定的"毒"性。所以古人有"是药三分毒"的说法。当然，这种"毒"的含义与现在所说"毒药"（剧毒之药，如乌头、狼毒、砒霜等）的"毒"不能混为一谈。药物既有偏性，用药就必须分外小心。"用药如用兵"，因为"药性刚烈，犹若御兵。兵之猛暴，岂容妄发？发用乖宜，损伤处众。"（《千金要方》）也就是说药物和军队一样，都不宜轻举妄动。用得不好，就会产生损伤。正因为如此，历朝历代对药物知识的总结与研究都非常重视。这也就是李时珍说"本草一书，关系颇重"的根本原因。

中国现存最早的药物专著《神农本草经》大约形成于西汉末（或两汉之交）。该书在众多早期本草著作中脱颖而出，成为此后中国本草的源头。汉以后的本草书以《神农本草经》为核心，每过数百年，就会有药学家奋起考古订今，汇集资料，增补药物和新的见解，编纂出新的本草著作。历代药物学家在编纂本草书时，沿袭一个传统，就是在继承保留前人资料的基础上，再补入后世增补的内容。这一过程就好像孕育珍珠一样，围绕着珍珠核，一层层的珍珠质自内而外地包裹起来，最终形成一颗璀璨的明珠。

中国古代本草主流文献传承示意图

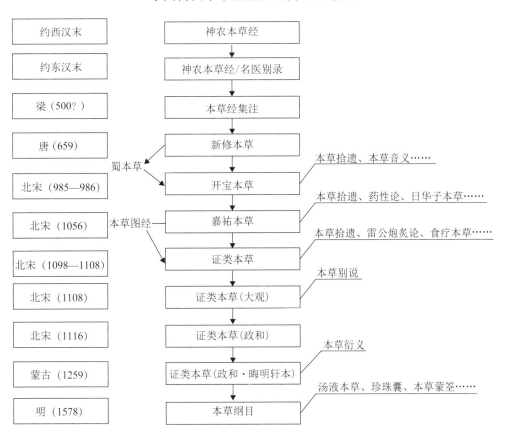

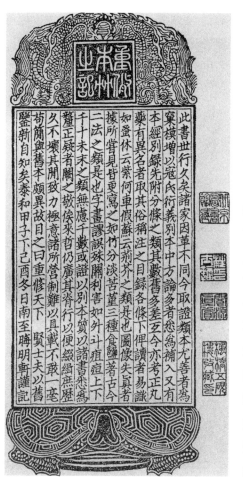

▲《证类本草》（晦明轩本）书影

在《本草纲目》之前，中国的主流本草已经经过了多次这样的编修（见"中国古代本草主流文献传承示意图"）。举其大者，有南北朝时梁·陶弘景编修的《本草经集注》、唐代官方组织苏敬等人编纂的《新修本草》，以及北宋时开宝和嘉祐年间两次大规模的官修本草。宋代官修的《开宝本草》《嘉祐补注神农本草》与《本草图经》的成果又被四川名医唐慎微汇集到他的《证类本草》中。因此北宋的主流本草以《证类本草》为集大成之作。该书大约成书于1098—1108年之间，初刊于大观二年（1108），是为《大观本草》；再校订于政和六年（1116），是为《政和本草》。由此形成了《证类本草》的两大版本系统，即大观本与政和本。其中的《政和本草》就是李时珍编纂《本草纲目》的蓝本与基础。也就是说，《本草纲目》攀登中国古代本草高峰的起点，就是北宋时集大成的本草著作《证类本草》。

从1108年《证类本草》首次刊行算起，到李时珍开始编写《本草纲目》的1552年，已过去了444年。这400多年间又产生了许多新的药物和药书，还没有得到深入全面的整理汇集。《证类本草》包括了上千年积累下来的药物资料，但却很少有人去从事去粗取精、去伪存真的甄别工作。这就是李时珍指出的"注解群氏，谬误亦多"现象。李时珍在综观本草发展历史的基础上，明确了自己的目标——承担起数百年一次的本草大总结的重任。经过近30年的努力，李时珍的《本草纲目》终于完成，在中国药学史上树立了一座丰碑。在该书之后的封建社会，再也没有任何一种本草著作能达到或超过《本草纲目》的水平。也就是说，《本草纲目》所取得的成就，使它当之无愧地登上了中国古代本草的顶峰。

《本草纲目》"书考八百余家"，是为本草资料的渊薮。该书甫一问世，就赢得了一片赞扬。明末学者倪元璐将该书列为明代四大本草书之首位（另外三种为《本草蒙筌》《本草经疏》《本草汇言》）。著名的明末药学家卢之颐称赞说："盖《纲目》

一书，李氏父子博集精研，近代之笃志本草者无出其右矣！"明末清初医药学家李延昰则评曰："其搜罗百代，访采四方，尊为本草之大成，当无愧也！"也就是说，当时的医药界同行一致公认没有任何本草书能超得过《本草纲目》。清代《四库全书总目提要》的权威结论是："盖集本草之大成者，无过于此矣！"因此，《本草纲目》集明以前本草之大成的学术地位，使之很快取代了宋·唐慎微的《证类本草》，成为此后本草书所依托的资料来源，并启发后之学者从许多不同的角度去研究本草之学。

天降大任于斯人！中国明以前数千年来药物知识的积淀，为李时珍腾飞奠定了基石。李时珍所处的时代，已经进入明代后期。当时社会的经济和人文发展状况有利于李时珍从事这项伟大的工作。但还有一个最具有意义的条件，那就是李时珍个人的超凡学识和丰富经历使之当仁不让地承担起历史的重任。

李时珍的超凡学识，在于他站在历史的高度，明确了自己的编纂指导思想，从而能高屋建瓴，出手不凡，编纂出《本草纲目》这样一部伟大的本草经典。

三、李时珍编纂思想总则

在李时珍以前的历代本草，各有特点，编纂指导思想并不一致。那么，李时珍向往的本草书应该是何种类型的本草著作呢？李时珍锁定的仿效目标是唐·陈藏器的《本草拾遗》！

陈藏器是唐代开元（713—741）年间前后的药学家。在著名的唐代《新修本草》问世之后，他觉得其中遗逸的药品还很多，于是编成了《本草拾遗》10卷。这十卷之中，"序例"一卷，讲述药学理论；"拾遗"六卷，补充遗漏药品；"解纷"三卷，订其讹误。这样的编写方式，大得李时珍赞扬：

藏器，四明人。其所著述，博极群书，精核物类，订绳谬误，搜罗幽隐，自《本草》以来，一人而已！

也就是说，李时珍看重该书两大优点，其一是博极群书，收罗资料广泛；其二是能精确地核定药物的种类，纠正前人的错误。但就是这样一部本草，在它问世以后，并没有人能充分认识到它的以上两大特点。对于《本草拾遗》收集的丰富资料，有人反而讥讽为收载内容太过偏僻怪异。所以宋代官修本草虽然从中也摘引了一些资料，但却把该书许多药物资料大肆删削。李时珍对此不以为然。他把讥讽陈藏器的人称之为"肤谫之士"。肤浅之处就在于这些人不了解"天地品物无穷，古今隐显亦异，用舍有时，名称或变，"只知道用自己狭隘的见闻去决定取舍。在李时珍看来，自然界的物质是无穷尽的,这些物质在不同的时代有"隐"（还未被充分认识）、有"显"（被人认识而且得到充分利用），因此它们也就因为时代的不同，或被利用、或被舍弃。它们的名称也是经常在变动的，因此容易被人忽略或误认。对这样的情况，李时珍认为，有些药品"隐于昔而用于今"，在过去不被认识的药物，不见得以后不被认识。如果因为自己的学识和时代限制，对一些尚处在"隐"状态的药物疏于记载，那么让后人如何去稽考这些药物的来龙去脉呢？

李时珍习儒的经历，使他特别注重格物穷理，思索一些

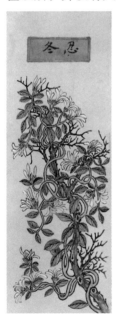

▲ 忍冬（取自《本草品汇精要》）

古今用药及理论变化的问题。例如"忍冬"一药，在本草书中出现很早，但古今用法却有很大的不同：

忍冬，茎叶及花，功用皆同。昔人称其治风除胀，解痢逐尸为要药。而后世不复知用；后世称其消肿散毒治疮为要药，而昔人并未言及。乃知古今之理，万变不同，未可一辙论也。

这段话的意思是：忍冬的茎、叶、花，都有相同的作用。过去的人把它作为治风、除胀、治痢疾、驱逐"尸虫"的重要药物，但后世不再认同这些作用了。后世把它作为消肿、散毒，治疗痈疮疖毒的重要药物，可是古人却从来没有提到这些作用。因此知道古今的用药之理千变万化，不能用一个标准去衡量它。当然更不能因为不符合当代的用药之理就删除前人的所有用法，否则就不知道药物演变的历史状况了。

李时珍还特别喜欢列举香附子运用历史来说明自己的观点。香附子古名莎根，梁代著名的药学家陶弘景竟然不认识它。但唐、宋以后，该药大行于世，以至于成为"气病之总司，女科之主帅"，也就是治疗妇科、调理气机的一味主要药物。从这味药物的兴衰史，李时珍得出一个结论：

乃知古今药物兴废不同。如此则《本草》诸药，亦不可以今之不识，便废弃不收，安知异时不为要药如香附者乎？

这段话的意思是：从这味药的沉浮，可以知道古今药物的时兴和废弃有这么大的差别。既然如此，本草书里的药物，也就不能因为当代之人不熟悉它，就废弃不收载。谁知道在以后不同的时代里它会不会成为像香附子那样重要的药物呢？

所以李时珍从药物兴废的历史高度，确定了他的《本草纲目》编纂第一大原则：

此本草之书，所以不厌详悉也！

"不厌详悉"，就是不怕详尽和全备。正因为有了这样一个主导思想，《本草纲目》才能放手收罗、汇集古今的药物资料，才能"书考八百余家"，新增药物347种，使全书的总药数达到1892种。《本草纲目》的字数达到了宋代唐慎微《证类本草》（60万字）的三倍！从内容的丰富来说，李时珍已经把《本草纲目》推到了中国本草学史上一览群山小的最高峰。

事实证明，李时珍确定的编写本草"不厌详悉"的原则确实具有历史远见！他在《本草纲目》中首次记载的"三七"一药，是药物"有隐于古而显于今"的最佳例证。李时珍对三七功用的记载是：

此药近时始出，南人军中用为金疮要药，云有奇功。又云：凡杖扑伤损，瘀血淋漓者，随即嚼烂，罨之即止，青肿者即消散。

李时珍之时，他了解到三七这味药刚刚出现不久，在南方军队里作为刀枪伤的重要药物，据说有很好的疗效。又听说凡是因杖打、跌损引起的瘀血淋漓，马上嚼烂三七敷在伤口上，立即止血，还能消除青肿。他还说："彼人言其叶左三、右四，故名三七。盖恐不然。"意思是听当地人说，它的叶子是左三片、右四片，所以名为"三七"。但大约不是这样的。——从李时珍这话的语气，似乎他并没有见过三七原植物。不论李时珍当时是否见过此药的真实形态，他还是不失时机地记载了这一源于医疗实践的药物，并没有因自己知之不详就舍弃它。众所周知，现代的"三七"早已不限于军中治外伤，而是成为广为运用的活血化瘀药物，用来治疗冠心病、肿瘤等许多内妇儿科属于瘀血证的疾病了。

毋庸讳言的是，《本草纲目》新增药物像三七这样的例子毕竟还是少数。李时珍新收入的许多药物中甚至还有一些迷信用药。如何看待这一问题？不同知识层面的人有不同的认识。

有人拿《本草纲目》记载的某些迷信用药说事，用此来贬低《本草纲目》的价值，甚至诋毁整个中医药的科学地位。其实这应该归咎于指责者们不懂《本草纲目》的定位。

李时珍"不厌详悉"的编纂思想，决定了《本草纲目》具备了集中国古代药物学之大成的性质。这样性质的本草著作，其取材的准则之一，当然是要尊重历史事实，充分反映古代中国药物发展的真实面貌，而不是凭一己之见的好恶来决定药物的取舍。该书收集的众多药物，尽管其中有些药物已经退出了实际用药的舞台，但其相关资料还可以为考察民情民俗、古代历史文化等方面提供丰富的史料。李时珍在收集药物资料时，凡与药物相关内容，则不厌详悉地广采博录。如此一来，无形中一部药物书，竟然近似于博物书，成为当今多学科研究者们的资料宝库。这就无怪乎英国伟大的生物学家达尔文称赞《本草纲目》为"中国古代的百科全书"！从这一角度来看，《本草纲目》特有的"不厌详悉"编纂思想、集古代药物之大成的性质，决定了它的取材广博。这正是该书的特色所在，价值所在，不能用现代实用主义的眼光去以今律古，更不能用简明实用本草著作的标准去指责《本草纲目》"庞杂"、"冗沓"、"荒唐无稽"。

本文前面经常比较《本草纲目》与宋代唐慎微的《证类本草》的异同与特点。从整体来看，《本草纲目》的成就远远高过《证类本草》。这两书共同的特点是广收博采，在资料收集方面都达到了各自时代的顶峰。但在取用《证类本草》所引资料时，读者可以放心直接引用该书，无须过多考虑是否要去查找核对所引之书的原文。个中原因，首先是因为《证类本草》所引的资料，大多已经亡佚。换言之，许多材料只见于《证类本草》，自然可以直接引用。如《雷公炮炙论》等书，只有唐慎微引用得最多、最可靠。再者，从目前的研究来看，唐慎微引书非常严谨，不仅标记明确,而且很少有较大的改动或化裁。因此该书中所引用的历代诸家本草,确实能反映各自原著的面貌。但唐慎微《证类本草》是述而不作,只有引载没有个人任何评述。

李时珍《本草纲目》则不尽然。该书引用书籍的数量超过《证类本草》三倍左右(严谨性则有些逊色),而且有李时珍个人经考察验证后的大量评述和创新见解——因此《本草纲目》的学术价值得以大大超过《证类本草》而居中国本草经典的首位。

以下先讲述《本草纲目》引用资料的特点和不足。从引书的广泛来看,《本草纲目》冠绝前人。以一位民间医生的私人之力,"书考八百余家",在中国医学史上可以说是绝无仅有。其资料的广博,超过《证类本草》多矣。据李时珍自己的统计,"引据古今医家书目"旧本只有84家,时珍新引的就有276家;"引据古今经史百家书目",旧本151家,时珍新引440家。连旧带新,在《本草纲目》中,已经引用了各类文献达950家,其中时珍新引的有716家(实际数字可能更多些)。这些书籍涉及的范围非常广阔,举凡子史经传、声韵家圃,医卜星相,乐府诸家,都在引用之列。所以王世贞序中才惊叹:"上自坟典,下及传奇,凡有相关,靡不备采。"《纲目》所引书中,少数至今已然散失,有赖李时珍的引用才保存至今。因此李时珍参引书籍的广博与珍贵,赞誉者众口一词。

但在引用资料方面,李时珍和许多明代人一样,有欠严谨之处。在李时珍引用的书中,他本人并没有亲自阅览每一部原著,有些书是转引全书或丛书中的二手材料。其中引用比较多的是唐《千金要方》《外台秘要》,宋《太平御览》《证类本草》,明《普济方》等书。例如宋代钱竽的《海上名方》,今已散失。李时珍在《纲目》中引此书较多,是否他见过原书呢?在"蝇"条"发明"下,李时珍说:"古方未见用者,近时《普济方》载此法,云出《海上名方》也。"如果他家藏有《海上名方》,根本无须说"近时《普济方》载此法,云出《海上名方》"。足见《纲目》中的《海上名方》条文,其实都是从《普济方》转引。转引资料也并非不可,如果能严格尊重原文,也算不上缺点,关键是李时珍有时会按个人意见,进行增删或化裁,这就容易使其引用的资料失真或丢失部分信息。当然,在时珍引用资料方面,总的来说是瑕不掩瑜。尤其是他能针对前人浩瀚的资料和众多不同的见解,发表自己的考察见解,这更是《本草纲目》值得推崇的另一大特点。这一特点的形成,取决于李时珍编纂《本草纲目》的第二个指导思想——"立言破惑"。

《本草纲目》广采博收,并不意味着李时珍唯务广博、无原则地有文必录。实际上,李时珍很注意"立言破惑",也就是为破除某些认识上的惑乱而充分发表看法。这一编纂思想的确立,也与陈藏器有关。

唐代的陈藏器既善于收集资料，也很注意考辨药物，能对一些错误记载提出自己的新见解。但智者千虑，必有一失。尤其是受时代限制，古代药物学家难免也会有些错误。例如陈藏器《本草拾遗》中记载了前代有用"人肉"疗瘵（一种具有传染性的严重疾病，类似当今的结核病）的资料，可是他对这条记载没有添加任何评说。宋代的张杲《医说》据此把古代"割股疗亲"这一恶俗归罪于陈藏器："载人肉疗羸瘵，自此闾阎有病此者，多相效割股。"意思是民间有病"瘵"者，患者亲人经常仿照陈藏器的记载，割下大腿的肉去进行治疗。李时珍对此事有一个比较公正的看法：

按陈氏之先，已有割股割肝者矣。而归咎陈氏，所以罪其笔之于书，而不立言以破惑也。本草可轻言哉！

李时珍说：在陈藏器之前，就已经有割股、割肝来疗亲的风气了。但还是要怪罪陈氏，就是因为他的罪过是把割股疗亲写在书上了，而不是发表意见去破除惑乱人心的错误记载。从这一事例中，李时珍得出的教训是：本草不可轻言！黑纸白字写下的东西，如果不注意"立言破惑"，就可能贻误后人。李时珍《本草纲目》和宋代唐慎微《证类本草》在编纂方式上的差异之一，就是李时珍在书中充分表达自己的学术见解，而唐慎微却未能有只字阐述自己的意见。

李时珍在《本草纲目》各药之下，专设了"正误"一项，正是专为"立言破惑"而设。而且李时珍"破惑"之言，在《本草纲目》中随处可见。李时珍经常抨击神仙方士因炼丹求生而丧生的愚昧之举，大力破解丹药长生之谬说，旗帜鲜明地提出方士之言"不足信"。他的笔触所至，无所顾忌。例如他指出道家书里把白蝙蝠作为"肉芝"，误以为食用它可以长命百岁。李时珍不相信这些方士"诳言"，他认为白蝙蝠是自然界的蝙蝠种类之一，并不稀奇。古书中记载了两例食用白蝙蝠致死的事故，"足以破惑"。然后他把矛头直指道家名师葛洪：

其说始载于《抱朴子》书。葛洪误世之罪，通乎天下！

葛洪可是道家的祖师爷辈的人物，李时珍就敢说他的误世罪过，遍及天下！这样率直的批评，在古代诚属难能可贵。李时珍对他所处的明嘉靖、万历间盛行的服食红铅、蟠桃酒等邪术陋习，更是不遗余力地进行抨击。《本草纲目》所载李时珍的解惑破疑、拨乱反正之言，比比皆是。在消除历代本草记载的谬误方面，古代药学家没有任何一人能与李时珍相比肩！尽管受时代限制，在极少数药物条下，李时珍的某些看法也未必正确。但这些失误与他整体的药学思想认识相比，不过是白璧微瑕而已。

李时珍惊人的胆识和魄力，使他能以个人之力，承担起整理研究本草的历史重任。他卓绝的历史眼光，使他能确立收集资料"不厌详悉"，整理甄别资料注意"立言破惑"这样两大编纂指导思想，从而既使《本草纲目》成为中国古代本草知识的渊薮，同时又能去粗取精、去伪存真，着实把本草学打理得焕然一新。

关于李时珍的《本草纲目》，有如下重要数据，足以说明它的价值：

编写时间：1552—1578年。首次出版年：1593年

52卷，图2卷。约190万字。1892药（新增药374种），1109图。11096方。

这样庞大的本草专著，光有正确的编纂指导思想，并不意味着就能编出一部好书。在李时珍之前，中国本草已经有多种著名的本草著作。面对大量的药物和资料，如何超越前人，编排出具有新意的本草书，是摆在李时珍面前另一个非常具体而又艰难的问题。如何去组织众多散乱的药物资料？还能沿袭千余年主流本草代代增补、层层包裹的陈规旧矩吗？在编写体例方面，李时珍给出了另一精彩答案——即首次在药学著作中，采用了全新的"纲举目张"体例。

四、纲举目张的编写体例与特色

《本草纲目》之所以书名中有"纲目"二字，就是因为它采用了纲举目张的编写体例。何谓纲举目张？"纲"就是网口的总绳，"目"就是网眼。要缕清一张网，只有抓住那纲绳，用力振抖，整张的网子就有条不紊地被理顺了。李时珍就采用了这种"振纲分目"的编写办法。不过要缕清楚中国古代本草这张网，可没有那么容易。因为众多的药物必须分类，一物多部位入药则要归为一"种"（当今的术语叫"基原"），一种药有许多内容则要分项解说。所以李时珍确定了三个层次的"纲目"体例，以大纲带小纲，以小纲带细目。其层次为：

分类—以部为纲，以类为目

定种—基原为纲，附品为目

叙药—标名为纲，列事为目

以下分别介绍《本草纲目》的结构与纲目体例的运用。

《本草纲目》52卷，前4卷相当于总论，后48卷是药物的各论。前4卷中，第一、二卷是"序例"，介绍引用资料与药学理论。第三、四卷为"百病主治药"，自成体系。该部分以病名为纲，以各病的辨证、治法为目，其下罗列所用药物。相比之下，《本草纲目》48卷的药物各论是全书的重心所在，也是内容最丰富、最需要采用"纲目"体例的部分。

那么，李时珍为什么要采用"纲目"体例？这种体例表现在哪几个方面？

要体会和理解李时珍制定的"纲目"体例的创新意义，有必要简要回顾此前本草著作的旧写作方法与体例。

宋代唐慎微《证类本草》是李时珍编写《本草纲目》的基础和资料核心来源。该书继承了千余年形成的本草编纂规矩：每一药条下的所有资料，都按照它们出现的时代先后为序，一层层地叠加起来，井然不乱。这样的编纂方法明显是受了儒家注经的影响，刻意保持"经文"的权威和起始地位。今举《证类本草》一药的编排行文为例（见19页图）。这是《证类本草》一个完整药条的全文。文字部分首先是黑底白字的大字药名及内容，非常显目。这就是最早的《神农本草经》（简称《本经》）的内容。在《本经》大字中，又夹了一些黑大字，这就是《名医别录》的内容。其后的小字内容全属后世本草学家所增补。每一家补注的内容前，都冠以特定的文字标志（参见图下的文字解说）。这些药学内容按出现的时代顺序排列，只有《本草图经》的药图被置于文字之前。

李时珍以前的一千多年来，主流本草始终保持这种出处分明、依年排序的编纂体例。在本草资料有限的时代，这样的体例的确具有非常多的优点，它使得千余年的本草发展脉络纹丝不乱，承继有序。但是随着时代的发展，药物资料急剧增多。如果读者需要从某一药条中寻找某一方面的资料（例如药物的功效主治），则必须将该药从头读到尾，才能找到所要的东西。这样的编纂体例显然不便查找资料。

再者，在《证类本草》30卷中，1748种药物被纳入单一层次的分类体系中。全书的药物被分成玉石、草、木、人、兽、禽、虫鱼、果、米谷、菜十个部。其中的草部药最多，占了6卷篇幅。为此编纂者只好将草部再分上、中、下。这样的分类，未免过粗。即便是医药人员，在缺乏索引的情况下，也很难快速寻找到所需要的药物。此外，各部的药物排列大多把常见的、重要的药物放在前面，相邻

▲《证类本草·狼毒》书影

图中序号所示：❶黑底白字为《神农本草经》文；2.黑大字为《名医别录》文；3."陶隐居云"下文字属《本草经集注》；
4."唐本注云"下的文字属《新修本草》；5."今按"（或"今注"）的文字属《开宝本草》；
6."臣禹锡等谨按"下的文字属《嘉祐本草》；7."图经曰"及药图属《本草图经》；
8.墨盖子（【）下的文字为唐慎微《证类本草》补辑。

19

的药物之间也没有特别关系。这样的分类编排法既不利于查找，也反映不出药物内部之间的属性关联。

以上所述《证类本草》各药编纂体例过简、分类过粗的弊病，就成了李时珍必须克服的拦路虎。李时珍再次以他的聪明才智，选择了"纲目"体例，出色地解决以上两个问题。将"纲目"体例引进来编纂本草，标志着本草学发展进入了一个新的时代。

李时珍归纳数以千计的药物，采用了"析族区类，振纲分目；物以类从，目随纲举"的办法。"析族区类"是要分析甄别每一味药所属的分类位置，"物以类从"是所有同类的药物都将按类编排，这样才能振纲分目、目随纲举。

一部偌大的本草书，近2000种药物，如何来使之"纲举目张"呢？李时珍在《本草纲目》中采取的"纲目"体例可以分解成如图所示的层次结构：

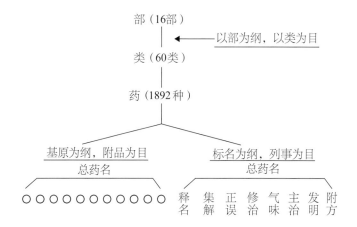

这张图示的纲目体系用文字表述，可归纳为三层次六个字：分类、定种、叙药。以下按这三层次分别讲述李时珍是如何振纲分目的。

1. 分类——以部为纲，以类为目

分类是归纳众多事物的常见方法。建立在揭示物质内部关联基础上的分类是最科学、最高级的分类法。众所周知，俄国化学家门捷列夫发现的元素周期表，植物学分类学中的界、门、纲、目、科、属、种分类法，都是科学史上的伟大成就。因此在分析物质内在特性基础上的分类，决不是一件简单的、只是为了方便查索的权宜之计。

面对几千个药物名目，李时珍首先做的一个工作是"析族区类"，也就分析药物的族群，区分其类别，将所有药物分列在16部之下。这16部依次是：

水、火、土、金石、草、谷、菜、果、木、服器、虫、鳞、介、禽、兽、人。

乍看起来，这16部只比《证类本草》的10部多出6个部，似乎只是数量的增加，并无特别的突破之处。但如果考虑到这16部的确立原则、排列方式，以及其下的二级分类，则这种"以部为纲、以类为目"的"纲目"体系优势，就一目了然了。

在《证类本草》的10个部中，药物的分类非常混乱："玉、石、水、土混同，诸虫、鳞、介不别。或虫入木部，或木入草部"；"或一药而分数条，或二物而同一处；或木居草部，或虫入木部；水、土共居，虫、鱼杂处；淄渑罔辨，玉砒不分；名已难寻，实何由觅？"（《本草纲目·序例·神农本经名例》）所以李时珍第一步工作，就是要把药物正确地安置在它应该待着的分类位置上。对此。李时珍做了以下的工作：

今则通合古今诸家之药，析为十六部。当分者分，当并者并，当移者移，当增者增。不分三品，惟逐各部。物以类从，目随纲举。（出处同上）

也就是说，李时珍在将药物解析归类时，完成了药物种类属性的考订工作。过去混在一起的药物要分开立条，过去一药被作为数种药的要合并，需要移动位置的必须移动，必须增立新条目的就要增立。完全摒弃古代的"三品"分类法，所有的药物都要按类排列，就像网眼要随着纲绳一齐动作一样。

例如在唐《新修本草》中，"紫钟骐骥竭"作为一味药物。李时珍经考察认为："骐骥竭是树脂，紫钟是虫造。"也就是说，骐骥竭（血竭）是树脂，紫钟却是虫分泌的虫胶。所以李时珍把紫钟分出来归入虫部。至于合并的条目就更多了，兹不赘举。《本草纲目》中类似这样的分、并、移、增工作非常多，足见分部并不是一项简单的工作，同样需要建立在深入研究的基础上。

李时珍完全摒弃了从《神农本草经》以来沿袭千年的上中下三品粗略人工分类法，本着**"物以类从"**（根据物质的属性进行归类）的原则，用16部把近2000种的药物从大的方面区分开来。这一工作就是前述的**"不分三品，惟逐各部"**。

《证类本草》的10部排列，在同属植物的"草、木"部与"果、米谷、菜"部之间，插进了属于动物的"人、兽、禽、虫鱼"诸部。这样的排列，没有任何理由。《本草纲目》各部药物的排列则不然，有非常深刻的含义：

今各列为部，首以水、火，次之以土。水、火为万物之先，土为万物母也。次之以金石，从土也。次之以草、谷、菜、果、木，从微至巨也。次之以服、器，从草木也。次之以虫、鳞、介、禽、兽，终之以人，从贱至贵也。（《本草纲目·凡例》）

这一段话的意思，已经超过了一般的药物分类范围，具有生物进化的思想萌芽。现代科技史学者对这段话大多评价甚高。因为李时珍认为：水、火是万物之先，所以放在生物之前。按照中国的传统看法，土生万物，所以土部紧接着水部、火部之后。土中所含的金（代指金属、金属制品及其原生矿）、石（代指各种石与多种矿石），所以跟随着土部。以上是无生命的物质。在生物之中，又按照"从微至巨"、"从贱至贵"的原则，由低级到高级。植物为先，动物随后，"人部"被排列在动物的最后一级，体现了人是最高级的动物。而与人部最靠近的"寓怪类"，则是当今动物分类与人同属灵长类的某些动物（如猕猴、狨、猩猩等）。动物中的虫、鳞、介、禽、兽诸部，实际上与动物进化从无脊椎到脊椎动物的基本规律相吻合。因此，《本草纲目》的分部排列方式，实际上与自然界万物发展的基本规律大致相符。有了分类排列的总规律，对读者查找诸部的位置也带来较大的方便。

在《本草纲目》中，16部是一个总纲，其下又分60类，是为二级分类。"类"与"部"形成了纲目关系。部下分类，是李时珍的一个创造。今以植物药为例，将其部、类关系展示如下：

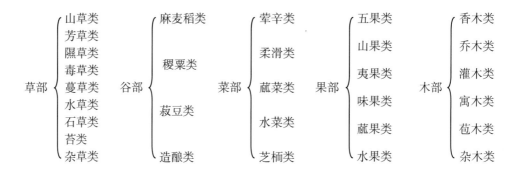

《本草纲目》的16部和60类目构成了纲与目的关系，也建立了类似药物二级分类的系统。这样的分类法固然不及现代通行的动植物分类学那样精确严谨，但在400多年前的明代，李时珍能分别从植物的形态、生态环境、内含物、用途、产地等不同角度，建立一个符合中国古代传统认知的实用分类体系，已经是一大进步。例如乔木类、灌木类、蓏菜类等分类根据是植物的形态；山草、隰草、水草、石草则是根据生态环境的分类；香草、毒草、荤辛（菜）等是根据气味或作用特性的分类；菜部、果部是根据经济用途来分类。这些分类的名称很多已是日常习用的称呼，因此李时珍的分类法在古代很容易被大家接受。李时珍以后，这种部、类二级分类法在本草著作中产生了深刻的影响。

分析《本草纲目》各部类药物的排列顺序，可以发现李时珍敏锐的观察，已经了解到在现代植物分类体系中许多有规律的现象。例如他说："凡蓏属皆得称瓜"。这"蓏属"大致相当于当今植物分类学的葫芦科植物。又如他经常把现代植物分类学认为是同科的植物排列在一起。这类的例子很多，如柴胡、防风、独活、当归、芎藭、蘼芜、蛇床、藁本等，均属伞形科植物，等等。这些例子都表明，李时珍已经观察到了某些植物的细微共性特征，意识到它们之间存在的亲缘关系。将这些同科植物排列在一起，已经在从人工分类向自然分类的迈进。所以《本草纲目》建立的"以部为纲，以类为目"的药物分类体系，不仅是着眼于方便检索，更重要的是这一分类体系在物质进化和相互亲缘关系认识方面具有一定的先进性。

2. 定种——基原为纲，附品为目

这是第二个层次的"纲"与"目"。在李时珍之前的本草著作，存在一个很大的问题，那就是药物计数单位的混乱而无定则。例如牛，牛乳、牛角䚡都出自牛身上，但在旧本草书上它们被分别作为独立的药物。也就是说，有的本草书中计算药物种数是依据临床所用的药名，而有的本草书则是以某些药的基原（药物的基本来源）为计数单位。如果把同一基原派生出来的几种药用部位都作为独立的药物来计算，必然造成药物数目增多，对其来源的描述重复，给查找带来不便。李时珍认识到："唐、宋增入药品，或一物再出、三出，或二物、三物混注"，混乱不堪，于是他在《本草纲目》凡例中规定：

今俱考正分别归并，但标其纲，而附列其目。如标龙为纲，而齿、角、骨、脑、胎、涎皆列为目；标粱为纲，而赤、黄粱米皆列为目之类。

也就是说，李时珍把药物的基原作为"纲"，同一基原的不同部位属于"目"。按照"目随纲举"的原则，所有的"目"都只能以附品的形式出现在"纲"名之下。李时珍举例说明，例如"龙"条，以"龙"为纲，而把龙齿、龙角、龙骨、龙脑、龙胎、龙涎附在"龙"的正名之下作为目。又如把"粱"作为正名为纲，而赤粱米、黄粱米就都列为名下的附品，作为其子目。这样一来就大大地缩减了药物的数目。例如"牛"条，其下附列有黄牛肉、水牛肉、牛头蹄、牛鼻、牛皮、牛乳、牛血等38个可以用作药物的部件。如果不用基原正名为纲、附品为目的方法，那么等于一个牛条，就有38味药。倘若如此，本草中的药物就太多了，琐屑难寻，茫无头绪。所以定药物"种"的振纲分目法，可以很方便地了解同一基原所能用作药物的部位，同时又使本草书计算药物有了一个统一的标准。在解说药物时，基原的形态、生长特性、产地等共性内容只需要出现一次。李时珍就是通过这个层次的纲目关系，解决了药物基原和药物不同部位的关系问题。

附带一提的是，《本草纲目》中的药物基原，并不等于现代动植物分类体系中的"种"。在古代的条件下，同一药名的药物，可能包括现代多种同一科属、不同种的动植物。例如"龟甲"，其中龟的来源就可能是多种体态比较小型的龟类动物的甲壳。在植物药中，这样的情况则更为多见。这是学习《本草纲目》需要注意的一个问题。

以上两个层次的"纲"、"目"关系解决之后，最后一个层次的振纲分目，就是各单味药条下的内容叙述次序的问题。

3. 叙药——标名为纲，列事为目

前已述及，《证类本草》及其以前的主流本草，各药条下的内容是按其出现时代先后为序排列。随着药物资料积累的增多，以时为序编排资料的方法就显得过于简单，无法适应药学人员的实际需求。尤其是对于广大临床医家来说，要迅速寻找到所需的资料，最佳的方法就是按药物内容分类（此即所谓"列事"），再据事分项，解说药物。概括地说，《证类本草》各药体例是"贴补式"，依时为序；《本草纲目》的体例则"剪裁式"，列事分项。

李时珍对此的说明是：

药有数名，今古不同，但标正名为纲，余皆附于释名之下，正始也。仍注各本草名目，纪原也。（《本草纲目·凡例》）

这里说的是：一味药可能有几个名字，现在与古代的用名可能不大一样，所以只标正名为纲，其他别名都附在"释名"一项之下，目的在于确定最符合原义的名称。在各药名后注出记载它们的本草书名，是为了记录其原始出处。这是解释首先确定药物"正名"与出处的问题。然后在药物正名之下，再把各种药物内容归纳为8件事。这8件事依次为：**释名、集解、正误（辨疑）、修治、气味、主治、发明、附方**。它们各自的范围与设置目的如下：

诸品首以释名，正名也。次以集解，解其出产、形状、采取也。次以辨疑、正误，辨其可疑，正其谬误也。次以修治，谨炮炙也。次以气味，明性也。次以主治，录功也。次以发明，疏义也。次以附方，著用也。或欲去方，是有体无用矣。

将这段话翻译成白话并加以串讲，其意思是：

各药首先列"释名"，是为了确定药物名称与实际药物的关系；

其次是"集解",解释药物的生长地方与环境、形状和采集、收藏的方法；

其次是"辨疑、正误"，辨析药物所有可疑的地方，纠正其中的谬误。（这一项需要说明的是，李时珍在讲述体例时常说"辨疑、正误"，但在正文各药条下，从未见有"辨疑"一项，所以本文以下只出"正误"之名，不再提"辨疑"）。

其次是"修治"，列举药物炮制的内容；

其次是"气味"，说明药物的性质（包括四气、五味）；

其次是"主治"，记录药物的功效和所治疗的疾病；

其次是"发明"，阐发医药道理，其中主要是药物作用的义理，也涉及其他医理探讨；

最后是"附方"，列举以该药为主所组成的简明方剂，及其所主病证，目的在于记载药物的使用方法。

以上就是李时珍"标名为纲，列事为目"的内容。在本草书中列事说药，并不是李时珍最早采用。早在南宋的《纂类本草》中，就已经分"名、体、性、用"4项来解说药物。不过此书早已亡佚，李时珍并没有见到过。明代官修的《本草品汇精要》（1505）将药物内容划分为24项，比李时珍的8项还要精细得多。但此书深藏宫廷，在医药界根本没有流传，直到民国初才为世人所知。李时珍并未参考过《本草品汇精要》，所以此后本草编纂中多采用分项说药的体例，实际上都是受李时珍的影响。与前述将药物内容分4项、分24项进行解说相比，还是李时珍这8项不繁不简，最为实用。

李时珍各药下的这8项内容，并非平行排列，其中又分层次：

每药标一总名，正大纲也。大书气味、主治，正小纲也。分注释名、集解、发明，详其目也。而辨疑、正误、修治附之，备其体也。单方又附于其末，详其用也。

如果用图示的话，其"纲、目"关系是：

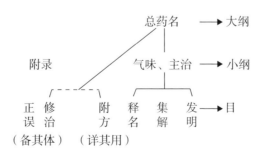

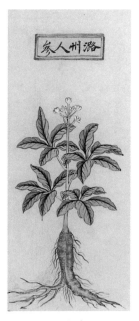

▲ 人参
（取自《本草品汇精要》）

也就是说，虽然总药名下分8项，但8项之中，最重要的是"气味、主治"，李时珍用"小纲"来加强它的地位。在正文中，只有药物的"气味、主治"两项用的是大字，其他都是小字，就是因为这两项在药物内容最为重要。任何一种物质，如果没有医疗作用，那根本就不能收入本草。所以一药最重要的掌握它的气味、主治。

与大纲、小纲对应的是细"目"，这就是"释名、集解、发明"3项。这几个"目"，是药物除医疗作用之外的重要内容，涉及名称、形态采产、用药机理等项。至于"正误"和"修治"，李时珍认为是附加内容，可补充药物主体知识。与该药有关的"附方"放在最后，是为了解释说明如何使用药物的方法。

阅读或查找《本草纲目》诸药的资料，必须熟悉这8件事。以下按这8项在各药条下出现先后为序，详细解说其主要内容与特色。

释名：这一项需要解决与药物名称相关的多个问题，其中包括确立正名，附列异名，出示诸名的最早出处、解释药名的含义等。

一个药物必须有一个最能代表其特性的名称。这个名称还必须顾及到其命名的原始含义，考虑它容易被当代人接受等方方面面的问题。"必也，正名乎！"确立药物的正名，才会有统帅诸"事"的大纲，所以这项工作并非易事。

例如：李时珍在人参的"释名"下列举了多种异名：人薓、黄参、血参、人衔、鬼盖、神草、土精、地精、海腴、皱面还丹等。从命名意义来看，李时珍认为当以"人薓"为正："人薓年深，浸渐长成者，根如人形，有神，故谓之人薓、神草。薓字从浸，亦浸渐之义。濅即浸字。"但是"后世因字文繁，遂以参星之字代之，从简便尔。然承误日久，亦不能变矣"！所以李时珍尊重历史，选取了简便的"人参"作为正名。

李时珍确定药物正名时，特别主张取用符合药物命名原义的名称来作为正名。例如"黄耆"，李时珍解释说："黄耆色黄，为补药之长，故名。今俗通作黄芪，或作蓍者，非矣！蓍乃蓍龟之蓍，音尸。"所以他根据原始含义，确定"黄耆"为正名，不取笔画少的"黄芪"，更不取错字"蓍"。在古代本草中，经常人为地给某些植物药的名字加上草字头，例如将"白及"写作"白芨"、"白敛"写作"白蔹"之类，对这些不符合药物命名原义的自造药名，李时珍都不予采取。

在《本草纲目》中，有一些药物正名不同于当今通行之名。例如当今的"柿"，李时珍取"柹"为正名，且认为"俗作柿，非矣！柿，音肺，削木片也"。李时珍取"柹"为正名应该是正确的，现在多用的"柿"，发音是"肺"，意思削下的木头片。但是错误用名有时积重难返，到现代也就将错就错了。

还有今之"竹笋"，李时珍根据"筍"的命名原义，取"竹筍"为正名。他引经据典解释"筍"的含义："筍从竹。旬，谐声也。陆佃云：旬内为筍，旬外为竹，故字从旬。今谓竹为妒母草，谓筍生旬有六日而齐母也。"意思是"筍"这个字，有竹字头，因为它属于竹。它的发音类似"旬"。陆佃《埤雅》解释说：旬内（10天之内）是筍，旬外就成为竹了。现在称竹为"妒母草"，是说筍只要生长16天就和竹母（老竹子）一般高了。李时珍根据"筍"字的来历，认定"俗作笋者，非！"但当今的简化字规定以"笋"字为正字，所以李时珍的主张也就无法推广了。

古代一个药物可能有好几个异名。异名差异太大，则往往会被认为是不同的来源的物品，从而造成药物来源的混乱。李时珍将药物异名归并到正名之下，这项工作并不简单，实际上是一个从药名角度来考订药物来源的研究工作。例如《名医别录》有一个"勒草"，后人不识，将其甩进"有名未用"类。《唐本草》又出了"葎草"一药。李时珍通过名称考证，认为"勒草"就是"葎草"："此草茎有细刺，善勒人肤，故名勒草。讹为葎草，又讹为来莓，皆方音也。《别录》勒草即此。今并为一。"李时珍出色的名称考订，解决了千年的疑问。

类似的例子是"山楂"。"山楂"这一药名晚到元代才出现。难道这样一味多见的山中野果，能晚到元代才被人认识吗？经过李时珍在"山楂"释名项下的解说，才明白原来此物早在《尔雅》中就有记载，名为"杭子"、"檕梅"。《唐本草》作"赤爪木"，实际上"爪"是"枣"之误。"赤枣"就是山楂。宋《图经》棠梂子，实际就是"杭子"。因此李时珍把以不同名称出现的多种药物，最终归在"山楂"正名之下。

"释名"项下的一个主要任务，就是要解释药物的名义。李时珍开创的"释名"一项，是本草名物训诂具有承前启后重要价值的内容。这部分内容，正如钱超尘教授评价的那样：《本草纲目·释名》成就巨大亦有谬误。李时珍开创了系统探讨中药名物训诂语源的先河，但他也有不少地方出现谬误，主要表现是疏于考证，望文生训；滥用声训，穿凿附会；引据《字说》，轻说字义；引书失检，多非原文。因此在利用《本草纲目·释名》的时候，应该注意考察，必要时参考钱超尘先生的"本草名物训诂发展简史"[1]，具体举例从略。

在"释名"项下，每一个药名之后，都有文献出处。李时珍解释这是为了"纪原"，也就是记录该药名的原始出处。这一工作比较繁难，但意义很大。明确药名

1. 钱超尘. 本草名物训诂发展简史. //钱超尘，温长路. 李时珍研究集成. 北京：中医古籍出版社，2003：900-954

的出处，就能知道它的渊源有自。李时珍囿于个人见闻，还有很多文献他无法得见，因此若干药名的出处不尽准确，也是难免的事。例如《本草纲目》的土当归、鹿蹄草、紫花地丁、曼陀罗、醉鱼草、虎耳草、水银草、天仙莲（原作"仙天莲"）、双头莲、黄杨木等，原标出处为"纲目"，实际出处是南宋·王介《履巉岩本草》（1220）。由于《履巉岩本草》成书以后流传极少，晚到20世纪中才再次浮现于世。李时珍是通过转引才得到该书资料，因而有此失误。

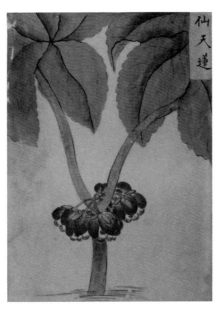

▲ 仙天莲（取自《履巉岩本草》）

集解：该项下需要解决的问题是药物的出产、形状和采收等问题。

用药的首务，是保证安全、有效。而安全有效的首务，是保证药物来源种类的正确。药物基原形态相似的很多，但性质却可能大不一样。失之毫厘，差之千里。所以中国本草学从梁·陶弘景开始，就致力辨析药物正确的来源种类。经过唐代官修《新修本草》的全国普查，又经过宋代嘉祐年间为编修《本草图经》而开展的全国药物大调查，药物来源的考证取得了很大的进展。此后北宋末药学家寇宗奭又再次实地考察药物，使某些疑难得到解决。但因从金、元开始，本草学研究的重心已向临床药学转移，医药分家的现象相当严重，因此药物的来源、产地、采收等属于药家工作范围的问题，堆积严重，很少有人去深入研究。

李时珍在《本草纲目》诸药条下设立的"集解"一项，就是希望解决这些属于药学基本知识的问题。关于药物的来源、形态、产地、采收，在李时珍以前的诸家本草著作中已经有不少论述。这些相关的论述都被摘录汇集在"集解"一项，然后李时珍对有疑问的、混乱的现象逐一加以评述或考证。因此，研究药物品种、产地、采用方法时，一定要阅读"集解"一项。

李时珍对药物来源等方面的"析族区类"、"绳谬正讹"工作，大多体现在"集解"中。他出色的药物考辨能力，解决了许多千古疑难问题。例如蔷薇科的某些植物形态近似，其名实自古混淆严重。前代本草对蓬蘽（割田藨）、覆盆子（插田藨）、藨（薅田藨）、悬钩子（山莓）、蛇莓5种植物的来源，争论不休。李时珍亲自采集这些药物，多方比较形态，考察其生长特性（如果实成熟、苗叶凋零的时间等），并结合文献记载，将它们一一区分开来。

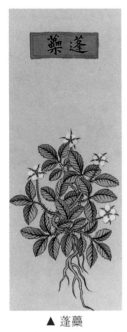

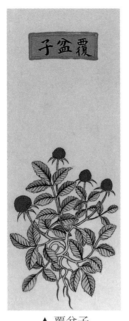

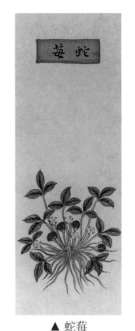

▲ 蓬蘽　　　　　　　　▲ 覆盆子　　　　　　　　▲ 蛇莓
（取自《本草品汇精要》）　（取自《本草品汇精要》）　（取自《本草品汇精要》）

药物的产地和采收时间也是保证药物质量的重要内容。在"集解"项下，李时珍汇集了历代关于药物产地、最佳采收季节和方式等方面的记载，而且考订了古今地名的演变，地道药材种类，并经常纠正前人记载的错误。

此外，李时珍在"集解"项下，还经常介绍许多与药物相关的知识，例如与物种有关的记载、趣闻逸事、传说、其他用途等等。这些知识与药用并无多大关系，但从其他学科的角度来看，却具有重要意义。因此，以"集解"为主的这部分与博物相关的内容，其学术价值超出了药学之外。英国伟大生物学家达尔文之所以称《本草纲目》为"中国古代百科全书"，就是因为欣赏其中的某些记载。例如《本草纲目》首次将"金鱼"作为药物在书中立条。其中的"集解"记载：

金鱼……《述异记》载：晋桓冲游庐山，见湖中有赤鳞鱼。即此也。自宋始有畜者，今则处处人家养玩矣。

李时珍这段话的意思是："《述异记》这本书记载：晋代的桓冲游庐山，见湖中有赤鳞鱼，那就是金鱼。但到宋代才开始有人工蓄养，现在已经是处处人家都在养玩了。"达尔文辗转引录了这条记载，并在他的《变异》一书中作为金鱼进化史的材料之一："金鱼被引进到欧洲不过是两三个世纪以前的事情，但在中国，自古以来它们就在被拘禁下被饲养了……在一部中国古代著作中曾经说道：朱红色鳞的金鱼最初是在宋朝于拘禁情况下育成的，现在到处的家庭都养金鱼供观赏之用。"[1]其中提到"中国古代著作"就是指《本草纲目》。

近现代《本草纲目》的研究者并不限于医药学者，原因就在于该书的内容广博，涉及动物、矿物、植物、化学、农学、物候、天文、地理等方面。多学科的研究者可以通过《本草纲目》的引录，发现许多很有价值的古代史料。这些史料散见于《本草纲目》全书，但相对集中的地方是"集解"项下。

概而言之，"集解"一项集中了历代关于药物来源、生产乃至博物学等方面的重要知识，也是反映李时珍考辨药物成果的主要地方。该项是每一药内容中重要的一个"目"，因此具有很重要的地位。

正误：这一项的作用就是"辨其可疑，正其谬误"。其内容可能是药物的来源形态，也可能是用药中遇到的问题，并无内容限制。

李时珍在"释名"、"集解"等项目中，几乎随时都在指出前人的错误，为什么还要专门列出这一项呢？综观全书，有"正误"一项的药物并不多。考察带有"正误"一项的药物，可以发现只要该药的某一问题在历史上已经出现了严重错误，或者围绕辨药、用药的某个问题争论不休时，李时珍就会专列"正误"一项，用这样显目的方式，提醒后人注意。

"正误"一项，虽然也有前人纠正错误的言论，但多数都是李时珍个人的考察意见。因此"正误"是认识李时珍辨药知识、研究其学术观点的重要方面。例如古代在凝水石一药的来源问题上，始终争论不休。李时珍在分析前人论述之后，指出陶弘景注中提到的属于盐精的凝水石，才是正品。"唐宋诸医不识此石，而以石膏、方解石为注，误矣！"李时珍认为，这个错误是千年之误。他对自己的考证非常满意，兴奋地说："凝水（石）之误，非时珍深察，恐终于绝响矣。"也就是说，李时珍认为凝水石来源的错误，要不是他的深入考察，恐怕最后的结果是要失传了！

除物种辨析之外，用药也是"正误"一项经常涉及的内容。例如人参的用法，始终是古代医药学家争论之点。人参效用明确，运用广泛，历代医家对它的认识往往见仁见智。李时珍在人参"正误"项下并没有表述自己的观点，但他引用了多位古代著名医学家的观点，其中包括他父亲李言闻《人参传》里的某些见解，很值得临床医家借鉴。

修治：也就是炮制（炮炙），包括对药材进行清洁、粉碎与加工处理。

中药的炮制是很有特色的一部分内容，也是区别于天然药的特征之一。当今中药炮制学已经成了中药的分支学科之一，但回顾中药炮制学形成的历史，仍可

1. 转引自潘吉星.《本草纲目》之东被与西渐. //中国药学会药学史分会. 李时珍研究论文集. 武汉：湖北科学技术出版社. 1985. 225-273

以发现《本草纲目》在其中发挥的巨大作用。

中药炮制的渊源虽然可以追溯到与食物烹调一样久远的上古时代，但在中医药书籍中，最古老的炮制专著《雷公炮炙论》却晚到大约南北朝至唐代之间才出现。而主流本草中大量引用这部书，是晚到北宋末期的唐慎微《证类本草》。《雷公炮炙论》的作者雷敩，具有浓厚的道家色彩，因此该书的许多炮制法，是道家为修炼药物所需，并不全是为了医药而设。正式将"修治"作为药物学的一个不可分割的组成内容，最早应该算《本草品汇精要》（1505）。该书各药的24项解说中，其中的"制"就是炮制内容。但因《本草品汇精要》久藏深宫，未曾流传，因此医药学人士实际了解到的，还是《本草纲目》最早将"修治"作为药物学的一项内容见载于主流本草。

在"修治"项下，李时珍引录了他以前所有医药书籍中的炮制资料，其中包括《雷公炮炙论》条文251条，南北朝以来有关炮制条文123条。属于李时珍新增的炮制条文见于162味药物之下。这些新增的药物炮制法简明实用，有很多方法至今还在运用。例如酒制巴戟天、黄连、芍药等，醋制蓬莪术、香附子等，盐制知母、檗木、黑豆制何首乌、乌头等。在介绍药物炮制法的同时，李时珍也偶或介绍与之相关的理论。如谓蓬莪术醋制，"取其入血分也"，厚朴当以姜制，"不以姜制，则棘人喉舌"，等等[1]。

药物的内容有"体"有"用"。"体"是药物的本体，李时珍将"修治"一项作为药物本体的内容，充分显示了他对炮制的重视。中药炮制学最终形成一门分支学科，李时珍功不可没。

气味、主治：这是两项有关临床用药的重要内容。在单味药8个项目中，李时珍把这两项作为仅次于总药名（大纲）的"小纲"，并在版刻文字上用大字来表示，足以证明这两项内容对一味药来说具有何等重要的意义。

"气味"，又称性味，以四气（寒热温凉）、五味（酸苦甘辛咸）为主。这是中药药性理论的核心内容之一。在《证类本草》中，一味药的性、味可能有多家的说法。但在《本草纲目》中，李时珍把他认为正确的性味写在最前面，如果前人对某药性味有不同的说法，则附记于后。李时珍精于临床，又富有药物的历史与理论知识，因此他确定的绝大多数药物的性味应该是正确可信的。只有极少数药物的性味，李时珍的观点不一定正确。例如番木鳖（马钱子），李时珍说该药"无毒"，可谓千虑一失。

1. 王孝涛.《本草纲目》在中药炮制方面的成就. //中国药学会药学史分会. 李时珍研究论文集. 武汉：湖北科学技术出版社，1985：285-310

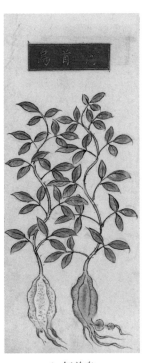

▲ 何首乌
（取自《补遗雷公炮制便览》）

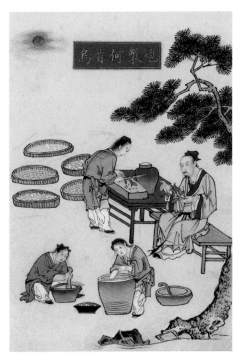

▲ 炮制何首乌
（取自《补遗雷公炮制便览》）

"主治"项下，主要是记录药物的功效与运用法。这部分内容是李时珍遴选诸家药物主治的精要论说而成，并不是有文必录。对前代本草没有记载的药物，李时珍则自己确定该药的主治。"主治"一项，既包括单纯的药物功效和主治的疾病，也会记载使用单味药治疗某疾病的具体用法。在李时珍以前的主流本草中，药物主治功效的记载比较多，但缺少甄别。李时珍以其丰富的临床经验，精选历代诸家记载的主治功效，且经常附上他自己确定的新功效。后世的许多简明实用本草书中所记载的药性功治，多得益于《本草纲目》所做的大量甄别遴选工作。例如清初以后风靡数百年的汪昂《本草备要》，其资料主体就是取材于《本草纲目》，其中从该书"气味"、"主治"项下摘取的内容尤多。

发明：这里的发明，是阐发清楚道理的意思。用李时珍原话，就是"疏义"，解释其中的义理。

在《本草纲目》中，"发明"二字经常出现，且有着不同的含义。李时珍评价古代本草书，特别注意看这些书有没有"发明"。例如他认为《李氏药录》《本草蒙筌》"颇有发明"，《本草衍义》"发明良多"，《本草衍义补遗》"多所发明"，而《四声本草》《删繁本草》《食鉴本草》等，则"无所发明"。这里所用的"发明"，实际上指的是在药学方面有没有新的内容和见解。

《本草纲目》"发明"项下的内容，并没有限制在哪一方面表达新的见解，但综合其有关的内容，主要还是集中在临床用药方面。比较多见的是解释药效、阐发药理。例如《纲目》首载的"浸蓝水"一药，李时珍认为它之所以能除热、解毒、杀虫，主要是因为"蓝水、染布水，皆取蓝及石灰能杀虫解毒之义"。在解释药理方面，李时珍比较多地运用金、元医家建立的药性理论体系。从药物的性味厚薄、升降趋势、归经等理论入手，对药物机理进行阐发。

此外，李时珍还经常在"发明"项下介绍临床诊治过程某些新见解、新的治疗方法、治疗用药的新经验（包括经验医案）等。这些"发明"并不都是李时珍个人的见解，更多的是历代医学家的创新思维。因此"发明"一项的内容，非常活泼灵动，新见迭出，给人以新的启示。后人研究古代中医药或李时珍的新见解，每多从"发明"中寻找例证。例如"灯花"一药下，李时珍在"发明"中提到："我明宗室富顺王一孙，嗜灯花，但闻其气，即哭索不已。时珍诊之，曰：此癖也。以杀虫治癖之药丸服，一料而愈。"这个病案说的是明朝宗室富顺王的孙子，喜欢吃灯花（旧时灯心余烬结成的花状物），只要一闻到灯花的味道，就哭着要吃。李时珍诊察之后，说"这是虫子引起的癖症"。用一剂杀虫治癖的丸药就把这病给治好了。从这个病案中可以看出，李时珍具有极为丰富的诊疗经验。他注意到有寄生虫病的小儿会有异常的嗜好，因此做出了"虫癖"的诊断，用杀虫治癖之药治愈了该病。

《本草纲目》诸药下的"发明"，并非只是论药，同时也经常论病，甚至扩大而至其他方面的道理。就疾病而言，李时珍在"高良姜"一药"发明"中，引述前人之见，阐发了民间常说的"心口痛"的本质：

秽迹佛有治心口痛方云：凡男女心口一点痛者，乃胃脘有滞或有虫也。多因怒及受寒而起，遂致终身。俗言心气痛者，非也。

这就点明了所谓"心口痛"、"心气痛"，乃是胃中有停滞之物或者有虫，多由于平时发怒以及受寒引起，甚至可以终身不愈。这样的"心口痛"、"心气痛"，与真正的心脏没有多大的关系。真正的心脏痛，中医叫真心痛，那是非常危险的重症。

《本草纲目》的"发明"文字比较精练简要。但李时珍将"发明"与"释名"、"集解"一起，作为诸药条的"目"，与药名（大纲）、气味、主治（小纲）形成"纲目"关系。李时珍重视新的见解、注重格物穷理，因此"发明"一项，最能体现创新思维、理论追求。王世贞认为《本草纲目》的意义早已超越医药学，"实性理之精微，格物之通典"，点明了该书在探讨事物机理方面的贡献。现代学者丁光迪曾发表"《本草纲目》的精华在'发明'"一文，敏锐地把握住了《本草纲目》的精髓部分[1]。

附方：这是8项解说中的最后一项。它的作用就是记载药物的具体运用。在各论诸药中，这只是一个附录。但药物有主体内容是不够的，必须有能体现药物作用的内容。否则就会是"有体无用"，失去药物实用于临床的落脚点了。

本草书论的是药，自然是以药为单元和主体。自《神农本草经》以来，一直到唐代的《新修本草》，其内容都是专谈药物的辨认与功效，没有记载相关的方剂。直到唐《天宝单方药图》（742—755）与《药性论》（大约是五代之书），才开始在药书中兼出相关的药方。本草附方，既可扩大药书应用的范围，又可借方来印证药物的功效（姑称之为"以方证药"）。从宋代《嘉祐本草》第一次引录《药性论》《日华子本草》这两部带有药方的书以后，后世重要本草书多袭用药书附方的方式。宋《证类本草》中所附方剂尤其丰富。李时珍非常熟悉本草书发展的脉络。他的《本草纲目》是在《证类本草》基础上的新发展，自然要汲取前人优秀的地方。因此，他保留了本草附方的做法，并从药物为体，药方为用的角度，阐明了本草附方的含义。

《本草纲目》所附的方剂，按照李时珍自己的统计，"旧本附方二千九百三十五，今增八千一百六十一"。所谓"旧本"，主要指《证类本草》。李时珍新增的方剂几乎是《证类本草》的3倍，全部药方总数达到11096方（据李时珍本人统计）。如此数量巨大的药方，实际上已经超出了一般药方书的内容。

更重要的是，本草附方，着眼点还是药。因此所收的方剂，多为单方或小方。只有这样的附方，才能证实相应的药物是药方产生效果的主力。这样一来，《本草纲目》的附方就形成了药味简单精练、多数实用有效的特点。这些方剂筛选自前人或明代诸多医药学家的书籍中，也包括李时珍自己撰写的《濒湖集简方》。为利用这部分实用有效的宝贵资料，后人不断用各种方法去发掘整理，使之更好地发挥临床治疗作用。

关注《本草纲目》附方的学者很多。清康熙年间，蔡烈先编《本草万方针线》（1711），这是本草史上流传最广的本草书附方索引。该索引以病为纲，归纳书中的诸多药方，方便了临床医生检索用方。清代许多《本草纲目》刻本的后面都附刻有《本草万方针线》，使之几乎成了《本草纲目》的组成部分之一。鉴于《本草万方针线》毕竟是古代早期的索引，并不适应现代需要，因此近30年来，又涌现了许多现代版的《本草纲目》附方类编或小型类编方书。此足见自古至今，《本草纲目》的附方都受到医药界的喜好。

以上谈的是《本草纲目》第三个层次，体现在叙药方面的"标名为纲，列事

---

1. 丁光迪.《本草纲目》的精华在"发明". 浙江中医杂志，1983，18（11）：481

为目"。该书整个各论诸药的表述，都贯彻了这样一个"纲目"体系。本文不惜篇幅将8项药"事"逐一解析，目的是希望读者能体察到李时珍设立各项的良苦用心，并介绍李时珍在这些项目中的创新思维和业绩，使读者了解这8项药"事"对论述药物所发挥的不同作用。同时，也希望借此机会，为初次接触《本草纲目》的读者提供进入该书的门径，以利于登堂入室，顺利进入宝库探宝。

明了《本草纲目》的"纲目"体例，只是进入"金谷园"第一步。但是发现其中的宝藏，则需要一定的眼力和鉴赏力。毕竟《本草纲目》不是博物馆。博物馆所有的展品都贴了标签，注明了每件宝贝的来历。《本草纲目》这座宝库的宝贝，有些已有李时珍的提示，让我们知道那是好东西，有些却需要后世研究者去发掘、阐释或利用，这样才能更好地了解《本草纲目》所包含的科学成就。

五、《本草纲目》的科学成就

20世纪下半叶,对李时珍《本草纲目》的科学成就研究取得了很大的进展。《本草纲目》是一部药物书,为什么举世都在致力研究该书的科学成就呢? 这是因为它确实是一部不同凡响的伟大著作。

中国传统的药物,来源于天然物者居多。也就是说,它涉及自然界的矿物、植物和动物,甚至也包括水和火。这些物质的来源、产地、生长环境、形态、习性、采收、加工、贮藏、炮制、功效、主治、配伍运用、该物运用史上的种种故事、相关的文化语言知识,等等,都属于药物学研究的范围。如果把一味药物的从其生长到运用的全过程都详细记录下来,那涉及的范围就绝不止是医药,也涉及许多学科的相关知识。《本草纲目》取材"不厌详悉"的编纂思想,决定了它收罗材料的丰富与涉及面的广泛。所以《本草纲目》可以说是一部博物学巨著,也相当于一部中国古代的百科全书。其中蕴藏的古代科学成就,令各行各业的研究者沉醉其中。

从不同角度发掘整理《本草纲目》的相关内容,探讨科学价值、贡献与成就,兴起于20世纪50年代。要在这本小册子里详细地、全方位地展现《本草纲目》对整个中医药学、自然科学乃至传统文化的贡献,几乎不可能。所以这里只能取其大概,分别从医药学、自然科学两大方面简略介绍已有的研究成果。

1. 医药学

《本草纲目》虽然内容涉及面极为广泛,但它毕竟是一部医药著作,因此其中所蕴含的医药成就最为突出。

先谈药物学方面的成就。药物需要解决的最基本问题是安全、有效。与药物安全有效相关的问题很多,其中首要的是药物的基原(药物所属的原始来源)必需明确。以植物药来说吧,相似的植物非常多,但不同种的植物所含成分可能相差甚大,如果来源混乱,就难以保证用药的安全与有效。所以确定药物的正确来源是药物学最基本的任务之一。

前已述及,在《本草纲目》之前已经有很多的本草著作。这些著作中虽然解决了很多药物的来源问题,但仍然存在许多混乱错误。李时珍立志要解决这些问题,他完成了大量的药物"析族区类"、历代药物品种考证工作,取得了巨大的成就。这些成就主要集中在《本草纲目》"集解"项下。在《本草纲目》之后的学者要研究某一药物,大多要参考李时珍对该药来源的研究进展。现代编纂的《中华本草》《中药大辞典》等书中,大量采用了《本草纲目》的资料与李时珍见解。

李时珍考辨药物的方法,总的来说不外乎实际考察与文献考据两大途径。他通过比较分析前人的记载,结合实际调查体验,来解决疑难问题。前面已经提到,蓬蘽一药,有4种和它近缘的植物,形态多相似,自古以来混淆不清。李时珍通过考察说:"此类凡五种。予尝亲采,以《尔雅》所列者校之,始得其的。诸家所说,皆未可信也。"然后逐一列举各药的鉴别特征。他的这一考证结论直到现代,依然被证明是完全正确的。

除此以外,李时珍深厚的文字训诂、方言与文献考证功底,也帮助他解决了许多药物名实混淆的问题。例如他在分析枳椇(一名鸡距)药名时说:"蜀人之称桔枸、棘枸,滇人之称鸡橘子,巴人之称金钩,广人之称结留子,散见书记者,皆枳椇、鸡距之字,方音转异尔。"也就是说众多的药物别名,不过是各地方言发音不同造成的。他指出"南人字无正音"、"番语(胡语)无正字",也就是说同一个字,南方人可能有不同的发音;而外来语翻译的时候,则可能使用同音的不同字。善于辨析方言、译名中的差误,解决药物混乱品种,是李时珍拿手好戏。这方面例子很多,详见"选读篇·药物命名与'释名'的意义一节"。

李时珍本人是一位医生,因此他对药物的运用及其相关的理论研究有许多新的见解。现代学者对这方面的研究非常多,它们深入发掘《本草纲目》记载的用药经验、某单味药或某类药物的运用原理。《本草纲目》大量关于药性药效的理论论述,散见于各药的气味、主治、正误、发明等项下。

天然物质要成为可服用的药物,根据贮藏、运输和治疗的需要,有些要进行炮制与制剂。《本草纲目》诸药"修治"一项,汇集了古代的炮制制剂的历代经验,也表述了李时珍个人对炮制方法的许多见解。因此现代药物炮制沿革的研究,几乎脱离不了《本草纲目》的丰富记载。本草学家尚志钧专门从《本草纲目》辑出《濒湖炮炙法》一书,总结了李时珍的炮制成就[1]。我国古代中药制剂技术非常发达,《本草纲目》中此类记载尤其丰富。20世纪50年代,胡长鸿先生曾深入进行过研究,发表过一系列文章[2]。最近对《本草纲目》中的丹药制剂与炼丹术、外用制剂、药

1. 尚志钧. 雷公炮炙论,濒湖炮炙法. 合肥:安徽科学技术出版社,1991
2. 胡长鸿. 从本草纲目看我国古代在药剂学上的成就(连载). 中药通报,1956,(3)(4)(6)-1957,(1)(2)

酒等也有初步的研究。

《本草纲目》虽然是一部药书而非医方书，但为了以方证药，展示药物实际运用方法，李时珍精选了简便效验方1万多首。这些方剂自古以来受到医药学家们的重视。清代就有《本草万方针线》及类编的书籍多种。现代学者在这方面下的功夫更大，出版了《本草纲目附方分类选编》，也有针对《本草纲目》附方的现代研究专书[1]，还有不少以效方、便方、各科妙方、单味奇方等为名、从《本草纲目》节录方剂类纂而成的小型方书。李时珍撰有《濒湖集简方》，但无单行本，其方剂散存在《本草纲目》。现已有辑录出来的单行本[2]。至于选取《本草纲目》的附方用于临床治疗，或进行实验研究，或加以开发的例子更多。这些都反映了《本草纲目》在方剂方面的巨大成就。

中医药历来是中国多民族医药的融合。《本草纲目》不仅记载了众多的外国药物，也记载了许多本国多民族的医药知识。从20世纪80年代以来，有学者开始探讨《本草纲目》中的医学交流史料[3]与民族药史料[4]，其中对《本草纲目》中回回医药研究得比较深入[5]。

以上是《本草纲目》药物学成就及研究简况。《本草纲目》主要是以药物为单元，汇集有关的材料，但其中引述的医学理论、治疗方法、有效方药，以及李时珍在药物的主治、正误、发明、附方等项中穿插表述的个人见解，所附的前人或李时珍自己的医案——这些材料都为探讨《本草纲目》的医学成就提供了素材。探讨《本草纲目》中古代临床治疗用药经验、各种疾病的治法，是当代医学人员最热衷的研究题材。

李时珍在《本草纲目》中经常阐发他对医学理论的新见解[6]。最为后人津津乐道的李时珍对医学理论新贡献是脑为元神之府说、两肾之间为命门说、胆石症的认识等方面。例如中医理论中，从古老的《内经》开始，就强调"心主神明"，也

1. 朱盛山. 本草纲目万方对证治验录. 北京：学苑出版社，1997；王振国等.《本草纲目》附方现代研究全集. 济南：济南出版社，1998

2. （明）李时珍著. 张梁森重订. 李时珍濒湖集简方. 武汉：湖北科学技术出版社，1986

3. 蔡景峰.《本草纲目》中的医学交流. //中国药学会药学史分会.《李时珍研究论文集》. 武汉：湖北科学技术出版社，1985：200-224

4. 曾育麟，关祥祖.《本草纲目》收载的民族药. //朱保华，徐丽华. 名医李时珍与《本草纲目》. 北京：中国中医药出版社，1998：342-347

5. 宋岘，宋莉. 对《普济方》和《本草纲目》中的回回医方的考证. 回族研究，1992，（2）:31-35；宋岘.《本草纲目》与伊斯兰（回回）医药的关系. 西北民族研究，1998，4（1）：39-40

6. 傅芳. 李时珍的其他医学著作及其医学成就. //中国药学会药学史分会. 李时珍研究论文集. 武汉：湖北科学技术出版社，1985：355-370

就是说把情志思维都归结到心的功能，但李时珍在西医脑主记忆思维传入中国之前，已经提出"脑为元神之府"（卷34，辛夷）。又说："人之头圆如盖，穹窿象天，泥丸之宫，神灵所集。"（卷52，天灵盖）虽然李时珍并没有进一步阐述脑为"元神"、"神灵"所主这一崭新的提法，但此说在清代经过医学家们的演绎，成为既接纳西医脑功能、又发展中医传统脑为髓海说的桥梁，此后中医治疗脑病发展出填精补髓治疗方法。

在疾病的诊断与治疗方面，《本草纲目》也有大量的新记载。其中首次记录的病症有铅中毒、汞中毒、一氧化碳中毒、肝吸虫病等等。本文前面提到李时珍曾据小儿嗜吃灯花，诊断为虫癖（钩虫病异嗜）。他还记载古代因为好吃生鱼肉所得的奇病：

> 鱼鲙肉生，损人尤甚，为癥瘕，为痼疾，为奇病，不可不知。昔有食鱼生而生病者，用药下出，已变虫形，鲙缕尚存。（卷44，鱼鲙）

这是最早的肝吸虫病的记载。又如他对"牛黄"进行了研究之后，指出："牛之黄，牛之病也。故有黄之牛，多病而易死。诸兽皆有黄，人之病黄者亦然。因其病在心及肝胆之间，凝结成黄，故还能治心及肝胆之病。"从诸兽的疾病，推导人体的疾病，是李时珍在封建社会病理解剖受到限制时采用的一种方法。事实证明他的推断是完全符合科学道理的。

在医疗技术方面，《本草纲目》记载了古代许多具有新意的方法，其中也有李时珍个人使用的治疗方法。例如在李时珍第一次载入本草书的"狗尾草"一药中，李时珍不是说这种人人都认识的杂草能内服治疗什么疾病，而是用它来辅助治疗眼病：

> 茎 ［主治］疣目，贯发穿之，即干灭也。凡赤眼拳毛倒睫者，翻转目睑，以一二茎蘸水夏去恶血，甚良。

将狗尾草穿根头发，治疗眼部的疣子，让疣子自然"干灭"（即枯萎脱落）。这和现代治疗疣子的基底部结扎法很相似。用狗尾草茎蘸上水，去刮夏眼睑带有恶血的滤泡，用来治疗沙眼红赤，或者倒睫，据说效果很好。这一方法又类似现代治沙眼的乌贼棒刮除法。从现代眼光看来，李时珍采用的狗尾草疗法未免过于粗糙，而且不大卫生，但在400多年前，这样实用简便的治疗确实未见于其他医书。

又如《本草纲目》有"病人衣"一药，这也是李时珍首次记载的一味新药。不看内容，可能有人会对这药嗤之以鼻，但其内容却是：

> ［主治］天行疫瘟。取初病人衣服，于甑上蒸过，则一家不染。时珍。

原来李时珍并不是用这味药来内服外敷，而是讲述了预防传染病的一个蒸汽消毒的有效方法。"天行疫瘟"，是自然界流行的急性恶性传染病。发现最早患病的人，赶紧把他的衣服放到笼甑里去蒸过，就能避免一家人被传染。这种方法在现代已经是司空见惯，不算稀奇。但在明代，堪称是预防传染病的创新之举。更重要的是，这项技术暗示着李时珍相信，传染病未必都是气候变化造成的，它有着具体实在的传染物。这种传染物可以沾附在病人的衣物上，通过高温能被杀灭。类似这样的新医疗技术在《本草纲目》中多处有载，例如冰块冷敷退热法、香料熏烟消毒法等，详见"选读篇"相关的条文。

对于看惯了现代药物学书的读者来说，也许对《本草纲目》中记载了不少医案感到新奇。现代药物学书籍除了按部就班地介绍药物的性状、功效主治、用量、副作用之外，一般不会插入使用该药或该药为主的方剂治病的案例。但在李时珍《本草纲目》中，却记载了几十个前人或李时珍本人的医案，示范性展示用药经验和方法。这些医案生动活泼，既生动地介绍了药物的作用，也显示了用药者高超的辨病、辨证的诊疗技巧。例如李时珍记载了一例他父亲治疗风痰的案例：

吐药不一：常山吐疟痰，瓜丁吐热痰，乌附尖吐湿痰，莱菔子吐气痰，藜芦则吐风痰者也。……我朝荆和王妃刘氏，年七十，病中风，不省人事，牙关紧闭，群医束手。先考太医吏目月池翁诊视，药不能入，自午至子。不获已，打去一齿，浓煎藜芦汤灌之。少顷，噫气一声，遂吐痰而苏，调理而安。药弗瞑眩，厥疾弗瘳，诚然。

中药藜芦是一味有毒性的药物，但用得好又能发挥起死回生的作用。在该药"发明"项下，李时珍先比较了几味涌吐（服后能引起呕吐）药物各自的特点，然后列举了两个用药案例，其中一个是他父亲太医院吏目李月池治疗明代荆和王妃刘氏的经过。这位王妃已经70岁了，患中风病，不省人事，牙关紧闭。王爷请来的好些个医生都束手无策。李月池仔细诊视了病人，但没有办法使药物入口。从中午到子夜，还是没有进展。给王妃看病自然是有风险的，但艺高人胆大的李月池在不得已的情况下，毅然决定敲去病人的一个牙齿，把藜芦煎成的浓汤从缺齿空隙中强行灌了进去。过了一会儿，病人突然一声噫气，接着就吐出了黏稠的风痰，人也就清醒过来了。后来经过调理获得痊愈。在缺乏鼻饲、注射用药条件的古代，能运用中药抢救这样高龄危重的病人，的确需要辨证的胆识和用药的技巧。

李时珍个人也有很多出色的治疗案例。例如他治疗荆穆王妃胡氏，因食荞麦面时遇到了惹她发怒的事，于是引起胃口正中痛，痛不可忍。其他医生用吐、下、行气、化滞等各种药物，都是药入口即吐，不能奏效，而且大便三日不通。李时珍想起《雷公炮炙论》说的："心痛欲死，速觅延胡"，就用玄胡索末三钱，温酒调下，不见吐药，没多久大便通而痛遂止。类似这样的治疗案例还有不少，详见"选读篇·李时珍及其父妙手回春案"。

《本草纲目》记载的医案虽然不是很多，但几乎个个精彩。因此该书中的医案向来是现代研究者关注的内容。现代已有多种《本草纲目》医案的专书，其中既有《本草纲目》医案类编，也有结合书中医案医话的选注和探析。

以上所述主要是《本草纲目》在医药方面的成就。现代这方面的研究成果非常多，近年来尤其在该书临床用药方面，许多研究者结合医疗实践来验证或发掘该书所记载的丰富用药经验，取得了可喜的进展。

2. 自然科学

《本草纲目》中记载的自然科学知识异常丰富，其中包括生物学（含植物学、动物学）、矿物学、化学等许多学科的知识。1964年，医史学家蔡景峰先生系统探讨了李时珍《本草纲目》科学成就[1]，此外还有许多学者从各个不同学科的角度进行了研究。

王嘉荫在《本草纲目的矿物史料》中指出，《本草纲目》"有关于地下水性质及其对人生的影响，有世界上最早的晴雨测定方法，有利用动、植、矿物作为找矿标志的记载，有人工炼碱的方法，有世界上最早的火山喷出硫黄熔流的记载。当然也有些很有兴趣而待试验证明的科学珍闻。"王先生还提到，"除了医药的用途外，也还有些特征矿物的特征用途。关于钟乳及其种类的记载也比一般矿物学和地质学上的多些。[2]"

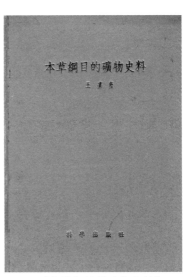

▲《本草纲目的矿物史料》

《本草纲目》在生物分类方面的成就非常突出，因此有很多学者研究了李时珍的动物、植物分类学思想与成就。

以动物学为例，《本草纲目》把动物药分成了虫、鳞、介、禽、兽、人部，"虫"相当于现代节肢动物（还包括部分两栖类），"鳞"相当于脊椎动物中的鱼类、爬虫类，"介"相当于软体动物，"禽"相当于鸟类，"兽"包括哺乳动物，最后才是"人部"。除去介类之外，李时珍基本上已经把动物依照进化的顺序排列。

1. 蔡景峰. 试论李时珍及其在科学上的成就. 科学史集刊，1964，（7）：64

2. 王嘉荫. 本草纲目的矿物史料. 北京：科学出版社，1957：序在植物学方面，《本草纲目》将1000多种植物分成5部30类（不计"有名未用类"），创建了一个实用分类体系。这一体系部分地体现了体态有共性的植物分类归纳，又利用了中国传统的应用分类法，形成了一个《本草纲目》特有的综合分类体系。其中草部相当于草本植物，木部相当于木本植物，苔类相当于苔藓植物，等等。而米谷部、菜部、果部则是根据植物的经济用途来划分，草部的山草、隰草、水草、石草是按植物的生态环境来划分，芳草、毒草则是按植物内含物和作用来区分。许多在现代植物分类学中属于同科属的具有明显特征的植物自然类群被排列在一起。例如草部隰草类属于菊科的菊、野菊、菴蔄、蓍、艾、千年艾、茵陈蒿、青蒿、黄花蒿、白蒿连排，恶实（牛蒡子）、菓耳（苍耳）、天名精、豨莶等连排在一起[1]。诸如此类的例子非常多，足见李时珍抓住了各种植物之间的客观联系。

除此以外，李时珍对植物的形态观察十分细致，能抓住多数植物的鉴别特征，注意到植物的根、茎、叶、花、果在鉴定植物中的作用，并且能观察到某些植物有雌雄之分。《本草纲目》中描述植物的术语很多，其区分之细致令人惊叹。所以有蔡景峰先生认为："虽然18世纪植物学家林奈在植物学上的贡献有某些方面（如植物的二名法）超过了李时珍，但是，就植物学的分类来说，《本草纲目》比林奈氏最初在1735年出版的、仅仅12页的《自然系统》却要高明得多了。"

李时珍不仅注意细致地观察动、植物形态特征，还特别关注它们与遗传变异、生长环境、时令物候之间的关系。

在生物的遗传变异方面，李时珍在《本草纲目》中指出，人的头发变白，"虽有迟早老少，皆不系寿之修短，由祖传及随事感应而已"（卷52，乱发）。他还注意到动物遗传的某些特征，其中包括本文前面已经提到的金鱼。《本草纲目》中记载了古代金鱼的人工驯养变异从宋代已经开始，并描述了金鱼变异、生长的过程："初出黑色，久乃变红。又或变白者，名银鱼。亦有红、白、黑、斑相间无常者。"这些记载使研究生物进化的达尔文大感兴趣。乌骨鸡也是属于鸡的变异品种之一。乌骨鸡不能杀了看骨头是否色黑来鉴定，对此，李时珍通过观察，找出了它身体各部位之间的特殊关系：

> 乌骨鸡有白毛乌骨者，黑毛乌骨者，斑毛乌骨者，有骨肉俱乌者，肉白骨乌者；但观鸡舌黑者，则肉骨俱乌，入药更良。（卷48，鸡）

动物、植物的生长环境对生物各方面会产生很大的影响，而动植物也能具备对环境的适应性。也就是说天然适应是生物的共性。例如野生动物可以人工驯养，

---

1. 宋之琪.《本草纲目》对植物学的贡献. //中国药学会药学史分会. 李时珍研究论文集. 武汉：湖北科学技术出版社，1985：281-282

而家种的植物在某些方面要优于野生植物等。他指出畜类是兽类的人工"豢养者"，并详细描述了野象被驯化的过程：

> 捕生象则以雌象为媒而诱获之，饲而狎之，久则渐解人言。使象奴牧之，制之以钩，左右前后罔不如命也。（卷51，象）

也就是说古人用母象作诱饵捕捉野象，然后通过人工饲养，亲近抚爱它，久而久之，野象就会渐渐懂得人的语言。然后再让牧象的人去放养它，用一种钩来控制它，它就会听从人的命令随意行动。对各类动物的形体与环境的关系，李时珍在《本草纲目》中多处表达了自己的观察结果。他认为：

> 鳞者，粼也。鱼产于水，故鳞似粼；鸟产于林，故羽似叶；兽产于山，故毛似草。鱼行上水，鸟飞上风，恐乱鳞、羽也。（卷51，鱼鳞）

也就是说李时珍认为鱼、鸟、兽的形态都是和它们生长的环境息息相关。鱼鳞象粼粼的水波，鸟羽象林中树叶，兽毛象山中的杂草。李时珍进一步指出：动物的"毛协四时，色合五方"，意思是动物的皮毛与四季相协调，入夏褪毛、入冬毛厚，以便避暑、过冬。动物的毛色可以随着不同地方的颜色发生改变。这样的外形自然有利于动物自我保护。"浊水、流水之鱼，与清水、止水之鱼，性色迥异。"这是李时珍观察的结果。也就是说鱼类也可以随着流水、止水（死水）的不同，改变它们的习性和颜色。现代生物学无数事例证明李时珍的观察和结论都是符合科学道理的。"山禽味短而尾修，水禽味长而尾促"，生长在山里的禽鸟（如孔雀、野鸡），嘴短尾长，水禽（如鸬鹚、鹈鹕）则嘴长尾短，这也是适应捕食、行动的环境需求而逐渐形成的变化。李时珍的许多此类论断虽然还不够精确，其某些解释也不是无懈可击，但能注意到动物习性与环境的密切关系，的确是其有极为敏锐深刻地洞察力。

李时珍对生物生态、习性的观察入微，有很多十分新鲜有趣的记载。例如李时珍观察到蚂蚁"有君臣之义……其居有等，其行有队。能知雨候，春出冬蛰"。意思是蚁群具有一定的社会性，它们住的地方分等级，行走的时候队伍有序列，而且蚂蚁能预测下雨的征兆。它们生活习惯随季节的改变而改变，春天出来活动，冬天则蛰藏过冬。猫"其睛可定时"，就是说猫的瞳孔在不同的时候会变大变小，有的

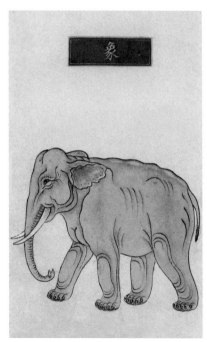

▲ 象（取自《补遗雷公炮制便览》）

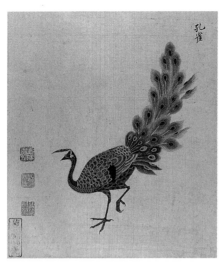 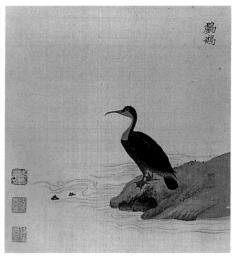

▲ 孔雀（取自《本草图绘》）　　　▲ 鸬鹚（取自《本草图绘》）

时候像一条线，有的时候如满月，有的时候如枣核。据他观察，猫的"鼻端常冷，惟夏至一日则暖"。《本草纲目》中还记载了不同鱼类可发出不同的声音，如黄颡鱼"群游作声如轧轧"、石首鱼"每岁四月，来自海洋，绵亘数里，其声如雷"。更令人惊叹的是，书中引载了前人水下听声以判断鱼群行踪的技术：

田九成《游览志》云：海人以竹筒探水底，闻其声乃下网，截流取之。（《纲目·石首鱼》）

　　不仅捕捉石首鱼如此，对海中的勒鱼也可以采用下网听声候鱼至的技术：

〔时珍曰〕勒鱼出东南海中，以四月至。渔人设网候之，听水中有声，则鱼至矣。

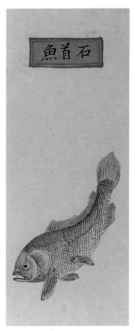

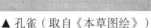

▲ 石首鱼（取自《本草品汇精要》）

　　用竹筒深入到水底，去集取水中鱼类发出的声音，这样的技术说明我国古人至少在明代，已能利用水下声能来探测水下目标。这与现代声纳的原理是相通的。

　　在《本草纲目》中，有很多关于古代物候学的知识。物候学也叫"生物气候学"，研究生物的生命活动现象与季节活动关系，例如植物的冬芽萌动、抽叶、开花、结果、落叶的规律日程，动物的蛰眠、复苏、始鸣、交配、繁育、换毛、换羽、迁徙的日程与气候节令的关系等。我国著名的物候学家竺可桢在他的《物候学》书中指出：

（《本草纲目》）对于候鸟布谷、杜鹃的地域分布、鸣声、音节和出现时间，解释得很清楚明白。即今日鸟类学家阅之，也可受到益处的。

其中竺可桢提到的布谷鸟、杜鹃，李时珍的记载是：

布谷名多，皆各因其声似而呼之。如俗呼阿公阿婆、割麦插禾、脱却破裤之类，皆因其鸣时可为农候故耳。（卷49，鸤鸠）

杜鹃出蜀中，今南方亦有之。……春暮即鸣，夜啼达旦，鸣必向北，至夏尤甚，昼夜不止，其声哀切。田家候之，以兴农事。惟食虫蠹，不能为巢，居他巢生子。冬月则藏蛰。（卷49，杜鹃）

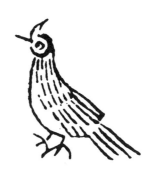

▲ 杜鹃（取自《本草纲目》金陵本）

这些记载表明，古代民间很早就通过鸟在不同节令的鸣叫声，来提示从事各种农业活动。例如布谷鸟，它的声音被民间模拟成"割麦插禾"、"脱却破裤"，用来提醒人们，听见布谷鸟叫，就应该割麦子、插禾苗，脱去冬天的破裤子了。而听见杜鹃的叫声，也要安排相应的农事。在《本草纲目》中，类似上述物候学知识几乎俯拾皆是。

在一般人看来，《本草纲目》应该与天体、气候现象没有什么关系，其实不然。李时珍会在任何与其他自然科学发生关联的机会表达自己的意见，或转引前人相关的记载。例如在"月桂"一药下，李时珍对月中桂影的实质提出了自己的看法：

吴刚伐月桂之说，起于隋唐小说……窃谓月乃阴魄，其中婆娑者，山河之影尔。（卷34，月桂）

月亮中隐约婆娑的影子，千百年来被附会为月宫中的桂树之影。古代一直流传着嫦娥奔月、吴刚伐桂的神话。相信月中实有桂树的人可能不多，但那影子究竟是什么？李时珍时代虽然无法用合适的仪器观察月球，更无法登月，但李时珍猜想那婆娑的影子，就是月球上的山河之影，不能不令人钦佩他的感悟力。

在天气的预测方面，《本草纲目》也记载了一些相关的知识。很有意思的是，在明代，居然有通过测定空气中的水分来预测晴雨的实验。李时珍在"节气水"中说：

每旦以瓦瓶秤水，视其轻重，重则雨多，轻则雨小。（卷5，节气水）

空气中的水分过多，如果用瓦瓶称量其所含水分，则瓶重的时候下雨会比较多，瓶轻的时候则下雨比较少。这个实验是否精确，姑且不论，但其设计思想是对路的。

中药里面虽然以天然物居多，但也有一些是人工制作的。在中药的炮制、制剂过程中，涉及很多化学的知识。现代研究化学史的学者，经常从《本草纲目》寻找资料。这方面的例子很多，今试举两例。其一是制没食子酸，其成品即中药"百药煎"：

〔时珍曰〕用五倍子为粗末。每一斤，以真茶一两煎浓汁，入酵糟四两，擂烂拌和，器盛置糠缸中之，待发起如发面状即成矣。捏作饼丸，晒干用。（卷39，五倍子）

五倍子（一种虫瘿）含丰富的鞣酸，遇蛋白质及胶质时即生沉淀。如果发酵以后，则毒性较小，溶解性提高，再经麴菌的水解作用，就会析出白色呈丝状的没食子酸结晶。李时珍的记载，实际上就是这一过程。五倍子与同样含有鞣酸的茶叶一道煎煮，加入了发酵后酒糟，经过酵母菌的水解作用，就会出现如"发面状"的东西，那就是没食子酸的结晶。这是我国用五倍子制取没食子酸的最早记载。百药煎具有润肺化痰、涩肠止泻的良好作用。

李时珍对金属以及金属化合物的了解也是很深入的。在《本草纲目》中有很多有关金属化学性质的描述以及化学反应的记载。例如"铅霜"（即醋酸铅）一药的制作方法是：

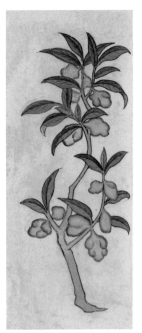

▲ 五倍子（取自《补遗雷公炮制便览》）

〔时珍曰〕以铅打成钱，穿成串，瓦盆盛生醋，以串横盆中，离醋三寸，仍以瓦盆覆之，置阴处，候生霜刷下，仍合住。（卷8，铅霜）

这一制作过程并不复杂，将铅打成细丝状，穿成一串横放在盛有醋的盆子上，用瓦盆覆盖，让醋蒸汽在空气中熏染铅丝。这样在空气中的氧气参与下，生成白色霜状的醋酸铅。据研究，这一过程可能与现代制作醋酸铅的方法相似[1]。用化学反应式来表达就是：

$$2Pb+2CH_3COOH \xrightarrow{O_2} Pb_2O(C_2H_3O_2)_2 + H_2O$$

铅＋醋酸＋空气中的氧气 ⟶ 醋酸铅＋水

$$Pb_2O(C_2H_3O_2)_2 + 2CH_3COOH + H_2O \longrightarrow 2Pb_2O(C_2H_3O_2)_2 \cdot 3H_2O$$

醋酸铅＋醋酸＋水 ⟶ 含水醋酸铅结晶

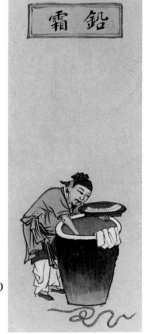

▲ 铅霜制法
（取自《本草品汇精要》）

---

1. 魏云祥. 从本草纲目看我国古代无机药物化学的成就. 中药通报，1957，（3）. 98

鉴于这方面的材料太多，要描述化学反应过程也颇复杂，仅举以上二例。英国著名的中国科技史家李约瑟博士在他的《中国科学技术史》巨著中，研究了中国古代科技的许多方面，其中从《本草纲目》中取材尤多。"文革"结束后，李约瑟博士偕同鲁桂珍博士专程到湖北蕲春去瞻仰李时珍陵园，表达他们对这位中国古代科学家的敬仰之情。

以上所述，是《本草纲目》中蕴含的诸多科学成就。经过后世学者的研究，《本草纲目》记载的许多科技知识日益显现出其科学价值。当然，《本草纲目》并不是在现代学者研究其科学价值之后才受人尊崇，作为中国药物学的集大成之作，该书对中国本草学产生了巨大的影响。

六、《本草纲目》对古代本草学的影响

一般说来，大型的资料集成性质的书籍由于翻刻不易，其流传和实际运用的机会比较少。但《本草纲目》可能是一个例外。该书从1593年出版以来，400年间翻刻了不下百次。也就是说平均4年要翻印一次，这还不包括近几十年频繁翻印的数十万册。此足见该书极受社会欢迎。

除此以外，在《本草纲目》的启迪与影响下，出现了许多后续性本草著作。有人统计，从1593年该书出版，到1644年明朝灭亡，短短几十年间就衍生出至少18种后续性著作。而从1593年到1911年清代灭亡300多年间，产生了231部本草，其中至少有90余部曾经直接受过《本草纲目》的影响。

《本草纲目》影响如此之大，固然是因为该书实为本草资料的渊薮，吸引着广大医药人员去发掘运用，另外也与该书出色的"纲目"体系有密切的关系。后世学者能或纵或横，从中选取有关的资料、加以补充或发挥，形成新的著作。从这个角度来说，《本草纲目》确实就像一座宝山，"横看成岭侧成峰，远近高低各不同"。因此后世许多医家以该书为依托，发掘整理其中某一主题的内容，结合医药界实际需求，衍生出许多各有特色的本草著作，并启发着后人从不同的角度编纂新的本草书。

就在《本草纲目》出版后的不到20年，药学家李中立就摘取《本草纲目》中的性味功治、修治采收及形态产地等资料，从辨析药材真伪入手，亲自绘制药材图，形成了以药材鉴别为特征的优秀本草著作《本草原始》（1612）。

后世有的药学家，根据不同的读者需求，萃取《本草纲目》的精华，融入他书或自己的部分见解，编为新书，很受医药人士的欢迎。例如明末著名医家李中梓，他的名著《本草徵要》（1637），就是"以《纲目》为主，删繁去复，独存精要。采集名论，窃附管见，详加注释"而成。风靡清代200多年、至今仍长盛不衰的

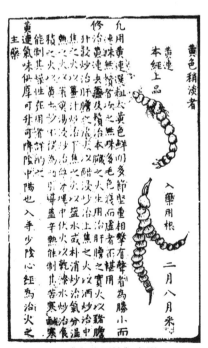

▲《本草原始》书影

汪昂《本草备要》(1683),也属于《本草纲目》的后续著作。汪昂敏锐地意识到,"精且详者,莫如李氏《纲目》,考究渊博,指示周明",但《本草纲目》毕竟是大部头的书,携带翻阅不便,而且"备则备矣,而未能要"。所以汪昂删《本草纲目》之繁,又汲取其他本草之精粹,使之既"备"且"要",成为清代家喻户晓的本草入门书。

此外,节引《本草纲目》的资料另成一书,或重新改编成书,或类纂成某一专题内容的本草书,从明末以来,可谓层出不穷。明末至清代许多有名的本草著作都曾经或多或少以《本草纲目》为资料依托。要列举这些本草的名称则未免过于繁琐沉闷。就拿清代唯一的官修本草《本草品汇精要续集》(1701)来说吧,该书不过是按明代《本草品汇精要》(1505)的旧格式,再将《本草纲目》新增的资料逐一填入而已。比较有新意的《本草纲目》后续性著作中,当属突出某一专题内容的本草书。

《本草纲目》含有大量的药性理论、炮制、食疗、方剂等资料。只要从任何一个方面切入,从其中钩稽某一专题的内容,再加补充与阐发,就可以形成较好的专题本草。以食物本草为例,托名李时珍参订,实为姚可成补辑的《食物本草》22卷本(约明末),至少有2/3的资料整段摘自《本草纲目》。但该书另补充740种水品,是其特色。又明·赵南星《上医本草》(1620)辑录了《本草纲目》中可供食用药物229种。与赵氏书同类的著作还有孟笨《养生要括》(1634),施永图《山公医旨食物类》5卷(约明末)。清·沈李龙又袭取《山公医旨食物类》,略加改换,而成《食物本草汇纂》(1691)。清代食疗类著作几乎没有不从《本草纲目》中取材的,只是取多取少而已。龙柏《脉药联珠食物考》(1795),绝大多数材料取自《本草纲目》,再增补某些清代新的药物或食、药两用物的内容。清代章穆《调疾饮食辩》(1813)虽然有不少补充和发挥,但其资料主体仍来自《本草纲目》。

药性理论方面,清代的名著有刘若金《本草述》(1664),即从《本草纲目》摘引大量资料,再加个人阐发。此后张琦的《本草述录》(1829)、杨时泰的《本草述钩元》(1833),都是在《本草述》基础上再加提炼浓缩,使之更切实用。

炮制类著作中,清·张叡《修事指南》(1704)200余药下的炮制法,基本上是摘取《本草纲目》"修治"项下的内容。而近代的《制药指南》、《国医制药学》等书不过是《修事指南》的同书异名本而已。

《本草纲目》一万多首附方,多为单方、小方、效验方。因此这部分内容也成为类纂成书的绝好材料。明·王化贞《医门普品》48卷(1628年),其凡例坦诚地交代:"是书之刻,始于《本草纲目》。故各门之方出于本草者,十之七八。不足则旁掇诸名家之方以益之"。清初张勇（飞熊氏）《方以类聚》50卷（1677）[1]，主要是取《本草纲目》的附方，再加上王肯堂《证治准绳》中的医方，分类编纂而成。年希尧《本草类方》10卷（1735）中也收录了许多《本草纲目》的方剂。其余取材于《本草纲目》的小型方书更为多见，不胜枚举。为了充分发挥《本草纲目》附方的作用，清代蔡烈先精心为该书编制了附方索引，这就是清代许多《本草纲目》刻本后都附刻有的《本草万方针线》（1711）。该书这一整理《本草纲目》的工作具有创新意义。

《本草纲目》许多后续性著作存在着剪贴拼凑的弊病，但也有一些著作是受《本草纲目》的启迪，对《本草纲目》进行整理补充，阐发研究，甚至批评纠谬。例如明末清初著名药学家卢之颐（卢复之子）的《本草乘雅半偈》中，保留了其父卢复的《纲目博议》少数条文。卢氏父子的本草书，"皆就《本草纲目》以为阐扬"。其阐扬的重点是药性理论。

从本草编纂的角度来看，《本草纲目》的一大变革，就是采用了"纲举目张"的体例，有条不紊地安排众多的本草资料。受该书的影响，清代雍正、乾隆间杭州人汪君怀编写了一部《草药纲目》，据说"裒然大部，与濒湖《纲目》等"。所惜该书已经失传，否则中国药学史上又可能会升起一颗新星，与《本草纲目》一起双星并耀了。

清代研究《本草纲目》最为深入的是医药学家赵学敏。从编纂本草著作的思想来说，他和李时珍是一脉相承，都是立足于对前人本草进行"绳谬补遗"。赵学敏的《本草纲目拾遗》（1765—1803）不仅"专为拾李氏之遗而作"，而且仿照《本草纲目》的"正误"一项，在书前列举了34条"正误"，来纠正《本草纲目》中的错误。赵学敏没有因袭《本草纲目》的现成的资料，但他却继承了李时珍最好的治学方法，因而能成为《本草纲目》之后的一部优秀本草书。

清末植物学家吴其浚则仿效《本草纲目》另一个编纂方法——"析族区类"——并予以发扬。吴氏把精力集中在植物方面，他也像李时珍一样，"渔猎群书，搜罗百氏"，并"访采四方"，收集了许多植物资料，编成了著名的《植物名实图考》（1848）。其书引用了大量的《本草纲目》资料和李时珍考察所得，同时也纠正了若干《本草纲目》的错误，补充了大量的植物考察新成果。且其药图精良，远在李氏药图之上。

赵学敏、吴其浚的两部书，由于与中医临床联系不多，因此古代医家知之甚少。但从中国药学发展史的角度来看，这两部书才深得《本草纲目》之三昧，所

---

1. 清·张勇（飞熊氏）. 方以类聚. 日本享和三年（1803）抄本

以能取得许多新的研究进展。赵学敏、吴其濬指出《本草纲目》的某些具体失误，和清代某些医家对《本草纲目》的挑剔与求全责备有着本质的不同。

进入近现代以来，《本草纲目》继续发挥着它的巨大作用。尤其是在20世纪50年代之后，随着对《本草纲目》的研究持续深入地进行，该书愈加显示出其强大的生命力。近50年间，《本草纲目》相关的著作就已经达到110多种，其中包括《本草纲目》的校点本、影印本，白话改编、类纂、彩色图鉴、英文翻译本等等。由此可见，作为中国古代科技经典的《本草纲目》，充满了强烈的学术魅力，具有强大的生命力。可以预见，今后很长的一段历史时期内，《本草纲目》还将发挥其历史文献与实用文献的双重作用，为中医药的发展继续放射它无穷的能量。

如果说《本草纲目》只对中国的本草学产生了巨大影响，那还不足以显示它作为中国科技经典名著的水平。事实上《本草纲目》成书后不胫而走，已经在世界广泛传播，并对东西方某些国家的医药及其他自然科学发展产生了一定的影响。

七、《本草纲目》的东被与西渐

　　《本草纲目》外传的历史是近现代开展最早的研究内容之一。前辈学者王吉民、陈存仁等先生都发表了有关的论文。但在这方面成就最大的是中国科学院自然科学史研究所的潘吉星先生。1959年他就发表了"中国文化之西渐及其对达尔文的影响"、"达尔文和我国生物科学"、《本草纲目》在海外"诸文。为了考察《本草纲目》的外传及其影响，潘先生奔波于海内外，搜集到许多第一手的资料。1983年，潘先生发表了著名的"《本草纲目》之东被与西渐"一文[1]，缕清了《本草纲目》海外传播的过程、路线与实际影响。此下以潘先生的研究成果为主，结合其他学者的最新研究进展，简要介绍《本草纲目》的东被与西渐。

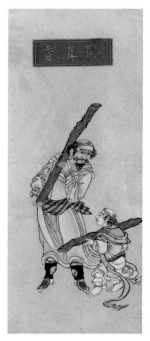 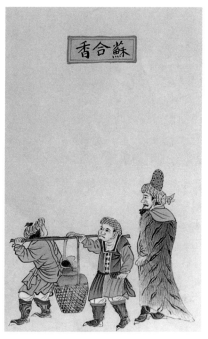 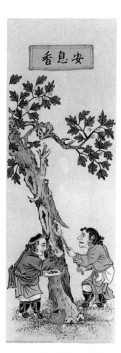

▲ 降真香(外来药物,取自《补遗雷公炮制便览》)　▲ 苏合香（外来药物，取自《本草品汇精要》　▲ 安息香（外来药物，取自《本草品汇精要》）

　　1. 潘吉星.《本草纲目》之东被与西渐. //中国药学会药学史分会. 李时珍研究论文集. 武汉：湖北科学技术出版社，1985：225-273

1. 东传日本等国

《本草纲目》最早的刻本完成于1593年。最新的研究表明,最多只过了11年,《本草纲目》就已传入日本。因为日本的大儒林罗山（1583—1657）最晚在庆长九年（1604）就在日本见过《本草纲目》[1]。此后,林罗山于1607年从长崎购得传入日本《本草纲目》一套,并把它进献给江户幕府的创建者德川家康。由此掀开了《本草纲目》传播日本并产生影响的序幕。陆续传入的《本草纲目》有多种版本,即便在现代,日本保留的《本草纲目》最早的金陵本完本至少有4部（整个世界仅8部完本,中国有2部）。

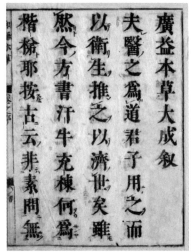

▲ 日本《广益本草大成》叙

《本草纲目》的博大精深,倾倒了日本的医药界。距离林罗山买到《本草纲目》才过了30年,日本就有了第一个和刻本（日本刻本）的《本草纲目》。以后《本草纲目》反复重刻,主要和刻本就有8种,其中江户版本6种,14次印刷。一部外国的大部头著作,能翻刻这么多次,足见《本草纲目》在日本深受欢迎。

为了更好地让《本草纲目》广泛传播,日本学者开始尝试翻译该书。最早的努力是编译其中重要的内容。1698年著名日本学者冈本为竹发表了《图画和语本草纲目》（又名《广益本草大成》）,共27卷,收药1839种。此后在1737年,服部忠范又用日文完成了《本草和谈》45卷。作者在序中说:"本草和谈者,和谈《本草纲目》是也。"

早在1608年,日本著名学者曲直濑玄朔就根据刚传入日本的明版《本草纲目》,对其养父曲直濑道三的《能毒》（1580）加以修订,并以《药性能毒》为名出版了木活字本。曲直濑玄朔在该书的跋语中说:"近《本草纲目》来朝,予阅之,撮至要之语,复加以增订药品。"这是日本人参照《本草纲目》著书立说的开端。

1612年,林罗山把他买到的《本草纲目》予以摘录并附加训点,写成《多识篇》5卷,以便读者能了解《本草纲目》的精粹。1613年林罗山又写了一本通俗的《新刊多识篇》5卷,一名《古今和名本草》,这是日本最早的专门研究《本草纲目》的著作。

---

1. 日本·真柳诚. 郭秀梅译.《本草纲目》最初传入日本的记录及金陵本的所在. //钱超尘,温长路. 李时珍研究集成. 北京:中医古籍出版社. 2003:1032-1034

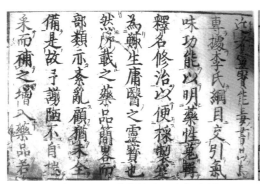
▲《增补灵宝药性能毒·序》书影

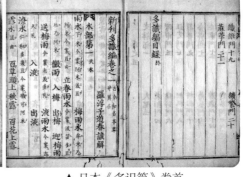
▲ 日本《多识篇》卷首

《本草纲目》传入日本之时，正是日本的江户时期。这一时期日本医学界名家辈出，一派生机勃勃的景象。在曲直濑玄朔、林罗山之后，日本形成了以稻宣义、贝原笃信、小野兰山等人为代表的新本草派。该派学者在促进日本近世药物学、博物学和化学的发展中起了不小的作用。这一派学者非常关注《本草纲目》中的药学成就，发表了许多著作，并传授弟子，围绕着整理研究、阐发增补《本草纲目》形成了许多新的日本本草著作。

日本江户时期第二代《本草纲目》研究家中，最重要人物的是稻宣义（号若水）。他是日本本草学界京都派的创始人。他在校订与训解《本草纲目》和刻本的同时，于1714年刊行了《本草图翼》4卷、《结毦居别集》4卷，均用汉文写成。稻宣义更以《本草纲目》为教本，讲授本草学。其弟子中松岗恕庵（1668—1746）继承了老师的衣钵，在京都继续讲授《本草纲目》，培养学生。

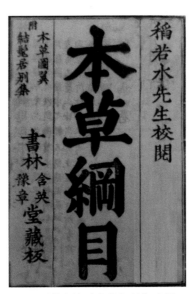
▲ 稻若水校《本草纲目》书影

松岗恕庵逝世后，其弟子小野兰山青出于蓝而胜于蓝，在京都设坛讲授《本草纲目》，并结合其中的记载，进行实地考察和药园栽培工作。他在1783年完成了《纲目译说》一书，该书作为教材，对促进《本草纲目》的传播，以及《本草纲目》的日本化发挥了很大的作用，使之成为日本江户时期最有影响的《本草纲目》研究家之一。他的学生们将其讲稿整理后形成了多种书籍。其中唯一刊行过的就是小野兰山的孙子小野职孝完成的《本草纲目启蒙》。该书经小野兰山口授并审阅，全书48卷，在日本书中堪称巨帙。

《本草纲目启蒙》以《本草纲目》的体例、分类及主要内容为纲，参考了235种中、日、朝三国的古书，用日语讲解《本草纲目》，并附上自己的见解和见闻。该书此后多次出版，围绕着《本草纲目启蒙》，又形成了系列的后续性著作，例如小野职孝编写了《本草纲目启蒙名疏》(1809)，井口望之编写了《本草纲目启蒙图谱》2卷(1850)，由当时的名画家绘制了插图。《本草纲目启蒙》的形成，是在学习《本草纲目》的基础上，结合日本的实际进行考察验证，去粗取精，从而形成了日本特色的本草学。该书对日本本草影响甚大，也体现了日本学者善于学习，并能经过消化后形成新知识体系的精神。

同属新本草派、约与稻宣义同时的本草学家贝原笃信（益轩）也是研究《本草纲目》大家。他在1672年校刻了《本草纲目》。他潜心研究本草30余年，结合日本实际，亲自进行实地考察，完成了在日本本草学史上具有划时代意义的《大和本草》（又名《大倭本草》）。该书16卷图2卷（1709），收药1362种，其中采自《本草纲目》的药物772种。由此可见增补的新内容非常多。英国生物学家达尔文也曾引用过《大和本草》，称之为"古代日本的百科全书"。围绕着《大和本草》，又出现了一系列的后续性著作，使日本的本草研究越来越深入。可以说，日本从古典本草博物学过渡到近代物种分类学的进程中，《本草纲目》曾经发挥了重要的作用。

传播研究《本草纲目》的另一路人马，是在日本汉医界声誉很高的多纪氏医学世家。1765年，多纪元孝（1695—1766）在东京开设跻寿馆，这是一所私人医校，从学者很多。其中本草科的学生必须学习《本草纲目》。该校后来又由多纪元

▲《本草纲目启蒙》序书影

憨（1732—1801）主持，仍然使用《本草纲目》作为本草教材。多纪氏家族促进了《本草纲目》在日本的传播，但因该派学者重在教育、文献与临床研究，其影响范围与新本草派学者有所不同。

近现代以来，由于日本明治维新取缔汉医，使兴旺发达的江户时期医药学发展势头受到了压抑和阻滞。但对《本草纲目》，日本的学术界依然给予关注。1929—1934年，日本春阳堂出版了《头注国译本草纲目》。这是《本草纲目》第一个外文全译本。该书由白井光太郎监修，铃木真海译，植物、药物界著名人士牧野富太郎、胁水铁五郎、冈田信利、矢野宗幹、木村康一考定[1]。参与译注的都是日本一流的药学家及相关专家，费时10余年。1974—1979年，春阳堂又再次出版了《新注校定国译本草纲目》，这次译注由10多位现代的药学及本草专家共同完成。

以上简略地介绍了《本草纲目》在日本的传播与影响。此外，《本草纲目》也曾传入朝鲜、越南，限于篇幅，不再赘述。

2. 西渐欧美

《本草纲目》在西方世界的传播与东传日本等国有很大的不同。日本等国在《本草纲目》传入之前，已经接触过中国的古本草著作，在文字的阅读和理解方面没有多大障碍。因此该书甫一传入，明眼人立即就发现了它的超凡价值。西方世界则不然，文化差异、语言障碍，都限制了《本草纲目》的传播与影响。只有少数专家学者才会关注和利用《本草纲目》。

据潘吉星先生的研究，在18到19世纪间，《本草纲目》传入欧美。至今在英国、法国、德国、俄国、意大利、丹麦、美国等国家收藏有《本草纲目》的若干古版本，其中美国还收藏了原属日本所藏的《本草纲目》金陵版。

曾经有学者认为，最早将《本草纲目》介绍到西方的早期人物之一是波兰传教士卜弥格（Michel Boym, 1612—1656）。他于1649年到过海南岛，后来又抵澳门、赴广西，来往于中国与欧洲之间，最后卒于广西。卜弥格著有《中国植物志》（1696年出版），其中介绍了他在中国所见的植物和动物，乃作者的旅行见闻，但并非是《本草纲目》的介绍或节译本。

18世纪前半期，欧洲学者始注意到《本草纲目》。据李约瑟考证，1720年法国医生范德蒙德（Jacques François Vandermonde）赴澳门行医，1732年得到《本草纲目》。于是他对照书中所载药物，采集了80种矿物标本，并编了一份材料，名为《本

---

1. 日本·冈西为人. 本草概说. 大阪：创元社，1977：232-233

草纲目中水火土金石诸部药物》，属于《本草纲目》原文的不完全翻译。这些标本和材料送交当时的巴黎科学院院士、植物学家贝纳尔·德·儒瑟（Bérnard de Jussieu），后来辗转被法国自然史博物馆收藏。儒瑟的学生汤执中（1706—1757）也于1740年来华，任巴黎科学院通讯员，也曾将他收集的一些中国植物标本及说明寄往巴黎。

但遗憾的是，范德蒙德带回的矿物标本及《本草纲目》早期摘译稿，并没有像汤执中所寄的植物标本那样及时地受到植物学家儒瑟的注意。直到1839年，法国汉学家毕瓯（Biot，1803—1850）才关注到范德蒙德采集的矿物标本。这些标本的化验结果后来得以发表。范德蒙德的《本草纲目》金石部译文积压了164年之后，才在1896年全部发表。文章发表后，著名的化学家、化学史家法兰西学院教授马赛兰·贝特罗（Marcelin Berthelot）对此很感兴趣，并立即撰文予以评论。

潘吉星先生认为，《本草纲目》第一个用欧洲文字公开出版的节译本，是1735年巴黎法文本的《中华帝国全志》第三卷。为该卷提供稿件的是清代早中期在华的27名著名的传教士（包括卫匡国、南怀仁、洪若望、白晋等）。其中部分地摘译了《本草纲目》。通过《中华帝国全志》，才使欧洲广大读者了解到《本草纲目》。18世纪欧洲正兴起一种"中国热"，从各方面介绍中国的《中华帝国全志》顺应需求，因此得以轰动全欧洲，引起了各界人士的关注。1736年该书被译成英文，更名《中国通史》。以后又译成德文，名《中华帝国及华属大鞑旦全志》。此外还有俄文的译本。也就是说，《本草纲目》通过《中华帝国全志》，在18世纪被部分摘译成了法文、英文、德文、俄文。因此这部著作引起了欧洲学者越来越大的兴趣。

18世纪的瑞典植物学家拉格斯特朗（Lagerstroem）曾到过中国，并在中国得《本草纲目》原著。他采集了多种植物标本，送给正在从事植物分类研究的瑞典著名生物学家林奈（Cark von Linae）。林奈受益不小，为感谢拉格斯特朗的帮助，他将植物的紫薇属用拉格斯特朗的姓来命名（Lagerstroemia）。林奈采用"双名制"命名植物，其中经常使用sinensis（中国的），绝非偶然。

19世纪初，法国汉学家勒牡萨（Jean Pierre Abei Rémusat）年青的时候偶然见到一部原本《本草纲目》，受该书的吸引，他发愤学习汉语，苦读五年，通晓汉语。1813年他发表了对《本草纲目》和中国医药的研究论文，被授予博士学位。他对《本草纲目》的研究和介绍，促进了该书在欧洲的传播。此后在欧洲以研究《本草纲目》而获得学位的人逐渐多了起来。

在诸多研究者中，英国汉学家丹尼尔·韩伯里（Daniel Hanbury）在《制药学杂志》上发表总题为《中国本草备注》的长篇论文，1862年集成单行本出版。此后他又为介绍《本草纲目》进行了大量的工作。1876年他出版了《药物学与原植物学论丛》，其中有一半是介绍《本草纲目》。受其影响，欧洲研究中国本草的学者越来越多，兹不赘述。

在谈到《本草纲目》西传历史时，不能不提该书对伟大的英国生物学家达尔文（1800—1883）的影响。据潘吉星先生研究，达尔文在奠定进化论、论证人工选择原理的过程中，参阅了各国的科学文献，也从中国著作中发掘出不少的思想养料。他在《物种起源》（1859）、《动物与植物在家养下的变异》（1868）、《人的由来和性选择》（1871）等书中，十几次引用并赞赏一部"Ancient Chinese Encyclopedia"（古代中国百科全书）。据潘先生考证，这部书就是《本草纲目》。

达尔文在《动物与植物在家养下的变异》中谈到鸡的变种时指出："倍契先生告诉我……在1596年出版的《中国百科全书》曾经提到过鸡7个品种，包括我们称为跳鸡即爬鸡的，以及具有黑羽、黑骨和黑肉的鸡，其实这些材料还是从更古老的典籍中搜集得来的。"本文前面提到达尔文引用的金鱼史料，也是从《本草纲目》中得到的。因此《本草纲目》传入欧洲，其产生影响的不仅是其实用的价值，还有它学理方面的启迪价值。受《本草纲目》学理方面影响的例子还有一些，不再逐一列举。

20世纪初，美国人米尔斯（Ralph Mills）在朝鲜教学时，就有将此书翻译成英文的志愿。他和朝鲜同事多年致力于此，译成稿本40余册。后因故中断，于是他在就1920年将该稿本连同标本移交给当时在北京的英国人伊博恩（Bernard Emms Read，1887—1949）。伊博恩是药学博士，来华后于1920—1935任协和医学院药理系主任、教授，此后任上海雷士德医学研究院研究员。伊博恩在米尔斯的基础上，与刘汝强、李玉田、朴柱禀合作，翻译了《本草纲目》卷8—37，卷39—52，总共44卷。此项工作不仅是文字的翻译，而且对原书进行了全面研究，工程浩大。

以上所述，足见《本草纲目》在西方的传播的确很不容易。但在注意到该书的学者眼中，则宛如发现了一座宝山，深深被它吸引。现在的西方世界，了解《本草纲目》的一般民众虽然极少，但研究中国科技史的专家仍然对此极为重视。只要是有关中国医药史的研究，几乎都要涉及《本草纲目》。英国剑桥的鲁桂珍博士曾发表《中国最伟大的博物学家李时珍小传》（1966）。李约瑟则在他的《中国科学技术史》中对李时珍与《本草纲目》做了如下评价：

> 毫无疑问，明代最伟大的科学成就即《本草纲目》，是为本草系列著作的巅峰……在与伽利略、维萨里科学运动隔绝的人群中，李时珍是一位已经达到很高等级的科学家。

西方对《本草纲目》的关注与研究并没有因为李约瑟的故去而陷入低潮。德国医史学家文树德教授（Paul U. Unschuld）在他的《中国本草史》（*Medicine in China: A History of Pharmaceutics*. 1985）一书中，详细介绍了《本草纲目》的情况与成就。2008年，文树德教授又组织了德、中、美等国学者的联合班子，开始了为期三年的《本草纲目》研究课题。该研究的成果，是出版一套英文的《本草纲目辞典》。该辞典分四册，首册《本草纲目辞典·中国历史疾病术语》（张志斌、文树德 编著）已于2015年由美国加利福尼亚大学出版社出版。其余三册的主题分别是《纲目》中的人名与书名、历史地理名称、药物名称与运用，还将陆续出版。

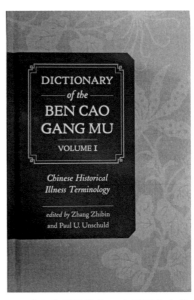

▲《本草纲目辞典·中国历史疾病术语》书影

我们有幸参与了文树德教授组织的课题，因而能熟知该辞典编纂的方法。《本草纲目辞典》属于专书辞典，注重竭泽而渔地选取原书词目，不避难取易。各辞条释文则立足《本草纲目》中该词所包含的意义，采用史源学方法，历史地解释词目的原义及演变。这样的编纂方法，避免了攒接、拼凑，有利于读者学习利用《本草纲目》，并可了解明代及其以前的医药学的许多问题。

当然，西方国家的学者对李时珍和《本草纲目》的研究若与中国学者相比，无论规模和深度都有很大的差距。近百年来，中国对李时珍和《本草纲目》的研究一浪高过一浪，至今方兴未艾。

八、《本草纲目》的近现代研究

进入近现代以来，《本草纲目》的古代科技经典地位不仅没有减弱，相反对该书的研究出现了空前的繁盛。这是因为，在古今药学接轨的过程中，《本草纲目》发挥了重要的桥梁作用。同时近现代许多学科从发掘研究《本草纲目》中也受益非浅。

本书前一章已经谈到，《本草纲目》曾经对日本从古典本草博物学过渡到近代物种分类学发挥了重要的作用。因此清末民初赴日本留学的赵燏黄（1883—1960）等生药学前辈学者对《本草纲目》的历史作用有着深刻的认识。在他们研究古代药物的基原时，经常需要引证《本草纲目》等古本草书的记载。

1912年进入民国以后，尤其是20世纪30年代前后，中医遭遇到前所未有的困境。视中医为旧医、指责中医不科学、西洋医学对中医传统医疗市场的巨大冲击，使中医药面对着前所未有的压力。但就在此时，有的学者提醒国人：美国学者亦注意《本草纲目》，国外重视《本草纲目》并出现各种节译本。这些信息有利于提高中医的自信心。此外，也有医学史学者开始了对《本草纲目》的研究，尤其重视《本草纲目》外传的历史，并引用了西方人的评价来说明《本草纲目》的价值。

1953年，一个可遇不可求的良机，把长期蓄势待发的李时珍与《本草纲目》研究激发成热潮。这个良机源于苏联：1952年，在莫斯科大学新建立的主楼廊厅上，准备镶嵌世界各国大科学家的彩色大理石图像。中国提供了两位科学家：南北朝数学家祖冲之，明代医药学家李时珍。人物画像大家蒋兆和为此绘制出了李

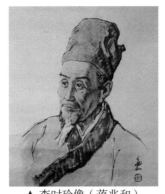

▲ 李时珍像（蒋兆和）

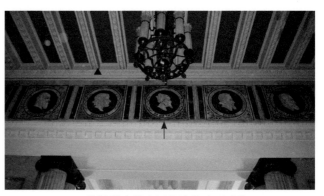

▲ 莫斯科大学廊厅镶嵌的李时珍像

时珍的"标准照"。李时珍最早的画像是由日本人绘制的墨线图，图像简单，反映不出李时珍的精神面貌。蒋兆和所绘的李时珍像是以其岳父、名老中医萧龙友为模特儿，再结合史籍描述绘成，因而能为广大群众所接受。

1953年年初，莫斯科大学新校舍落成。同年3月31日新华通讯社报道了这则鼓舞人心的消息。为了配合宣传李时珍，以上海王吉民教授等医史学者为主力，筹划了"李时珍逝世三百六十周年纪念"展览。学者们撰写了一系列文章，并展示了有关画像、《本草纲目》各种古版本、外文节译本及相关的文物。这些文章和科普读物使整个社会得以初步了解李时珍与《本草纲目》。

在对李时珍的宣传与研究中，上海剧本创作所的张慧剑先生发挥了巨大的作用。他为了寻找创作的素材和灵感，亲自走访了李时珍的家乡蕲州，查勘遗址，抄录碑文，收集民间传说，进行了一次重要的实地考察与研究。张氏此行拍摄了最早一批李时珍遗迹的照片，其中包括李时珍夫妇合墓碑、李氏父母合墓、李氏

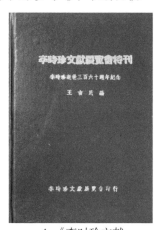

▲《李时珍文献展览会特刊》书影

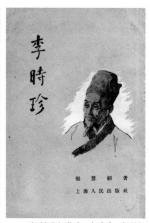

▲ 张慧剑《李时珍》书影

后人之坊表等照片。在此基础上他撰写了第一本《李时珍》（1954）科普读物。该书不仅材料充实，文笔优美，还有著名人物画家蒋兆和绘制的8幅插图，为该书增色不少。李时珍是中华民族的骄傲。宣传李时珍，有助于提高民族自信心和自尊心。在此以后，多种相关的文艺作品和科普著作相继问世。

医史界人士非常重视张慧剑的野外调查材料。根据李时珍墓碑落款是"万历癸巳中秋吉立"，再依据其他史料，确定了李时珍生于明正德十三年（1518），卒于明万历二十一年（1593）。此后各种纪念活动的年份推算都以此为准。张慧剑的考察成果公诸于世之后，李时珍墓地得到了很好的整修与保护。

1954年，湖北省政府将李时珍墓地定为全省重点文物保护单位，

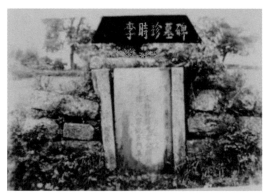

▲ 李时珍夫妇合墓（原墓旧影）

列入国家保护计划中。次年，蕲春县人民政府拨出专款对该墓进行了第一次整修，于1962年完工。这是历史上有记载的地方政府第一次修葺李时珍墓。1956年2月，中国科学院第一任院长郭沫若为李时珍陵园题字：

医中之圣，集中国药物学之大成。本草纲目乃一八九二种药物说明，广罗博采，曾费三十年之殚精。造福生民，使多少人延年活命。伟哉夫子，将随民族生命永生。李时珍乃十六世纪中国伟大医药家，在植物学研究方面，亦为世界前驱。

一九五六年二月，郭沫若

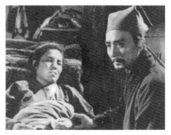

▲ 郭沫若题词（1963）

1963年，郭沫若参观湖北省博物馆后，又再一次提笔写下了第二段题词：

李时珍是伟大的自然科学家，他在药物学中尤其有特出的成就。他的本草纲目记载药物近两千种，具有总结性与创造的特色。使中国医术得以推进，人民健康有所保障，他已被公认为世界第一流科学家中一位显著的人物。要永远向他学习。

一九六三年十二月十四日，郭沫若

与科普、文艺读物相比，电影的宣传效果更大。1957年，上海电影制片厂出品了《李时珍》的电影故事片。该片由张慧剑编剧，沈浮导演。著名电影演员赵丹饰演李时珍。这部电影影响非常深远，它在国人的头脑里深深地刻下了李时珍的光辉形象。

1956年1月1日，邮电部《中国古代科学家》纪念邮票发行。

在1953年到1957年间，学术界对李时珍的研究在这段时间取得了较深入的发展。更多的学者，尤其是医药行业的许多专家投入到《本草纲目》的研究中来。他们利用各自的优势，立足不同的医药领域来探讨《本草纲目》的科学成就。李时珍的生平与年谱、实践精神和唯物观点、治学精神、《本草纲目》的版本等方面的研究取得了重大进展。矿物、动物、

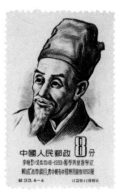

▲ 赵丹主演《李时珍》剧照　　▲ 李时珍纪念邮票

植物等方面的学者也分别从各自学科的角度，对《本草纲目》进行具体深入的研究。例如1957年，王嘉荫先生率先出版了《本草纲目的矿物史料》一书。该书就《本草纲目》所列的矿物、岩石和地质现象摘录，分部讨论，揭示了许多特殊的地质现象和技术发明，以及各种矿物的特殊性质和产地。

　　然而从1957年开始，由于众所周知的各种运动以及随后而来的三年自然灾害，使李时珍的宣传热度、研究速度都随之下降。1962年以后，学术界积淀数年的科研成果陆续得以发表。在《本草纲目》现行版本、科学成就等方面取得了前所未有的进展。可惜好景不长，1966年"文化大革命"开始，李时珍与《本草纲目》研究沉寂了将近十年。

　　十年"文化大革命"固然阻滞了李时珍与《本草纲目》的研究，但所幸的是李时珍墓地和古代科学家的形象并没有受到多大的冲击。1974年，李时珍故乡蕲州镇成立了"李时珍医院"，院址就是相传为李时珍诊治患者的玄妙观。

　　1975年，郭沫若又为该医院题写了院名"蕲春县李时珍医院"。20世纪70年代初，"文化大革命"进入后期，少数最早复刊的科技杂志重新登载与《本草纲目》相关的专科研究论文，内容涉及《本草纲目》对古代生物科学、动物科学等方面的贡献，以及《本草纲目》的版本讨论等方面。也就在这段时间，人民卫生出版社聘请刘衡如先生开始校点《本草纲目》。"文化大革命"结束不久，人民卫生出版社就在1977—1982年推出了现代第一个校点本《本草纲目》，为此后李时珍与《本草纲目》研究热潮再度燎原准备了薪柴。

　　历史上第一位校点《本草纲目》的拓荒者是著名的文献学家刘衡如先生（1900—1987）。他是中央文史馆馆员，具有精深的文字学功底、超人的毅力和严谨的学风。他校点的《本草纲目》为这部伟大的科技经典又添光彩。该书后来被新闻出版署评为全国首届古籍整理图书奖一等奖，也成为此后《本草纲目》各种标点排印本的依托。

　　1978年，李时珍的家乡蕲春县政府将原墓地扩建为李时珍陵园。1980年，在李时珍陵园设立国家文物保护机构"李时珍文物

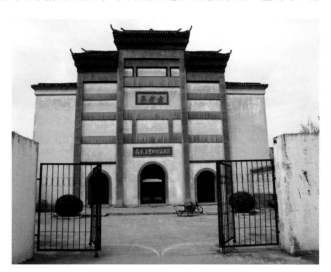

▲ 李时珍医院（原玄妙观）

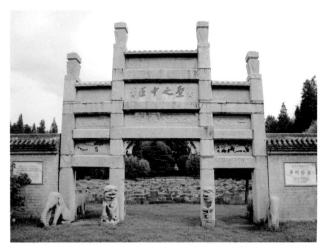

▲ 医中之圣牌坊（右下镶嵌着国务院颁布的第二批全国重点文物保护单位碑刻）

保管所"。1981年蕲春县卫生局开始筹建李时珍医史文献馆，该馆于1983年9月正式对外开放。这些机构的设立，使得此后李时珍与《本草纲目》的研究活动有了一个固定基地、一个联络中心、一个"家"。

1982年2月23日，国务院将"李时珍墓"公布为第二批全国重点文物保护单位。

1983年9月17—20日，在湖北蕲春县濒湖会堂举行的"纪念李时珍逝世390周年学术讨论会"，成为"文化大革命"后李时珍与《本草纲目》研究热潮再度兴起的点火、揭幕式。这次讨论会上点燃的研究烈火，至今薪火相传，不再熄灭。这次大会有来自全国25个省市的250余名代表。时任全国政协主席邓颖超，国务委员、中国科学院院长方毅为大会题词。国内文化及医药界知名人士纷纷题词致贺。国内许多知名专家学者出席了这次会议。

与1953年李时珍与《本草纲目》研究热潮初兴大不相同的是，研究队伍的组成由少数医史专家为主，转变为以医药人员为主，兼及其他学科领域成员。李时珍和《本草纲目》的研究曾经是历史学家们书斋里的学问，如今走进了医药乃至科技许多学科，吸引了不同层面的人员参加，成为多学科展示科研成果的一个平台。

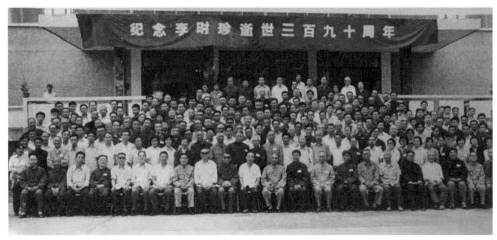

▲ 纪念李时珍逝世390周年学术讨论会代表合影

在"纪念李时珍逝世390周年学术讨论会"之后有三种正式出版的研究专著，比较集中地反映了本次会议的研究成果。这三本书是《李时珍研究》[1]《李时珍和他的科学贡献》[2]《李时珍研究论文集》[3]。这三本书都涉及李时珍的生平家世、著述经过、医学成就、各学科的学术价值等多方面的内容。此后又有《李时珍史实考》[4]《〈奇经八脉考〉研究》[5]《李时珍医学钩玄》[6]等书陆续出版。这一轮的研究重点解决了李时珍生平的许多问题，考证了李时珍上下八代的世系，在李时珍的著作与《本草纲目》版本的研究也取得了重大的进展。

1983年以后，李时珍研究新热潮汹涌而来。在这一轮的热潮中，先后成立了专门的李时珍学术研究团体、成立了相关的机构组织，从而保证了李时珍研究的可持续发展。

1984年年初在李时珍陵园内兴建"李时珍纪念馆"，由赵朴初题写馆名。该馆与李时珍文物保管所是一个单位两块牌子，主要展出有关李时珍的实物、照片和文字。该馆的建立，把对李时珍的文物保护和李时珍的学术研究紧密结合起来。李时珍陵园建立后，成为广大群众瞻仰参观的胜地。1985年，李时珍研究会正式在湖北蕲春成立。1997年，该研究会升格为国家二级学会，更名为"中国中医药学会李时珍学术研究会"，简称"全国李时珍学术研究会"。

近20多年来，李时珍陵园接待了四海来访的许多友人和学者。英国皇家科学院院士、英中友协会长李约瑟博士，鲁桂珍博士，日本关西大学药学博士、科学史本草学教授宫下三郎，日本富山医科药科大学教授难波恒雄博士等许多国外著名学者都曾拜谒过李时珍陵墓。

从1983年以来，不同的学术团体和部门分别或联合召开了多次全国性的李时珍与

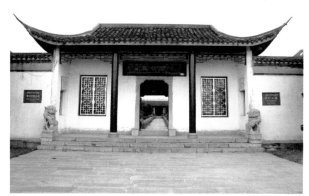

▲ 李时珍纪念馆

1. 钱远铭. 李时珍研究. 广州：广东科技出版社，1984

2. 李裕，樊润泉. 李时珍和他的科学贡献. 武汉：湖北科学技术出版社，1985

3. 中国药学会药学史学会. 李时珍研究论文集. 武汉：湖北科学技术出版社，1985

4. 钱远铭主编. 李时珍史实考. 广州：广东科技出版社，1988

5. 钱远铭主编.《奇经八脉考》研究. 广州：广东科技出版社，1988

6. 钱远铭主编. 李时珍医学钩玄. 广州：广东科技出版社，1988

《本草纲目》学术研讨会，使得这一研究得以持续深入地进行。1990年以后，中医药学教学、临床，研究与生产单位的人员成为《本草纲目》研究的主力。研究的主要论题也逐渐转移到临床用药（药性功效、各科证治等）、药物品种考订等与药学相关的方面。近20多年来，大量的有关学术论文与著作相继问世。值得称道的是，许多学者对《本草纲目》进行了深入的发掘、整理、校勘、补正，进一步提高了《本草纲目》的学术质量，更有益于《本草纲目》为今后的中医药发展发挥积极的作用。

在当代《本草纲目》校点本中，继人民卫生出版社刘衡如先生校本之后，华夏出版社于1998年推出了刘衡如之子刘山永新校注的《本草纲目》。刘氏父子前仆后继校勘《本草纲目》，成为《本草纲目》研究史上的佳话。近几十年来，国内外出版了《本草纲目》的影印本8种，其中3种是该书最早的金陵版。2004年，罗希文以个人之力，首次全本英译了《本草纲目》[1]。为弥补《本草纲目》插图欠精的缺陷，现代出版了多种《本草纲目》的彩色图谱。其中谢宗万先生主编的《本草纲目药物彩色图鉴》（人民卫生出版社，2000），精选出《本草纲目》中能鉴定出科属来源的1244种药物，将其基原拍摄成彩色照片，配以严谨的品种考证文字。此外，《本草纲目索引》、《本草纲目大辞典》等工具书也相继出版。

在学术论文方面，到2008年，各类文章已经超过了1000多篇。这些文章多数被收入各种论文集。其中比较重要的论文集有梅全喜主编《本草纲目补正》（中医古籍出版社，1993），王剑主编《李时珍学术研究》（中医古籍出版社，1996），钱超尘、温长路主编《李时珍研究集成》（中医古籍出版社，2003）等。这些论文中不乏精品，在李时珍与《本草纲目》研究方面取得了一些新的进展。

"文化大革命"结束后的30余年间，以《本草纲目》研究为题的文著最多（约800余篇），取得的研究进展也最大。《本草纲目》的版本（图版）与国内、外的传播，由于有长期的研究积累，因此这方面的研究比较深入。其中潘吉星先生对《本草纲目》东传日本、朝鲜，西达欧、美各国的历史进行了非常深入的考察和研究，缕清了《本草纲目》海外译本的许多问题，纠正了许多以往的一些误传。例如过去有人说《本草纲目》有拉丁文、法文、日文、德文及英文等多种外文译本，但经潘先生考察，《本草纲目》从18世纪起曾被部分节译成法文、英文和德文，直到20世纪上半叶才被全部译成日文。潘先生研究发现，英国伟大生物学家达尔文书中十几次引用并称赞为"Ancient Chinese Encyclopaedia"（中国古代百科全书）的书，就是指《本草纲目》，并列举了许多达尔文引用《本草纲目》的实例。

从不同角度发掘整理《本草纲目》的相关内容，探讨科学价值、贡献与成就，

---

1. 李时珍著. 罗希文译. 本草纲目. 北京：外文出版社，2004

兴起于20世纪50年代，从此以后成为《本草纲目》研究的重要方面，其涉及面日益扩大，角度不断更新，从而全方位地展现了《本草纲目》对整个中医药学、自然科学乃至传统文化的贡献。在《本草纲目》研究中，以药物的研究文章最多，其中药物的品种考证占了此类论文的一半以上。除药学人员外，植物、动物、矿物学方面的研究者也对《本草纲目》涉及的药物进行来源与学名的考订。由于参与《本草纲目》研究的中医人员越来越多，因此关于该书医学成就、临床各科用药的探讨也呈上升趋势。

除医药学与自然科学之外，有的学者将《本草纲目》作为反映古代中国传统文化的重要典籍，因此致力于探讨其中的传统文化内容（涉及训诂学、文学、民俗学等），或者探讨《本草纲目》使用的语言文字等问题，如该书涉及的重言（叠音词）、互文、时间用语、反义词、引用的诗歌、典故、诗词艺术，等等。这些研究内容虽无关医药，但对学习《本草纲目》不无裨益。

近十年以来，《本草纲目》的研究出现了一种新的势头，这预示着《本草纲目》研究在未来将会有更美好的前景。这种势头就是在政府各有关部门的支持下，《本草纲目》相关研究已经进入了国家重要研究项目的范围。2009年，被列入全国古籍整理出版规划资助项目的《〈本草纲目〉研究》一书出版[1]。该书以刘衡如父子多年校勘成果为基础，完成了《本草纲目》的新校正，书后附有钱超尘撰《本草训诂》郑金生撰《走进中医药的"金谷园"——〈本草纲目〉导读》《李时珍与〈本草纲目〉研究源流评述》。国家自然科学基金连续支持了好几个《本草纲目》相关的课题，其中包括《本草纲目》鸟类研究、植物名称训诂研究、岭南药物研究等。这表明《本草纲目》深度研究已经被列入国家科研计划范围。若论资助强度最大的项目，到目前为止，大概要算《本草纲目研究集成》项目。

2015年，国家出版基金批准了由中国科技出版传媒股份有限公司（科学出版社）申报的《本草纲目研究集成》项目。该项目由中国中医科学院王永炎院士带领，由该院中医临床基础医学研究所张志斌、郑金生研究员具体负责组队，并邀请了国内有关专家参与研究。《本草纲目研究集成》项目将深度诠释《本草纲目》，同时添注时代的血肉与灵魂。整个项目成果将形成九部书：《本草纲目导读》《本草纲目影校对照》《本草纲目图考》《本草纲目引文溯源》《本草纲目药物古今图鉴》《本草纲目辞典》《本草纲目详注》《本草纲目续编》《本草纲目研究札记》。这九部书将对《本草纲目》分别发挥"存真、使用、完善、提高、发扬"的作用。

这套书中融贯了多项新的创意。例如《本草纲目影校对照》，将彩色影印《纲目》

1. 刘衡如、刘山永，钱超尘，郑金生.《本草纲目》研究，北京：华夏出版社，2009

金陵本原版,影本每一书页均对应着繁体竖排的现代校点(含书名号、专名号)文字,以求最大限度的存真、便用。《本草纲目引文溯源》将追溯李时珍引文的准确出处,进而展现原始文献的完整内容,以保存《本草纲目》引文之真。此举将大大提高《本草纲目》的文献价值,便于读者直接引用参考,同时也有利于读者学习李时珍发掘、归纳、精炼古代医药资料的方法,发现该书所存的古代许多逸散书籍的条文。《本草纲目图考》与《本草纲目药物古今图鉴》是两部图文并茂的研究之作。其中《本草纲目图考》主要校勘研究该书不同系统版本的药图异同与演变过程,探究药物绘画与名实之间的各种关系。《本草纲目药物古今图鉴》将围绕《纲目》所载药物,将古今相关的药物插图、摄影与药物来源文字描述相结合,以探求药物的来源,品鉴古代药物插图(近2万幅)的旨趣与得失。在以上研究的基础上,将完成《本草纲目详注》,编纂《本草纲目辞典》,使该项目的研究成果能发挥便用、完善、提高的目的。《本草纲目续编》则继承了李时珍创设的"纲目"体例,总结归纳李时珍之后到1911年之间涌现的药物新资料,又补充完善李时珍生前所未能见到、现代始发掘出来的明以前药物资料。在以上诸书的研究与编纂过程中的许多心得、研究细节等,都将汇集于《本草纲目研究札记》一书之中。

可以展望的前景是,在国家强有力的支持下,《本草纲目》的研究将更深入地稳步发展,并不断取得新的成果。

毋庸讳言的是,近几十年的李时珍与《本草纲目》的研究文著中,也存在一些因学风浮躁带来的问题。其表现形式多种多样。例如"以虚代实",即在严肃的学术研究中,将虚构的情节和内容作为研究李时珍生平的依据。又如"神化粉饰",即把《本草纲目》视为完美无缺,无所不能。只谈成就,不谈缺陷。再如"追风赶浪",社会兴什么,就到《本草纲目》里去找什么,蜻蜓点水、七拼八凑地组织文章,赶时髦,媚俗世。这些所谓的研究文章既缺乏科学精神,也失去了研究者应有的品格与骨气。

由于李时珍生活时代的局限,《本草纲目》不可避免会存在一些缺点错误,因此近30余年的《本草纲目》研究中,也出现了一批以校勘与考订《本草纲目》的文字与内容为主旨的文著,以期不断完善《本草纲目》。金无足赤,人无完人。李时珍是人不是神,《本草纲目》也不是中国古代医药科技的终结。因此,正确认识李时珍《本草纲目》中存在的某些缺陷,将会有益阅读和研究该书。

九、李时珍是人不是神

前面已经介绍了李时珍的现代研究概括，提到真正形成李时珍与《本草纲目》研究热潮是从1953年才开始的。在古代，李时珍虽然备受学界赞扬，但却没有被捧成如医圣张仲景、药王孙思邈那样的神圣。李时珍的墓地到20世纪50年代，还和普通百姓的墓地没有太大的区别。可见古代的李时珍还没有被神化，甚至还受到某些药学家的攻击。

明末清初以来，医药界兴起了一股尊经复古的风潮。在本草方面的表现是重视对《神农本草经》条文的阐发，而蔑视金元以来诸家阐发药性的方法。从尊经学者的角度来看，李时珍《本草纲目》中对《神农本草经》尊崇不够，因而导致他受到指责。例如乾隆间黄元御点名批评李时珍"博引庸工讹谬之论"，陈修园则攻击说"最陋是李时珍《纲目》，泛引杂说而无当"。这是对李时珍《本草纲目》广采诸说的不满。但这些偏见无损于李时珍的伟大，时间证明只尊崇《神农本草经》，忽视2000多年间的药学发展是毫无道理的！古代出现的尊经派人士批评李时珍，是历史上的怪现象。即便在古代，也很少有人附和这种无理的批评。

李时珍是伟人，但不是完人。他以一人之力编纂《本草纲目》巨著，足以流传千古。说《本草纲目》是"金谷园"，其实任何一座名园也都会有残枝败叶。由于李时珍的活动范围、掌握材料、思想方法、时代科技水平等多方面的限制，加之《本草纲目》在出版过程中的文字雕版错讹，从而使得《本草纲目》中不可避免存有疏漏讹误之处，无须为李时珍讳。

《本草纲目》的缺陷最主要的表现方面，是引用文献欠严谨。其表现主要是"注而不明，引而不确"。"注而不明"带来的麻烦是无法确定文字的来源。具体来说，有些出处的标注比较随意，或用作者名、或用多个简称，并非采用统一而规范的书名。若一名作者有多种著作，仅注人名作为出处显然是不够准确的。"引而不确"的弊病是不能准确地体现原文的意思。这并非李时珍个人的问题，与时代风气有很大关系。明代人好删前人书，喜欢更改、杂糅前人之文，李时珍也未能免俗。《本草纲目》所引之文虽然大多比较正确，但也有部分引文或删改杂糅，或张冠李戴。由此带来的问题是有时很难判断《本草纲目》所引文字的出现时代。所以读者很难像对待《证类本草》引文那样去直接引用《本草纲目》的引文。

在后世研究《本草纲目》的论文中，对该书引文及标注出处方面的批评最多。此外，李时珍对药名的解释，在药物名实训诂方面也有不很严谨的地方。因为李时珍虽然读过十几年的儒家书，但他毕竟是一个乡间的医生，不是专业的文献学者，因此《本草纲目》引文和标注出处、名物训诂等方面所出现的问题，应该说是白璧微瑕，减弱不了该书的光辉。

在阅读和利用《本草纲目》时，注意到该书的上述缺陷，将会为阅读理解、研究利用带来方便。当今刘衡如、刘山永父子校点的《本草纲目》排印本，已经纠正了很多原书的文字错误。但读者若需要引用《本草纲目》的引文，只要前人之书还存在，就应该进一步追溯、核对原文。正是为了解决《本草纲目》"注而不明，引而不确"的不足，前述《本草纲目研究集成》项目中专设《本草纲目引文溯源》一书，用来解决原书引文欠严谨的弊病。

除文字的错讹之外，《本草纲目》在内容上也存在少数问题。例如在番木鳖（马钱子）一药中，李时珍说该药"无毒"，其实这是一味剧毒的药物，以李时珍的学识，他应该知道这药的毒性。他在该药的"集解"项下，已经提到"或云能毒狗至死"，说明他是知道该药可能有毒的。但最终他还是给番木鳖下了无毒的结论，招致后人的批评。

在药物品种考订方面，李时珍虽然纠正了许多药物品种混淆谬误，但也遗留下了少数误订。在药物的性味、功效主治、炮制、禁忌等方面，《本草纲目》的记载都还存在某些问题。清代赵学敏《本草纲目拾遗》最早挑出《本草纲目》30几个错误。近人梅全喜主编的《本草纲目补正》，专门对《本草纲目》的某些谬误进行补正。有关《本草纲目》药物种类的考证文章每年都有新见出现，但一直没有严格地、基于本草论说而进行的药物来源考证专书问世。《本草纲目研究集成》项目中的《本草纲目图考》、《本草纲目药物古今图鉴》将在这方面进行系统而专门的研究。《本草纲目》的补正和研究并非一书一时可以完成的，还有待各方面的研究人员继续努力，以期使《本草纲目》这部举世闻名的中国古代科技经典更好地发挥它的历史作用。

下篇

选读篇

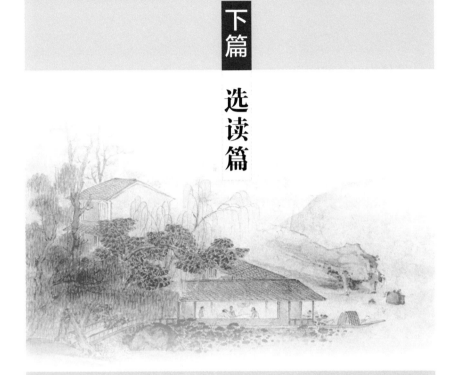

　　李时珍是伟大的自然科学家，他在药物学中尤其
有特出的成就。他的本草纲目记载药物近两千种，具
有总结性与创造的特色。使中国医术得以推进，人民
健康有所保障，他已被公认为世界第一流科学家中一
位显著的人物。要永远向他学习。

　　一九六三年十二月十四日，郭沫若

一、自然物质的序列分类

导言

　　本节介绍李时珍将《本草纲目》药物划分为16部的总论说。这16部的排列顺序为：

　　水、火、土、金石、草、谷、菜、果、木、服器、虫、鳞、介、禽、兽、人。

　　关于16部排列顺序的意义，在"导读篇"已经介绍。其总的原则是，水、火为万物之先，土为万物之母，所以排在最前面。其次是植物，草为先，木居后，排列顺序是"从微至巨也"；再其次是动物类，首以虫，终以人，排列顺序是"从贱至贵也"。这样的序列，体现生物进化的思想萌芽。这16部的排列思想，很容易为当时的人们所接受。即便在现代，其中的原则很多还是符合科学道理的。另外，读者理解了全书各部的排列顺序原则之后，查找药物也就相对方便得多。

　　李时珍在16部之前，分别有一小段导论，解释各部的定义、分类原则，各类药物的共性特点、实际运用等。这些解说要言不繁，语言凝练，思想性强，充分反映了明代具有很高素养的科学家们眼中的物质世界。各部导论大多精彩简练，但也有些古奥，因此本节对原文予以串讲。对一般语词工具书能轻易查找到的词，一般不予以注释，重在注释中医术语和疑难词汇。

　　本篇凡属笔者添加的导言使用仿宋体表示，注释、解说使用楷体表示，以免与原文混淆。

1. 水部（第5卷）

　　李时珍曰：水者，坎[1]之象也。其文横则为☵，纵则为䷜。其体纯阴，其用纯阳。上则为雨露霜雪，下则为海河泉井。流止寒温，气之所锺既异；甘淡咸苦，味之所入不同。是以昔人分别九州水土，以辨人之美恶寿夭。盖水为万化之源，土为万物之母。饮资于水，食资于土。饮食者，人之命脉也，而营卫[2]赖之。故曰：水去则营竭，谷去则卫亡。然则水之性味[3]，尤慎疾卫生者之所当潜心也。今集水之关于药食者，凡四十三种，分为二类：曰天，曰地。

【注释】（1）坎：八卦之一，象征水。

（2）营卫：人体的营气与卫气的合称。二气都是人体中饮食水谷所化生，营气属阴，有运行血脉、滋养脏腑的作用；卫气属阳，有温养肌肤、卫护肌表的作用。

（3）性味：药物产生疗效的基本性质。其性有四：寒、热、温、凉；其味有五：辛、甘、酸、苦、咸。不同性味则作用也随之不同。

【解说】李时珍解释水，先从其八卦的属性谈起。他认为水在八卦中有坎卦的外在形象。水字如果横着看，就是☵（坎卦），竖着看就是水字。水的属性形质是纯粹的阴柔，触之柔和滑润；但它的作用却又是纯粹的阳刚，不平则流，遇热则腾，滴水穿石，无孔不入。水气上升在天，就可以变为雨、露、霜、雪；水流在地，就可以形成海、河、泉、井。水的流动、停止，温度的寒或者温，都随着外界给它不同的动力而呈现不同状态。水有甘、淡、咸、苦，那是因为随着不同的有味物质进入而呈现不同的味道。所以古人要区分不同地区的水土，用来判断不同地区的人长得美或丑、长寿或者短命。一方水土养一方人，不同地区的水土，由于水质的不同，会影响到人的健康美丽，也决定人的寿命长短。这方面古人的论述很多。说明我国古代很早就认识到环境、水源与人体健康生长的关系。

李时珍还认为，水是所有变化的根源，土是生长万物的根本。李时珍没有进一步解释为什么"水为万化之源"，是天才猜测？还是观察所得？但现代研究证明，地球上的最早生命确实产生于水中。人类渴则饮、饥则食，这是本能。饮只有靠水，食物则依赖土地的生长。所以饮食是人的命脉，人体的营、卫都有赖于水液。所以中医经典著作《内经》说：人体水分没有了，营液也就枯竭了；不能进食任何东西，那身体就没有任何抵抗外邪的能力。最后李时珍提示：水之性、味，尤其是防病、养生的人最应该留心研究的。

有鉴于此，李时珍首先收集和用药、饮食有关的各种水，一共43种，是为水部。

该部又分为二类：天水类，地水类。其中天水类包括所有从天而降的水（例如雨水、潦水、露水、冬霜、腊雪、雹等），也包括那些不着地的水（例如半天河、屋漏水）及人工制取的水或相关之物（例如明水、夏冰）。地水

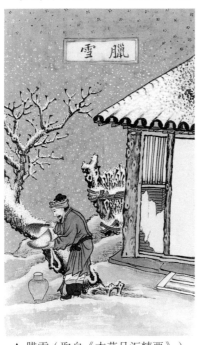
▲ 腊雪（取自《本草品汇精要》）

则为由地里产生的井泉水、所有地面流动的水、也包括沾染或添加了土地上的物质（例如地浆、浆水、浸蓝水），或者在人类活动中产生的某些水。

明以前本草多把水类的药放在玉石部。从明代卢和《食物本草》开始，本草书中设立水部。但收录各种水液作为药物却早在《神农本草经》已有先例（如玉泉）。水部分天水、地水二类，则始于《本草纲目》。

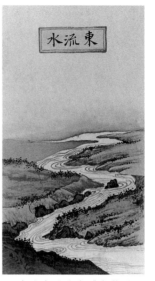
▲ 东流水（取自《本草品汇精要》）

2. 火部（第6卷）

李时珍曰：水火所以养民，而民赖以生者也。本草医方，皆知辨水而不知辨火，诚缺文哉。火者南方之行，其文横则为☲卦，直则为火字，炎上之象也。其气行于天，藏于地，而用于人。太古燧人氏[1]上观下察，钻木取火，教民熟食，使无腹疾。《周官》[2]司烜氏以燧[3]取明火于日，鉴取明水于月，以供祭祀。司爟氏掌火之政令，四时变国火以救时疾。《曲礼》[4]云：圣王用水火金木，饮食必时。则古先圣王之于火政，天人之间，用心亦切矣，而后世慢之何哉？今撰火之切于日用灸焫[5]者凡一十一种，为火部云。

【注释】（1）燧人氏：传说中钻木取火的发明人。

（2）《周官》：即《周礼》，儒家的经典之一。搜集周王室官制和战国时各国制度，添附儒家的政治理想，经增减排比而成的汇编。

（3）燧：古代的取火器。又分木燧与阳燧。木燧可用来钻木取火，阳燧是青铜凹面镜，可向日取火。

（4）《曲礼》:《礼记》的篇名，记载春秋前后贵族的饮食起居等各种礼制。

（5）灸焫（ruò，又读rè）：灸、焫都有烧、灼的意思。这里指古代用艾火、灯火温灸或烧灼的疗法。

【解说】李时珍认为，水、火是人们赖以生存的基本物质。但是以往的本草、医方书只对水有认识，却对火认识不够，这是一个缺陷。火在方位上，属于南方。按五行学说，火也是与南相应。火字横看是☲（离卦），直着看是火字，具有火热向上的表象。火的功能运行于天、藏伏于地，但驾驭使用火的只有人。远古的时候，燧人氏观察天地，钻木取火，教给人民吃熟食，从而减少了肠胃的疾病。《周礼·天官》中司烜氏用阳燧通过映日聚焦的办法从太阳那里取得纯净的火，用镜子通过承露的办法从月亮那里取得纯净的水，用于祭祀。司爟氏则负责掌管用火的政令，要根据四季来改变取火所用的木燧，此举可以拯救时令疾病。《曲礼》说：圣王使用水、火、金、木，以及饮食，都讲究一定的时间。那说明古代的圣王对火的相关政令，处理自然与人之间的关系，也够用心的了。但为什么后世对火如此轻慢忽视呢？所以李时珍编撰火部，收录与人们日常所用的灸焫疗法相关的火11种。

在本草书中，火部是李时珍首先设立。在此以前，《太平御览》等类书曾设立过火部。该部的火既涉及自然界各种火，以及与火相关的现象（见"阳火阴火"），也包括与治疗相关的各种用火（例如桑柴火、艾火、神针火、火针、灯火）。其中的灯花、烛烬乃灯火、烛火之余烬，古代也曾用作药物。其中"灯花"一条下，记载了虫癖异嗜的病证。

3. 土部（第7卷）

李时珍曰：土者五行之主，坤[1]之体也。具五色而以黄为正色，具五味而以甘为正味。是以《禹贡》[2]辨九州之土色，《周官》辨十有二壤之土性。盖其为德，至柔而刚，至静有常，兼五行生万物而不与其能，坤之德其至矣哉。在人则脾胃应之，故诸土入药，皆取其裨助戊己[3]之功。今集土属六十一种为土部。

【注释】（1）坤：八卦之一，象征着地。

（2）《禹贡》：《尚书》的一篇。约为战国时书，将全国分为九州，记载各地的山川、土壤、物产等。

（3）戊己：十天干中的两干。在五行分配上，戊己属于土，所以医药书里经常用戊己或土来代称脾胃。

【解说】李时珍说：土是五行的中心和最主要的一行，属于坤卦，乃构成大地的实体。土有五色，但以黄色为正色；土有五味，但以甘味为正味。所以《禹贡》要辨别九州不同的土色，

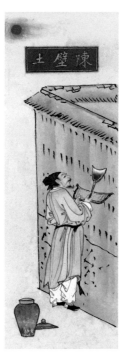

▲ 陈壁土（取自《补遗雷公炮制便览》）

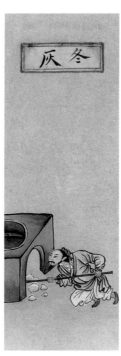

▲ 冬灰（取自《本草品汇精要》）

《周官》要辨别十二种土壤的性质。土的属性，最柔和但又刚强，最沉静但又变化有规律，它与五行都有关系，滋生万物，但又不掺乎到它所产生的物质中去。属于坤的土，它的美德也真是到极致了！人的脾胃和土的属性对应，所以各种土作为药物，都是利用它们对脾胃有所裨益。为此李时珍收集了土属的61种物质，组成了土部。

该部收集了可作药用的各种泥土（如白垩、黄土、东壁土等）以及与泥土相关的制品（如白瓷器、乌古瓦等），也包括燃烧植物等产生的烟尘与灰烬（如煅灶灰、冬灰）等。

4. 金石部（8—11卷）

李时珍曰：石者，气之核，土之骨也。大则为岩巖，细则为砂尘。其精为金为玉，其毒为礜为砒。气之凝也。则结而为丹、青⁽¹⁾；气之化也，则液而为矾、汞。其变也：或自柔而刚，乳、卤⁽²⁾成石是也；或自动而静，草、木成石是也；飞走含灵⁽³⁾之为石，自有情而之无情也；雷震星陨之为石，自无形而成有形也。大块资生，鸿钧炉韝⁽⁴⁾，金石虽若顽物，而造化无穷焉。身家攸赖，财剂卫养。金石虽曰死瑶，而利用无穷焉。是以《禹贡》《周官》列其土产，《农经》《轩典》⁽⁵⁾详其性功，亦良相、良医之所当注意者也。乃集其可以济国却病者一百六十种为金石部，分为四类：曰金，曰玉，曰石，曰卤。

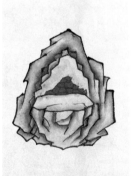

▲ 丹砂（取自《补遗雷公炮制便览》）

【注释】（1）丹青：即丹砂、青腰，分别可用作红色、绿色颜料。

（2）卤：含有盐碱的物质，其中可能提炼食盐、碱、硼、碘等化工原料。固体称卤石，液态称卤水。

（3）含灵：指人类。人为万物之灵，故有此称。

（4）韝（bèi）：鼓风吹火器。

（5）《农经》《轩典》：《农经》指《神农本草经》，《轩典》指托名黄帝（轩辕氏）的《黄帝内经》。

【解说】李时珍认为：石头是构成世间物质的核心，是泥土的骨骼。石头大可以是山岩，小可以是沙尘。石中的精华变为金和玉，石中的毒品成为礜和砒石。石气凝结，

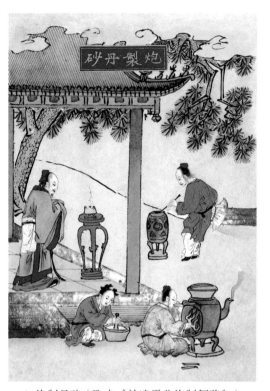

▲ 炮制丹砂（取自《补遗雷公炮制便览》）

可以成为丹砂和青臒，用来做彩色原料；石气液化，就可以成为矾和水银。石头的变化，有的可以从柔变刚，例如山中的钟乳液可以变成钟乳石、卤水可以结成卤石之类；也有的可以从动变为静，例如有生命的草、木可以成为化石之类。能飞能跑的有生命的物体可以化为石，是从有情变为无情；雷声震天、明星陨落而成为石，是从看似无际无形太空降下有形的陨石。这些金石好像是顽固不化的东西，但是经过炉火锻炼，就能有无穷的造化，成为对人类有用的东西。人们日常生活要依赖金石制造的物品，这些物品也是国家的财物，用来养护民众。所以金石虽然说是"死瑶"（没有生命的宝物），但它给人们带来的利益和发挥的作用却是无穷的。所以早在《禹贡》《周官》中，就已经把金石列为土产，早期的医药经典《神农本草经》《黄帝内经》也都详细记载了金石的性质和作用。金石是所有国家管理者、疾病治疗者都应该关注的物质。于是李时珍收集有利于国用和治疗的金石160种，设立金石部。部下分作四类：金类、玉类、石类、卤类。

　　金石部四类，首为金类，收药28种，主要有金、银、铜、铅、铁等金属及它们的制品或矿石。次为玉类药14种，主要有各种玉、马脑、宝石、云母、白石英、紫石英及某些人工制品（如玻璃），也附载一些在古代被作为珍宝的青琅玕、珊瑚等物。第三类石类，药物最多，达71种，内容也最丰富。其中有各种矿石及其制品(含少数金属、大量的金属化合物)，例如有著名的丹砂（朱砂）、水银、雄黄、石膏、炉甘石、石钟乳、慈石、代赭石、胆矾、砒石、礞石、花乳石、麦饭石、金刚石等，也载有石脑油（石油）及某些化石、陨石等。最后是卤石类20种（附录27种），主要是各种盐碱类的化合物，如食盐、卤碱、朴消、消石、蓬砂、石硫黄、绿矾等。金石部的药物内容很丰富，包含了许多矿物类的知识。

5. 草部（12—21卷）

李时珍曰：天造地化而草木生焉。刚交于柔而成根荄，柔交于刚而成枝干。叶萼属阳，华实属阴。由是草中有木，木中有草。得气之粹者为良，得气之戾者为毒。故有五形焉，金、木、水、火、土。五气焉，香、臭、臊、腥、膻。五色焉，青、赤、黄、白、黑。五味焉，酸、苦、甘、辛、咸。五性焉，寒、热、温、凉、平。五用焉，升、降、浮、沉、中。炎农尝而辨之，轩岐述而著之，汉、魏、唐、宋明贤良医，代有增益。但三品^{（1）}虽存，淄、渑^{（2）}交混，诸条重出，泾、渭不分。苟不察其精微，审其善恶，其何以权七方^{（3）}、衡十齐^{（4）}而寄死生耶？于是剪繁去复，绳谬补遗，析族区类，振纲分目。除谷、菜外，凡得草属之可供医药者六百一十种，分为十类：曰山，曰芳，曰隰，曰毒，曰蔓，曰水，曰石，曰苔，曰杂，曰有名未用。

【注释】（1）三品：《神农本草经》中早期药物的上、中、下三品分类法。上品药养命，无毒；中品药养性，无毒或有毒；下品药治病，多毒。

（2）淄（zī）、渑（shéng）：均为古代山东境内的河流名。下文泾、渭则为陕西的两条河流名。

（3）七方：古代方剂分类法，有大、小、缓、急、奇、偶、复7种类型。

（4）十齐：即十剂。古代药物功效分类法，有宣、通、补、泄、轻、重、滑、涩、燥、湿10类。

【解说】李时珍说：天地之间互相作用，化生出草木。草木的根柔中有刚，草木的枝干刚中有柔。按古人的阴阳属性划分，植物的叶、萼属于阳，花、果实属于阴。所以草中有木，木中有草。植物得到自然界的精粹之气，那么它的性质良好，反之，凝聚了自然界暴戾之气的植物就会有毒。按

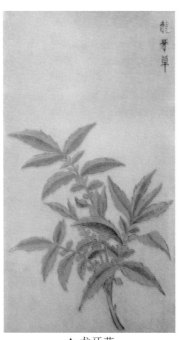

▲ 龙牙草
（取自《履巉岩本草》）

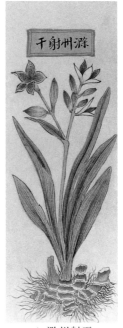

▲ 滁州射干
（取自《本草品汇精要》）

照古代的五行学说，草木也分金、木、水、火、土五行，有香、臭、臊、腥、膻五气，分青、赤、黄、白、黑五色，具备酸、苦、甘、辛、咸五种味道，寒、热、温、凉、平五种性质。它的作用趋势也可分为升、降、浮、沉、中五种。植物入药，曾经过神农的尝味分辨，黄帝和岐伯将它们的作用记录下来，经过汉、魏、唐、宋许多高明贤良的医家再实践，每一朝代都会有新的增益。但是古代《神农本草经》的三品分类法虽然还存在，具体药物的三品归属，却如同淄、渑两条河的水交混难辨。许多药物的条文重复混乱，也如同泾、渭二水混杂，清浊不分。如果不认识药物最精微的作用，不区分它们的好坏，那么在治病救人的关键时刻，怎么能组织好不同的方剂，区分药物不同的功效呢？鉴于以上的现实情况，于是将前人的本草书，删繁琐，去重复，纠谬误，补遗佚，区分族类，振纲分目。除了谷物、蔬菜以外，将可以提供医药之用的草类610种，集为草部。其下又分为十类：山草、芳草、隰草、毒草、蔓草、水草、石草、苔草、杂草、有名未用。

李时珍在草部的导论中，并没有对"草"的内涵多加讨论，只是在同样适用于其他植物的五行属性花费了较多的笔墨，写得比较虚。但他在草部却交代了他编写《本草纲目》几个大方面的工作，这就是"剪繁去复，绳谬补遗，析族区类，振纲分目"。

草部是《本草纲目》中药物最多、内容最丰富的一个大部类。其中山草、隰草、水草、石草是按生长环境来分类，芳草一般有芳香气味，毒草多有毒性。蔓草是根据形态（茎柔弱不能直立，蔓生草本）分类，但该类也包括某些木质藤本植物。苔草多数属于今低等植物，如地衣、苔藓、藻类、菌类等。杂草、有名未用则是两类无法归入上述八类的植物，从分类的角度来看，这两类无法与前八类相提并论。从《本草经集注》就开始采用"有名未用"类，以便容纳作者所处时代无法辨识、运用，但又不舍得删除的一部分前人遗留下来的药物资料。虽然"有名未用"与植物分类没有任何内在联系，但保留这一类，倒是编写本草书的优良传统。自己不认识的药物不随意删除，而是留待后人的睿智去辨别。事实上李时珍已经解决了不少前人本草中"有名未用"类中的疑难问题。

6. 谷部（22—25卷）

李时珍曰：太古民无粒食，茹毛饮血。神农氏出，始尝草别谷，以教民耕蓺[1]；又尝草别药，以救民疾夭。轩辕氏出，教以烹饪，制为方剂，而后民始得遂养生之道。《周官》有五谷、六谷、九谷之名，诗人有八谷、百谷之咏，谷之类可谓繁矣。《素问》云：五谷为养。麻、麦、稷、黍、豆，

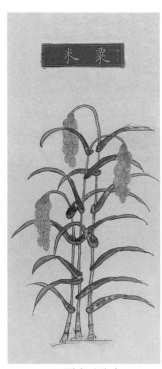

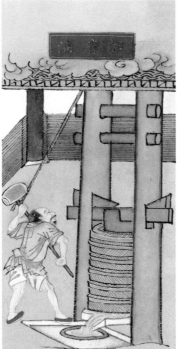

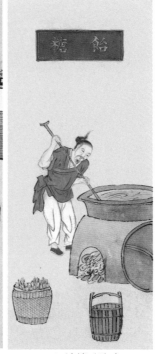

▲ 粟米（取自
《食物本草》）

▲ 胡麻油（取自《补遗雷公
炮制便览》）

▲ 饴糖（取自
《补遗雷公炮制便览》）

以配肝、心、脾、肺、肾。职方氏[2] 辨九州之谷，地官辨土宜穜稑[3]
之种，以教稼穑树蓺，皆所以重民天也。五方之气，九州之产，百谷各
异其性，岂可终日食之而不知其气味损益乎。于是集草实之可粒食者为
谷部，凡七十三种，分为四类：曰麻麦稻，曰稷粟，曰菽豆，曰造酿。

【注释】（1）蓺：同"艺"，种植的意思。

（2）职方氏：官名。《周礼·夏官》记载，职方氏掌管山川、物产、畜种与和
谷类等。

（3）穜（tóng）稑（lù）：先种后熟的谷类叫"穜"，后种先熟的谷类叫"稑"。

【解说】李时珍说：远古的人不吃粒食（颗粒状可食用的植物种子），只是吃
动物类食物。神农氏出现后，才最早尝味草木，辨别谷物，教给人民耕种的方法。
又尝味草木，来识别药物，用以救治人民的疾病。黄帝（轩辕氏）出现后，又教
给人们烹饪技术，并将药物配伍后制成方剂，这以后人民才能开始实施养生之道。
《周官》里记载有五谷、六谷、九谷的名字，诗人的作品里又有八谷、百谷的说法，
可见谷类真够繁盛的了。《素问》说：用五谷来滋养人体。这五谷就是麻、麦、稷、
黍、豆，和五谷对应的是肝、心、脾、肺、肾。《周官》里记载职方氏的责任之一

就是辨别九州的谷类，地官的责任是辨别各地适宜种什么类型的谷物，以此来传授播种与收获五谷的各种方法。民以食为天，古代这些职官都是为了重视粮食这件大事。各种谷物随着五方的气候，九州的出产，也各有不同的性质，人们怎么能每天进食谷物而不知它们的气味和损益作用呢？于是将草类植物果实中可以粒食的东西作为谷部。该部涉及73种药，分为四类：麻麦稻、稷粟、菽豆、造酿。

李时珍对谷部收集范围，实际是包括了各种庄稼和粮食。其范围限制在"草实之可粒食者"，所以不包括也可以作为主食的一些植物根茎类。谷部下的分类没有合适的名词，于是就用某类最多见的谷物（麻、麦、稻、稷、粟、豆）作为类名。造酿类是谷物一个附设类别，其原料主要来自谷物。这一类中包括豆豉、豆腐、各种麹类、饴糖、酒、醋、酱等，与日常的食品紧密相关。其中的豆腐、红曲是我国重要的发明。

7. 菜部（26—28卷）

李时珍曰：凡草木之可茹者谓之菜。韭、薤、葵、葱、藿，五菜也。《素问》云：五谷为养，五菜为充。所以辅佐谷气，疏通壅滞也。古者三农[1]生九谷，场圃蓻草木，以备饥馑，菜固不止于五而已。我国初周定王图草木之可济生者四百余种，为《救荒本草》，厥有旨哉。夫阴之所生，本在五味；阴之五宫，伤在五味。谨和五味，脏腑以通，气血以流，骨正筋柔，腠理[2]以密，可以长久。是以《内则》[3]有训，食医有方，菜之于人，补非小也。但五气之良毒各不同，五味之所入有偏胜，民生日用而不知。乃搜可茹之草，凡一百五种为菜部。分为五类：曰薰辛，曰柔滑，曰蓏[4]，曰水，曰芝栭。

【注释】（1）三农：居住在平地、山区、水泽三类地区的农民。

（2）腠理：皮肤和肌肉的纹理。

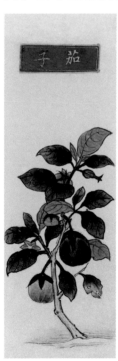

▲ 茄子（取自《补遗雷公炮制便览》）

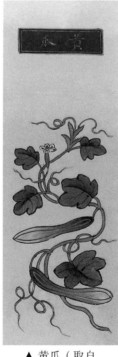

▲ 黄瓜（取自《食物本草》）

（3）内则：《礼记》篇名。记载家庭中晚辈侍奉长辈的各种礼节。

（4）蓏（luǒ）：草本植物的果实，多为瓜类，无果核。应劭注《汉书》曰："木实曰果，草实曰蓏。"张晏曰："有核曰果，无核曰蓏。"

【解说】李时珍说：凡是草木可以食用的部分都可以称之为菜。古人所谓五菜，指的是韭、薤、葵、葱、藿五种。《素问》说：五谷是主食，营养的主体；五菜是主食的补充，用于辅助谷物的作用，疏通肠胃的壅滞。古代各种不同地理环境的农民，生产不同的谷物，空地园圃，都可以种上草木，以备饥荒的时候。菜类当然不止五种。明朝初年周定王朱橚把可以备荒救生的400多种植物绘图撰文，编成《救荒本草》一书，真是太有远见！

按《内经》所说，人体的阴精（精血津液），是摄取饮食五味而产生的。属于阴的五脏，也经常因为饮食五味而受伤。所以要谨慎地调和饮食五味，保持脏腑、气血的畅行、流通，这样就可以骨骼正直，筋脉柔和，腠理致密，生命也就可以长久。所以《内则》里有日常饮食调养的规则，《周官》中负责饮食营养及治疗的食医也有他们调理的方法。这样看来，菜对于人的补充滋养功能也是不小的了。但蔬菜也有不同的性味，有好的，也有有毒的。菜具五味，其进入人体后都会有一定的偏性。这方面人们每日使用，但不知其中的道理。于是搜集可用来做菜的草类植物105种，编为菜部。

菜部下分五类：荤辛类、柔滑类、蓏菜类、水菜类、芝栭类。

其中荤辛（一作荤辛）类收集了有浓烈特殊气味的蔬菜32种，如韭、葱、蒜、芥、姜、胡荽、茴香等。柔滑类收集了质地柔软、口感滑润的蔬菜41种，其中有菠菜、荠菜、莴苣、马齿苋、竹笋等，以及某些含淀粉比较多的植物根茎、块茎或鳞茎，如芋、山药、甘薯、百合等。蓏菜类11种，多指今葫芦科植物的果实，俗称瓜，例如葫芦、瓠子、冬瓜、南瓜、丝瓜、苦瓜、胡瓜（黄瓜）。此类只有茄不属葫芦科。茄属于蓏，是因为其果如瓜、草本、无果核，符合"蓏"的含义，所以李时珍将茄类放进蓏菜类。水菜类6种，是可作菜食用的水生植物，以海洋植物为多。常用的有紫菜、石花菜等。芝栭（ěr）类15种，相当于现代所说的菌类植物。李时珍选择这类植物中多用的芝、栭作为类名。芝是灵芝之类，栭是树生的蕈类，后人多写作"耳"，如木耳、银耳。这类菜常食的有木耳、香蕈（香菇）、蘑菇等。

此外李时珍在菜部之末，附录了"互考诸菜"，即把分布在其他类别的可作菜食用的植物也列出参见名。

8. 果部（29—33卷）

李时珍曰：木实曰果，草实曰蓏。熟则可食，干则可脯。丰俭可以济时，疾苦可以备药。辅助粒食，以养民生。故《素问》云：五果为助。五果者，以五味、五色应五脏，李、杏、桃、栗、枣是矣。《占书》欲知五谷之收否，但看五果之盛衰。李主小豆，杏主大麦，桃主小麦，栗主稻，枣主禾。《礼记·内则》列果品菱、棋、榛、瓜之类。《周官》职方氏辨五地之物，山林宜皂物，柞、栗之属。川泽宜膏物，菱、芡之属。丘陵宜核物。梅、李之属。甸师⁽¹⁾掌野果蓏，场人⁽²⁾树果蓏珍异之物，以时藏之。观此，则果蓏之土产常异，性味良毒，岂可纵嗜欲而不知物理乎？于是集草木之实号为果蓏者为果部。凡一百二十七种。分为六类：曰五果，曰山，曰夷，曰味，曰蓏，曰水。

【注释】（1）甸师：官名。掌管郊外田野之事。

（2）场人：官名。掌管国家的场圃，栽种果树等珍异之物，并按时收藏。

【解说】李时珍说：树上结的实叫果，草本植物结的实叫蓏。果实成熟了就可生食，将它们干制就可作果脯。不论年成好坏，果品都有利于时，患有疾病还可以作为药物。它辅助主食谷物，滋养民生。所以《素问》说"五果为助"，是说五果作为副食，可以发挥辅助作用。五果指李、杏、桃、栗、枣5种。按五行学说，五果与五味、五色，对应于五脏。预测占卜之类的《占书》说，要想知道五谷是否丰收，只要看五谷对应的五果的盛衰状况。例如李主小豆，杏主大麦，桃主小麦，栗主稻，枣主禾。《礼记·内则》列出的果品有菱角、枳棋、榛子，各种瓜之类。《周官》职方氏负责辨别不同地方适合种植什么样的植物。其中山林适合种植可以用来做黑色染料的柞、栗之类植物。河流水泽适合种植有脂膏的植物，如菱、芡之类。丘陵适合种有核的植物，如梅、李之类。甸师掌管野外种

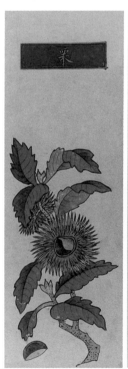

▲ 栗（取自《食物本草》）

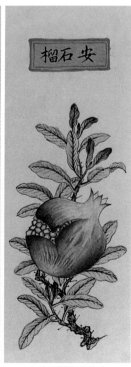

▲ 安石榴（取自《本草品汇精要》）

植瓜果，场人负责在国家的场
圃种植稀少珍贵的瓜果蔬，按
时收藏。由以上所述的情况看
来，瓜果适宜生长在什么样的
地方，它们的性味和品质，都
是值得研究的问题。人们可不
能只知道瓜果好吃而不去关注
与瓜果相关的道理啊！于是收
集了草木的果实充作瓜果者127
种，归于果部。果部又分为六
类：五果类、山果类、夷果类、
味类、蓏类、水果类。

　　果品的分类自古有多种方
式。李时珍对果品分类似乎招
数不多，其分类法带有一定的
随意性。例如"五果类"，"五
果"（李、杏、桃、栗、枣）只

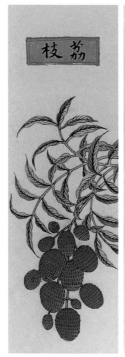

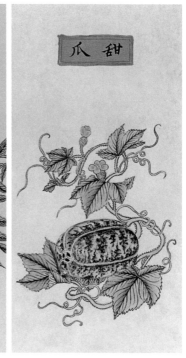

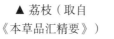

▲ 荔枝（取自
《本草品汇精要》）

▲ 甜瓜
（取自《本草品汇精要》）

是2000多年前为适应五行学说而挑出来的5种常用果品。按理这不算自然属性分类，
是一种人为的为适应某种哲理而凑成的果类。李时珍大概是为了尊重传统的五果，
才设立此类，并把与这5种果树有某种近似关系的植物（如巴旦杏、天师栗、仲思
枣等）也收罗进去，一共11种。

　　次为山果类34种，顾名思义应该是生长在山野的各种果树，其中包括梨、山楂、
林檎、柿、石榴、橙、橘、柑、枇杷、胡桃、银杏等等，是含日常果品最多的一类。
其实这些果树也并非都是山野产的，很多都可以在平原生长。

　　再其次的夷果类，是《本草纲目》唯一一个按地域划分的类别。"夷"在古
代用来称呼四方少数民族及外国。用产地作为分类依据并无不可，但该类的荔枝、
龙眼、槟榔、无花果、椰子等其实也很难算作是"夷"地的果实。相反山草类的
阿月浑子（今俗称开心果）等才是货真价实的夷果。检视《本草纲目》的夷果类，
大多是中国南方和西南方地区，也包括南洋一带的果品。

　　果部的味类，使用的又是另一个标准，即日常用于饮膳调味的某些植物果实，
其中含芸香科（花椒、蔓椒、吴茱萸等）、胡椒科（胡椒、毕澄茄等）的植物果实。
李时珍的时代，辣椒已经从美洲传入了中国，但运用还不广泛，所以《本草纲目》
还没有收载。该类收载的盐麸子实际上不属于果实，是一种虫瘿。日常饮用的茗（茶）

也被收到该类。颇为牵强。因为茶既不是果实，又不能调味。

蓏类9种。蓏的意义比较明确，凡是蓏类可以充当果品食用的都可以归入此类。关于"蓏"的含义，前面菜部已经谈到，只是菜部的蓏用作蔬菜，而果部的蓏用作果品。常用的有甜瓜、西瓜。蔓生、无果核的葡萄、猕猴桃也属于蓏。但不可理解的李时珍是将食用茎干的甘蔗及其制品（如沙糖、石蜜）也收进了蓏类。

果部最后一类是水果类，共6种。其意义与现代富含汁液的水果不大一样，是指生长在水中的果品。莲藕、芰实（菱角）、芡实、乌芋（荸荠）、慈姑都属于这一类。

9. 木部（34—37卷）

李时珍曰：木乃植物，五行之一。性有土宜，山谷原隰。肇由气化，爰受形质。乔条苞灌，根叶华实。坚脆美恶，各具太极。色香气味，区辨品类。食备果蔬，材充药器。寒温毒良，宜有考汇。多识其名，奚止读《诗》。坤以本草，益启其知。乃肆搜猎，萃而类之。

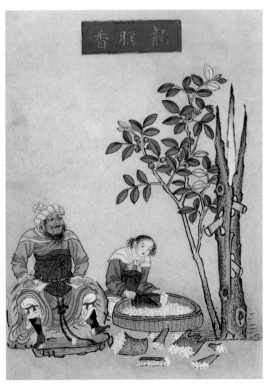

▲ 龙脑香（取自《补遗雷公炮制便览》）

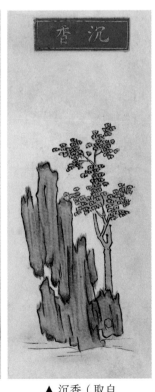

▲ 沉香（取自《补遗雷公炮制便览》）

是为木部，凡一百八十种，分为六类：曰香，曰乔，曰灌，曰寓，曰苞，曰杂。

【解说】木部的导论与其他各部的风格不太一样，采用四言韵语，比较简略。李时珍说：木是植物，是五行（金木水火土）之一。树木的生长各有适宜的土地，如高山峡谷、平原隰地等。树木和其他生物一样，都是由于天地之气变化而成形质。树木样子各有不同，有高大直长的，也有丛生聚长的。同一树木，又分根、叶、花、果。无论其树木坚硬、脆弱，美好、恶劣，都有它各自一定的道理。不同品类的树木，有不同的色香气味。树木有很多可供食用的果品蔬菜，木材也可作为药物、器物。对它们的性质寒、温、毒、良，都应该加以考辨汇集。多认识些树木的名字，也不光是为了方便阅读《诗经》。而是为了对药物学有所裨益，更加开拓知识面。于是李时珍广为搜猎，经过遴选汇萃，集为木部，有药180种。分成六类：香木类、乔木类、灌木类、寓木类、苞木类、杂木类。

香木是指某一个部位具有香气的木本植物。香木类（35种）包括松、柏、桂、沉香、樟、楠、乌药等，以及一些树脂类、植物凝汁类药物（如乳香、没药、血竭、龙脑、樟脑等）。乔木按现代意义，应该是指树高大、主干明显而直立，分枝繁茂的树木。对照《本草纲目》乔木类（52种）所收种类，基本符合这一特征。其中多见的有檗木（黄柏）、厚朴、杜仲、槐、柳、梧桐等。古代灌木是指丛生的树木，现代更明确为无明显主干的木本植物。木部灌木类（51种）多数符合这一意义，其中包括紫荆、木槿、栀子、酸枣、枸杞等药物。寓木类（12种）或为附生在树根的菌类植物的菌核（如茯苓、猪苓、雷丸等），或为寄生植物（如桑寄生、柳寄生等）。

比较费理解的是苞木类。有物4种，实际上只有1种，那就是竹，其他3种都是竹相关的东西。古人对竹的分类特别困惑，说它"不刚不柔，非草非木"（戴凯之《竹谱》）。"苞"原义有丛生的意思，又引申为茂盛，如《诗·小雅·斯干》："如竹苞矣，如松茂矣。"如果取丛生的意义，则与灌木难以区分。考《本草纲目》"竹"条云："大抵皆土中苞笋，各以时而出，旬日落箨而成竹也。"竹类具有箨（tuò）叶（俗称"笋壳"），是主干上的叶片，与其他枝条叶有明显区别。竹笋时期，箨包笋外（所谓"土中苞笋"），以后成竹才"落箨"。箨叶是鉴定竹类种属的重要依据，因此，笔者以为木部的苞木类，取义于具有初生箨苞笋特征。诚然，古代的植物分类是粗糙的，按古代草、木分部，竹自然就面临"非草非木"的窘境。现代竹属于禾本科植物，归属依据不同，也就不在乎它是草是木了。

木部的杂木类7种，属于无法归入木部任何类的一类物品，其中多为迷信用药。

10. 服器部（38卷）

李时珍曰：敝帷敝盖，圣人不遗；木屑竹头，贤者注意，无弃物也。中流之壶拯溺，雪窖之毡救危，无微贱也。服帛器物，虽属尾琐，而仓猝值用，亦奏奇功，岂可藐视而漫不经神耶？旧本散见草、木、玉石、虫鱼、人部。今集其可备医用者，凡七十九种，为服器部。分为二部：曰服帛，曰器物。

【解说】李时珍说：用过的帐幔与盖被，圣人都不扔掉；碎木屑、小竹片，有贤德的人也注意收集，没有可废弃的东西。在湍急的水流中，一只葫芦也可以拯救溺水的人；雪地里的冰窖，一床毡毯也能救人危急，凡是器物，只要有用，就没有低贱的东西。衣服布帛，各种器物，虽然看似细碎琐屑，但在紧急情况下派上了用场，也能显示奇功，哪能漫不经心地藐视它们？在《证类本草》中，器物分散在草、木、玉石、虫鱼、人各部。现在收集它们中可以作为药用的器物79种，归于服器部。该部又分为二类：服帛类、器物类。

服帛类25种，都是一些布帛衣物、鞋子草帽之类。器物类则为日常使用的一些东西，如各种纸制品、刀鞘弓弦、锅碗瓢盆等等。在现代人看来，这些东西根本不能做药。事实上当今的中医也没人去使用这些东西。但在历史上，它们曾被收入本草书。这是李时珍编写本草时取材"不厌详悉"的一个方面，可以作为历史陈迹来看待。

11. 虫部（39—42卷）

李时珍曰：虫乃生物之微者，其类甚繁，故字从三虫会意。按《考工记》云：外骨、内骨，却行、仄行，连行、纡行，以脰鸣、注咪同鸣、旁鸣、翼鸣、腹鸣、胸鸣者，谓之小虫之属。其物虽微，不可与麟、凤、龟、龙为伍；然有羽、毛、鳞、介、倮之形，胎、卵、风、湿、化生之异，蠢动含灵，各具性气。录其功，明其毒，故圣人辨之。况蜩、蜋、蚁、蚳，可供馈食者，见于《礼记》；蜈、蚕、蟾、蝎，可供匕剂，载在方书。《周官》有庶氏除毒蛊[1]，剪氏除蠹物，蝈氏去蛙黾，赤犮氏除墙壁狸虫（蠮螉[2]之属），壶涿氏除水虫（狐蜮[3]之属）。则圣人之于微琐，罔不致慎。学者可不究夫物理而察其良毒乎？于是集小虫之有功、有害者为虫部，凡一百零六种，分为三类：曰卵生，曰化生，曰湿生。

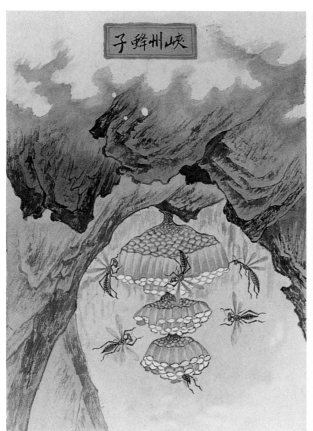

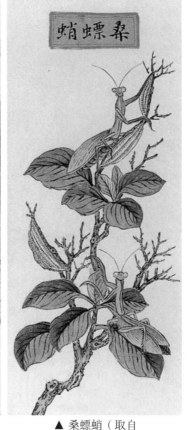

▲ 峡州蜂子（取自《本草品汇精要》）

▲ 桑螵蛸（取自
《本草品汇精要》）

【注释】（1）毒蛊：也称为蛊毒。相传为一类人工培养、可以暗中毒人的虫。也泛指诸种虫毒（如射工、沙虱等）。

（2）蠷螋（qú sōu）：一类微小昆虫，喜夜间活动，白天隐蔽在阴暗处。一般不直接危害人类。但古代将某些疾病归结于该虫，甚至认为该虫尿液沾染也能生疮。

（3）狐蜮：狐即短狐。狐、蜮都是古代水虫的名字，能引起人的疾病。

【解说】李时珍说：虫是生物中最微小的动物，种类繁多，所以"蟲"字是个会意字，由三个"虫"组成。按《考工记》说：虫类形态各异，有骨在外、骨在内的，有倒退着爬、有侧着爬的，有艰难爬行（连行）、有屈曲着爬行的。它们鸣叫起来，有用颈脖子发声的，有用嘴发声的。虫类发声的部位，有在身体两侧的，有靠翅膀振动的，有从腹部或胸部鸣叫的，这些都是小虫一类的动物。它们躯体虽然微小，无法和麟、凤、龟、龙排在一起，但它们也有羽、毛、鳞、介、倮不同的形态，繁殖方式有胎生、卵生、风生、湿生、化生种种不同。有的只会蠕动，有的含有灵气，各自有不同性质和功能。所以像神农这样的圣人也会记录它们的功效，注明它们的毒性。更何况连《礼记》中都记载了蝉、蚱蜢、蚂蚁、蚁卵，可用来食用。古医方书里，也记载了蜈蚣、僵蚕、蟾蜍、蝎子，可供入药。《周官》里有各种除虫害的官职，其中庶氏负责清除毒蛊，剪氏负责清除蠹虫，蝈氏驱除蛙类，赤发氏清除墙壁里的狸虫，也就是蠼螋一类的虫子。壶涿氏负责清除水虫，就是水狐、水蛭之类的虫子。看来圣人对微小琐屑的虫子，无不谨慎从事。后来的学者能不去考究事物的道理，并了解它们的好坏吗？所以收录有功效、有害处的小虫作为虫部，共106种，分成三类：卵生类、化生类、湿生类。

古代对于虫类的观察是极为细致的。这是因为在人类发展的初期，虫子既是人类的食物来源之一，也是导致许多疾病的原因。虫在古代有广义狭义之分。广义的虫，泛指生物。前面提到的虫分羽、毛、鳞、介、倮，实际上是自然界所有生物的五大分类。下面将要出现的鳞虫、介虫，就是属于广义虫的范围。在古人眼中，这五类虫最顶尖的精英之物，羽虫之精是凤凰，毛虫之精是麒麟，鳞虫之精是龙，介虫之精是神龟，倮虫之精是圣人。狭义的虫则只限于一些低等的蠕虫或昆虫。但本草书的虫部多属于低等的虫类，主要是节肢动物门的昆虫，也包括少量两栖动物、环节动物和线形动物。

虫部分类在《本草纲目》中最为独特，按虫类的繁殖方式来分类。其中卵生类（23种）最明显的特征是通过排出虫卵，使受精卵在母体外发育。这类虫里有各种蜂、螳螂、白蜡虫、蚕、蜻蜓、蜘蛛、蝎、斑蝥等。化生类（31种）是古人对虫类繁殖的一种归纳法。李时珍在"蛴螬"条解释说："皆湿热之气熏蒸而化，宋齐丘所谓'燥湿相育，不母而生'是矣。久则羽化而去。"实际上这些虫类不可能"不母而生"，只是人们难以观察到而已。由于这些虫类多生长在树根、粪土等湿热环境，古人以为是湿热所化，故称为化生。在化生类中，有很多是昆虫的幼虫，经常以蠹虫的形式出现，也有一些是昆虫的成虫（如蝉、蝼蛄、蜣螂等）。湿生类（23种）的虫是指生活于水湿之地的一些属于古代虫类的动物，属于昆虫者少，多为现代所称环节动物（如蚯蚓）、软体动物（如蜗牛），也包括比较高等的两栖动物（如蟾蜍、蛙）等。

本草书中药物分类早在《本草经集注》（约500年）就已注意到虫，但却把虫兽合在一起。此后《唐本草》（659）将虫兽分开，设立"虫鱼部"，还是过粗。至《本草纲目》才将虫部独立，并分三类，大大前进了一步。

12. 鳞部（43—44卷）

李时珍曰：鳞虫有水、陆二类，类虽不同，同为鳞也。是故龙蛇灵物，鱼乃水畜，种族虽别，变化相通，是盖质异而感同也。鳞属皆卵生，而蝮蛇胎产；水族皆不瞑，而河豚目眨。蓝蛇之尾，解其头毒；沙鱼之皮，还消鲙积。苟非知者，孰能察之。唐宋本草，虫鱼不分。今析为鳞部，凡九十四种，分为四类：曰龙，曰蛇，曰鱼，曰无鳞鱼。

【解说】李时珍说：鳞虫分水、陆二类。类别虽然不同，但都有鳞甲。所以像龙、蛇之类是有灵性的东西，鱼是水族生物，种族虽不同，但它们的变化是相通的。这是因为它们的本质虽不同，但感应是相同的。凡是有鳞

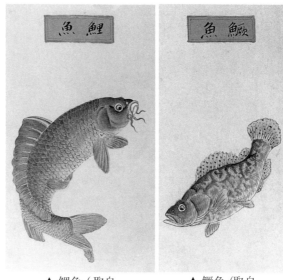

▲ 鲤鱼（取自《本草品汇精要》）　　▲ 鳜鱼（取自《本草品汇精要》）

的生物都是卵生，但蝮蛇则属于胎生；水族鱼类都不闭眼睡觉，只有河豚眼睛可以眨动。蓝蛇的头部有毒，尾巴无毒，而且可以解其头毒；沙鱼的皮还能消除鱼鲙引起的积滞。不是有知识的人，谁能知道这些事呢？唐、宋时期的本草，虫和鱼放在一个部，不加区分。现在把虫和鱼分开，单独成为鳞部，载药94种，分为四类：龙类、蛇类、鱼类、无鳞鱼类。

李时珍所说的"鳞虫"，是广义虫类。皮肤带有鳞片的动物很多，李时珍把它们分为水生、陆生两大类。水生的指鱼类，陆生的指龙、蛇。唐《新修本草》、宋《证类本草》等，虫、鱼不分，李时珍设立鳞部，把爬行动物、鱼类的动物放在一起，比前人已经进了一步。至于李时珍说蝮蛇胎生，其实是卵胎生，小蝮蛇在母体内发育完全了才产出体外。但古人能观察到蝮蛇能和一般的蛇类卵生不一样，已属难能可贵。

龙本来是传说中的灵物，世间并无此物。《本草纲目》鳞部设龙类（9种），一是为了容纳中药多用的龙骨等古生物化石，二是收录与龙相似的爬行类动物鼍（扬子鳄）、守宫、石龙子、蛤蚧之类。其中鲮鲤（穿山甲）算是一个例外，它是哺乳动物，但因外形类似鳄、蜥，也被纳入了龙类。蛇类（17种）比较单纯，收录了蚺蛇、白花蛇、蝮蛇、水蛇等多种蛇。鱼类和无鳞鱼都是鱼，鱼类（31种）收录了鲤鱼、鳟鱼、鲫鱼等常见的有鳞鱼，无鳞鱼（28种，附录9种）则包括鳢鱼、鳗鲡鱼、鳝鱼等，也收录了虾类。虾在现代动物分类属于节肢动物，但中国传统将鱼虾并称，故李时珍也将虾收入无鳞鱼。

13. 介部（45—46卷）

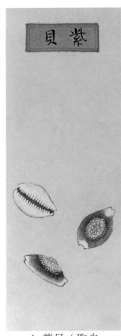

▲ 紫贝（取自《本草品汇精要》）

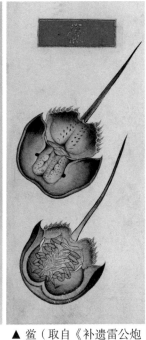

▲ 鲎（取自《补遗雷公炮制便览》）

李时珍曰：介虫三百六十，而龟为之长。龟盖介虫之灵长者也。《周官》鳖人取互物[1]以时籍[2]，春献鳖蜃，秋献龟鱼。祭祀供蠯[3]赢螺蚔蛷以授醢人。则介物亦圣世供馔之所不废者，而况又可充药品乎。唐、宋《本草》皆混入虫鱼，今析为介部。凡四十六种，分为二类，曰龟鳖，曰蚌蛤。

【注释】（1）互物：甲壳类动物的总称。

（2）籍（cè）：以叉刺取水中鱼鳖。

（3）蠯（pí）：蚌、蛤。

【解说】李时珍说：介虫360种，以龟排在第一。因为龟是介虫里最有灵性的动物。《周官》里面有专职的"鳖人"，掌管采取鱼蚌龟鳖。根据季节去捕捉这些东西。春季进献鳖、蚌蛤，秋节进献龟、鱼。祭祀供奉所需的蚌蛤、螺、蚁卵，交给专职的"醢人"去做肉酱。由此看来，介类动物即便在圣人之世的饮食中，也是不可缺少的，更何况它们还可以充当药品。唐、宋的本草书都把介类动物混入虫鱼部，现在把从中分出介部，共46种，分为二类：龟鳖类、蚌蛤类。

介部也是《本草纲目》新分出来的一个独立的部类。其中龟鳖类17种，多为爬行动物中的龟鳖目的动物，包括水龟、玳瑁、鳖等。同样有甲壳护身，但属节肢动物的蟹类、鲎鱼，也就顺便被归入龟鳖类。蚌蛤类多为今软体动物，包括牡蛎、蚌、蚬、蛤蜊、田螺等。

14. 禽部（47—49卷）

李时珍曰：二足而羽曰禽。师旷《禽经》云：羽虫三百六十，毛协四时，色合五方。山禽岩栖，原鸟地处。林鸟朝嘲，水鸟夜咬。山禽味短而尾修，水禽味长而尾促。其交也，或以尾臎，或以睛睨，或以声音，或合异类。雉、孔与蛇交之类。其生也，或以翼孚卵，或以同气变，鹰化鸠之类。或以异类化，田鼠化鴽之类。或变入无情。雀入水为蛤之类。噫！物理万殊若此，学者其可不致知乎？五鸠九扈[1]，少皞[2]取以名官；雄雉鸥鹑，诗人得之观感，厥旨微矣。不妖夭，不覆巢，不殚卵，而庖人供六禽，翨音翅氏[3]攻猛鸟，柘蔌[4]覆夭鸟之巢。圣人之于物也，用舍仁杀之意，夫岂徒然哉？记曰：天产作阳，羽类则阳中之阳，大抵多养阳。于是集其可供庖药及毒恶当知者，为禽部，凡七十七种。分为四类：曰水，曰原，曰林，曰山。

【注释】（1）扈：扈，原作"雇"，鸟名。《说文》："九雇，农桑候鸟。"少皞氏以九扈为官名。

（2）少皞（shào hào）：传说中东夷族首领。该族以鸟为图腾，相传他以各种鸟名来命名各种官员。

（3）翨（chì）氏：官名。《周官》载"翨氏掌攻猛鸟，各以其物为媒而掎之，以时献其羽翮。"

（4）柘（chè）蔌（chuò）：柘，撤除、捣毁；蔌，鸟巢；一说同籍，意为叉取、刺破。柘蔌为《周礼》官名，负责用石头捣毁恶鸟的巢。

【解说】李时珍说：两只脚并且有羽毛叫做"禽"。师旷《禽经》说：羽虫有360种。禽鸟的羽毛和四季相协调，夏天褪羽，冬天丰羽。羽毛的颜色接近各自生长的不同环境。山禽栖息在山岩，原鸟生活在平地。林鸟早上鸣，水鸟夜里叫。山禽嘴短尾巴长，水禽嘴长尾短促。禽鸟交配时，有的用尾肉散发出来的特殊气味互相吸引，有的用眼睛互相传情，有的用鸣叫声来诱惑，甚至不同类的东西也可以交配，例如野鸡、孔雀与蛇交配之类。禽鸟的产生，有的是用翅膀孵蛋，有的因为具有同样

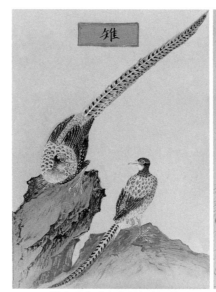

▲ 雉（取自《本草品汇精要》）　　▲ 鸳鸯（取自《本草品汇精要》）

性情而变化，例如鹰可以化成鸠之类。有的可以由不同类的东西化生而来，例如田鼠化成鴽之类。有灵性的禽鸟还可以变为无灵性的东西，例如雀可以进水变为蚌蛤之类。噫！世间的道理如此千变万化，学者难道能不去了解吗？五种凶猛的鸠鸟、九种与农事相关的扈鸟，少皞用它们的名字来作官名。好斗的雄野鸡、凶猛的鸥与鸦，《诗经》的作者会因为它们产生灵感，这里面的道理太微妙了。不惊扰刚出生的幼鸟，不捣毁鸟巢，不碰伤没孵化的鸟蛋，这是保护禽鸟。但是《周官》记载，庖人掌管烹调六禽，翨氏负责攻打猛鸟，硩蔟的任务是掷石头捣毁有幼鸟的巢。看来圣人对任何东西，是利用，还是舍弃，是怀仁，还是残杀，都有他的深意，哪里能是没有原因的呢？书上说：天产生的动物都属于阳，羽类的禽鸟则是阳中之阳，大抵多用来养阳。于是收集可供庖厨烹食、医家用药的禽鸟，以及那些有毒、性恶应当了解的禽鸟，组成禽部，共77种。禽部分为四类：水禽、原禽、林禽、山禽。

　　李时珍的禽部导论写得非常精彩。首先是定义明确："二足而羽曰禽"。其次介绍了禽鸟羽毛随四季而更换，颜色随地区而变化，是为了隐蔽保护自己。山禽嘴短巴长，水禽嘴长尾短，是为了觅食与行动的方便，这些都展示了动物对环境的适应性。再次观察不同环境的禽鸟各自的生活习性，尤其是对交配时互相吸引的方式观察入微。但其中也有自古以来的不实传闻，如野鸡、孔雀与蛇交，鹰可化鸠等等。

　　禽部相当于脊椎动物中鸟纲。按李时珍动物排列"从贱至贵"的原则，这已经进入了"贵"的序列了。但禽部之下的分类则比较简单，是以栖息的环境来归类。其中水禽（23种），包括生活在水边的鹤、鹳、鹈鹕、鹅、雁、鹄（天鹅）、鹜（鸭）、凫（野鸭）、鸳鸯等等。原禽（23种）则为生活在原野的禽鸟，有鸡、雉、鹧鸪、鸽、雀、燕等。但这一类里，把哺乳动物蝙蝠、寒号虫等也纳入禽部，是一个小缺陷。林禽（17种），是生活在林木之间的一类禽鸟，包括斑鸠、布谷、伯劳、练鹊、啄木鸟、乌鸦、杜鹃等等。最后一类是山禽（13种，附录1种），包括凤凰、孔雀、驼鸟、鹰、鸱、鸮、鸱鸺、鸩等。这一类中收入了传说中的神鸟凤凰，毒鸟鸩，鬼鸟姑获鸟，其实世间并无这些鸟。从保存古代本草资料的角度，将它们收载进来自然也无不可。

15. 兽部（50—51卷）

　　李时珍曰：兽者四足而毛之总称，地产也。豢养者谓之畜。《素问》曰"五畜为益"是矣。周制庖人供六畜马、牛、鸡、羊、犬、豕。六兽麋、鹿、狼、麕、兔、野豕也。辨其死、生、鲜、薧之物。兽人辨其名物。凡祭祀宾客，供其死兽、生兽。皮毛筋骨，入于玉府[1]。冥氏攻猛兽，穴氏攻蛰兽。呜呼！圣人之于养生事死、辨物用物之道，可谓慎且备矣。后世如黄羊、黄鼠，今为御供；犏[2]尾、貂皮，盛为时用。山獭之异，狗宝之功，皆服食所须，而典籍失载。羵羊之问，宣父独知[3]；鼢鼠之对，终军能究[4]。地生之羊[5]，彭侯之肉[6]，非博雅君子，孰能别之？况物之性理万殊，人之用舍宜慎，盖不但多识其名而已也。于是集诸兽之可供膳食、药物、服器者为兽类，凡八十六种，分为五类：曰畜，曰兽，曰鼠，曰寓，《尔雅·释兽》有鼠属、寓属。邢昺注曰：猴类渐肖于人，寄寓山林，故曰寓属。曰怪。

【注释】（1）玉府：《周礼》官署名。掌管天子之金玉玩好、兵器等。

（2）犏（piān）：牦牛与黄牛杂交所生的第一代杂交牛。其尾毛在古代甚为珍贵。

（3）羵羊之问，宣父独知：据载季桓子穿井，得到一土缶，其中有羊。桓子诈问孔子说：我穿井得到一条狗，这是什么呀？孔子说：以我所闻，应该是羊，是一种土怪，名叫羵羊。

（4）鼢鼠之对，终军能究：郭璞注《尔雅》，云汉武帝时，得鼢鼠，以问群臣，惟孝廉郎终军知道。一说终军乃窦攸之误。

（5）地生之羊：见《本草纲目》引《出使西域记》《北户录》《渊颖集》三家所载的传闻，说西域有一种羊，可以像种庄稼那样种在土里生长起来。

（6）彭侯之肉：《本草纲目》引《白泽图》及《搜神记》中的传闻，说彭侯是树木中的精怪，有肉有血，可以烹食，味道如狗。

【解说】李时珍说：兽是四只脚、身有毛的各种动物的总称，属于地产。人工豢养的叫做畜。就是《素问》说的"五畜为益"。《周官》中的制度："庖人"烹调六畜（马、牛、鸡、羊、犬、豕）、六兽（麋、鹿、狼、麇、兔、野猪），需要辨别畜、兽的死、生，肉的鲜、干。"兽人"则要辨认各种野兽。凡祭祀或者接待宾客，要分别提供死兽、生兽。兽的皮、毛、筋、骨，要

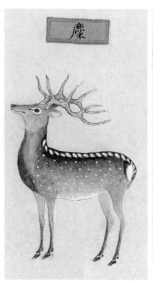

▲ 麋
（取自《本草品汇精要》）

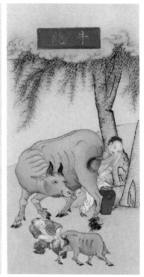

▲ 牛乳（取自《补遗雷公炮制便览》）

收藏在玉府。"冥氏"负责猎取猛兽，"穴氏"负责捉取洞穴蛰伏的兽。呜呼！圣人对待兽类，了解得非常清楚，知道如何使用它们。对哪些兽类该养护起来，哪些兽类可以处死，圣人的考虑可以说是非常谨慎而且完善。后世所出的黄羊、黄鼠，现在已经成为朝廷需要的御供；蝙尾、貂皮，现在非常盛行时兴。山獭的珍异，狗宝的功用，都是养生服食的必须品，但是以往的典籍没有记载。季桓子问羵羊，只有孔子能知道；汉武帝问鼢鼠，只有终军能解答。像地生羊、彭侯肉这样稀奇的东西，不是博学的人，谁能认识它们啊？何况事物的性理种种不同，人们要利用或者要废弃，都宜慎重，这不仅是多知道一些事物名称的问题。于是收集可供膳食、药物，或者可以作衣服、器具的各种畜或兽，作为兽部，共86种。该部分为五类：畜类、兽类、鼠类、寓类、怪类。《尔雅·释兽》有鼠属、寓属。邢昺注曰：猴类已经渐渐和人相像了，又寄寓在山林，所以把这些动物称之为寓属。

兽类已经全是哺乳动物，属于比较高级的动物。李时珍对此也有明确的定义："四足而毛"。人工驯养的兽就叫做"畜"。兽部号称是5类，实际只有4类，因为正文将寓类、怪类合在一起。畜类（28种），都是家养的动物（豕、狗、羊、牛、马、驼等），也包括这些动物的奶制品（酪、酥、醍醐等）、病理产物（牛黄、狗宝等）以及人工制品。兽类（38种），多为野兽，如狮、虎、犀、野马、野猪、熊、鹿、麋等，也包括一些海洋里的哺乳动物，如海獭、腽肭兽等。鼠类（12种），包括各种名字带有鼠字的动物以及鼬鼠（黄鼠狼）等。最后是寓类怪类（8种），寓类主要是猿猴等灵长类动物，其中有猕猴、狨、猿、猩猩、狒狒等。这是兽类最后一类，也是最接近人类的一类。李时珍这样的分类排列，确实令人惊叹他的观察与分析能力。至于"怪类"，都是根据传闻的记录。李时珍之所以要记录这些传闻，是因为他对不了解的东西，不敢轻易地否定或者删除。本着取材"不厌详悉"的编纂原则，他把这些材料也都收录起来，供后人参考。

16. 人部（52卷）

李时珍曰：《神农本草》人物惟发髲一种，所以别人于物也。后世方伎[1]之士，至于骨、肉、胆、血，咸称为药，甚哉不仁也。今于此部凡经人用者，皆不可遗。惟无害于义者，则详述之。其惨忍邪秽者则略之，仍辟断于各条之下。通计三十七种，不复分类。

【注释】（1）方伎：一作方技。《汉书·艺文志》将方技作为医经、经方、房中、神仙4类技术的总称。《明史·方伎传》以方伎泛指医、卜、星、相等术。但李时珍所称方技，常指追求长生不老神仙的一类炼丹养生术士、兼行巫术治疗的游医。

也简称为"方士"。

【解说】李时珍说:《神农本草》用人身上的东西做药,只有发髲(头皮屑)一种。这也是为了区别人不同于其他的东西。后世的方士把人的骨、肉、胆、血,都称之为药,这也太不人道了。现在的人部药,凡是过去有人用过的,那也不能漏收。只有那些在事理上不出格的药,本书才详细记录。至于那些残忍邪秽的药则简略记载,而且在各条之下还要明确是非,纠正谬误。这一部的药共37种,不再分类。

人部药包括人身上的某一部位(如乱发、爪甲、人骨、

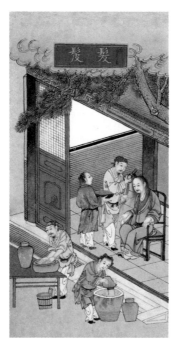

▲ 发髲(取自《补遗雷公炮制便览》)

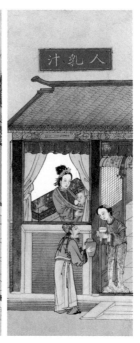

▲ 人乳(取自《补遗雷公炮制便览》)

人势、人胆、人肉等),或者是人体的正常分泌物及排泄物(如乳汁、妇人月水、口津唾、人精、人汗等)、病理产物(如癖石),甚至是利用人身排泄物制取的药物(如秋石),也包括与人相关的一些东西,如木乃伊、人傀(怪异的人)。人部的药大多属于迷信用药,对此李时珍也是极力反对的。例如李时珍对利用妇人月水做红铅,深恶痛绝,指责这是邪术。但此药毕竟是前人用过的药,为了尊重历史,李时珍还是悉数收载,内容则尽量简略,而且一定要加上自己的按语,指出其错误根源,纠正谬误。人部药里也有宝贝,例如秋石,鲁桂珍和李约瑟就认为是从人尿里提取出来的甾体性激素,这是医药化学史上的重大事件。此外,李时珍在"人傀"之下,长篇记载了各种畸胎、畸形、异常人、人的异常生理现象等,也是研究古代人类的重要史料。

人部是《本草纲目》16部的最后一部,这与当今动物分类学序列最后是人完全一致。虽然说16部的编排并非完全契合现代生物分类学,但其总的趋势是一致的。

二、主要本草文献与中药基本理论

导言

　　中药学有自己的历史、文献、理论体系、用药总则、配方形式等。这部分内容主要集中在《本草纲目》卷1、卷2（名为"序例"）。以下摘取其中涉及本草文献、药性理论、药效、制药方法等篇章原文，并简要解说，指出主要的看点。

1. 历代诸家本草

　　【提要】本节原文为《本草纲目》在内的42种古本草书的解说。在本草书中介绍所引用的前人本草典籍，既可帮助读者了解历代本草书形成发展的过程，也可以作为所编之书的引文出处说明。这一传统始于北宋《嘉祐补注本草》，此后被后世本草延续下来。《本草纲目》也保持了这一优良传统。以下选取该节重要本草著作16种。若其中文字过繁者，则予省略，用楷体"（中略）"或"（下略）"为标记。原文的引文出处简称，则在首出之处加注说明。

　　《神农本草经》〔掌禹锡[1]曰〕旧说《本草经》三卷，神农所作，而不经见，《汉书·艺文志》亦无录焉。《汉平帝纪》云：元始五年，举天下通知方术、本草者，所在轺传，遣诣京师。《楼护传》称：护少诵医经、本草、方术数十万言。本草之名盖见于此。唐李世勣等以梁《七录》载《神农本草》三卷，推以为始。又疑所载郡县有后汉地名，似张机、华佗辈所为，皆不然也。按《淮南子》云：神农尝百草之滋味，一日而七十毒。由是医方兴焉。盖上世未著文字，师学相传，谓之本草。两汉以来，名医益众，张、华辈始因古学附以新说，通为

▲ 《神农本草经》辑本（卢和）

编述,本草由是见于经录也。〔**寇宗奭**[(2)]曰〕《汉书》虽言本草,不能断自何代而作。《世本》、《淮南子》虽言神农尝百草以和药,亦无本草之名。惟《帝王世纪》云:黄帝使岐伯尝味草木,定《本草经》,造医方以疗众疾。乃知本草之名,自黄帝始。盖上古圣贤,具生知之智,故能辨天下品物之性味,合世人疾病之所宜。后世贤智之士,从而和之,又增其品焉。〔**韩保昇**[(3)]曰〕药有玉石、草、木、虫、兽,而云本草者,为诸药中草类最多也。

【注释】(1)掌禹锡:北宋地理学家、药学家。《嘉祐补注本草》(1060)的主持编修者。李时珍用作者之名代指其所编之书(以下人名皆同此例)。

(2)寇宗奭(shì):北宋《本草衍义》(1116)的作者。

(3)韩保昇:五代后蜀翰林学士。《蜀本草》(约938—964)的主持编修者。

【解说】《神农本草经》是中国现存最古老的药学著作,约成书于两汉之交。该书名之后引述了诸家对该书成书年代的意见,对"本草"一词含义的探讨,以及关于中国药学起源的几种说法。鉴于其内容在"导读篇"已有介绍,此处从略。《神农本草经》原书已不存,内容辗转保存在《证类本草》等书中。现代有多种辑复本。

《唐本草》〔时珍曰〕唐高宗命英国公李(世)勣等修陶隐居所注《神农本草经》,增为七卷。世谓之《英公唐本草》,颇有增益。显庆中,右监门长史苏恭[(1)]重加订注,表请修定。帝复命太尉赵国公长孙无忌等二十二人与恭详定。增药一百一十四种,分为玉石、草、木、人、兽、禽、虫鱼、果、米谷、菜、有名未用十一部,凡二十卷,目录一卷,别为《药图》二十五卷,《图经》七卷,共五十三卷,世谓之《唐新本草》。苏恭所释虽明,亦多驳误。礼部郎中孔志约序曰:(中略)既而朝议郎行右监门府长史骑都尉臣苏恭,摭陶氏之乖违,辨俗用之纰紊。遂表请修定,深副圣怀。乃诏太尉扬州都督监修国史上柱国赵国公臣无忌、大中大夫行尚药奉御臣许孝崇等二十二人,与苏恭详撰。窃以动植形生,因方舛性;春秋节变,感气殊功。离其本土,则质同而效异;乖于采摘,乃物是而时非。名实既爽,寒温多谬。用之凡庶,其欺已甚;施之君父,逆莫大焉。于是上禀神规,下询众议,

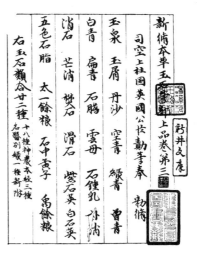

▲《新修本草》残卷(近代影印抄本)

普颁天下，营求药物。羽毛鳞介，无远不臻；根茎花实，有名咸萃。遂乃详探秘要，博综方术。《本经》虽缺，有验必书；《别录》虽存，无稽必正。考其同异，择其去取。铅翰昭章，定群言之得失；丹青绮焕，备庶物之形容。撰《本草》并《图经》、目录等，凡成五十四卷。庶以网罗今古，开涤耳目。尽医方之妙极，拯生灵之性命。传万祀而无昧，悬百王而不朽。

【注释】（1）苏恭：即苏敬，唐代医药学家。为修订《唐本草》的实际主持人。宋代官修本草为避宋太祖祖父赵敬名讳，将苏敬改称"苏恭"。故《纲目》或称《唐本草》为《苏恭本草》，并以"苏恭"作为《唐本草》注解的代称。

【解说】《唐本草》（649）又名《新修本草》，是中国古代第一部由官方组织人员编修的本草书，对后世本草影响很大。李时珍对该书的评价是"所释虽明，亦多驳误"。本条中所引《唐本草》孔志约序中有一段名言："因方舛性；春秋节变，感气殊功。离其本土，则质同而效异；乖于采摘，乃物是而时非。名实既爽，寒温多谬。用之凡庶，其欺已甚。"该段是说药物因为地区不同而具有不同的性质，因为采收季节的不同而会有不同的功效。因此如果药物离开原产地，可能形状还是老样子，但效果已经不一样。采集药物不按季节，药物外形虽然还是一样，但内部成分却有差别。——这成为后世强调"道地药材"的理论依据。《新修本草》原书全帙已佚，有残卷存世。全部内容保存在《证类本草》等书中。现代有多种辑复本。

《本草拾遗》〔禹锡曰〕唐开元中三原县尉陈藏器撰。以《神农本经》虽有陶、苏补集之说，然遗沉尚多，故别为序例一卷，拾遗六卷，解纷三卷，总曰《本草拾遗》。〔时珍曰〕藏器，四明人。其所著述，博极群书，精核物类，订绳谬误，搜罗幽隐，自《本草》以来，一人而已。肤谫之士，不察其该详，惟诮其僻怪。宋人亦多删削。岂知天地品物无穷，古今隐显亦异，用舍有时，名称或变，岂可以一隅之见，而遽讥多闻哉。如避虺雷、海马、胡豆之类，皆隐于昔而用于今；仰天皮、灯花、败扇之类，皆方家所用者。若非此书收载，何从稽考？此《本草》之书，所以不厌详悉也。

【解说】唐·陈藏器《本草拾遗》（739）是为补辑《唐本草》之遗逸而作，故名"拾遗"。该书取材收罗广泛，考辨药物精审，并首次以"十剂"为名，归纳了药物的10种功效。李时珍赞曰："博极群书，精核物类，订绳谬误，搜罗幽隐，自《本草》以来，一人而已"。李时珍编纂《本草纲目》，就是受该书的影响，确定了编写"《本草》之书，所以不厌详悉"的总原则。本条中李时珍充分表达了他对编纂本草的历史观："天地品物无穷，古今隐显亦异，用舍有时，名称或变。"因此收集本草资料应该尽可能地详尽，不能局限于"一隅之见"。《本草拾遗》原书已不存，内容辗转保存在《证类本草》等书中。现代有辑复本。

《蜀本草》〔时珍曰〕蜀主孟昶命翰林学士韩保昇等与诸医士，取《唐本草》参校增补注释，别为图经，凡二十卷，昶自为序，世谓之《蜀本草》。其图说药物形状，颇详于陶、苏也。

【解说】《蜀本草》（约938—964）为五代后蜀·韩保昇等撰。该书增加了很多药物考证的意见。《纲目》转引其中的内容时，经常用"韩保昇"、"保昇"来代指此书。《蜀本草》原书已不存，内容保存在《证类本草》中。现代有辑复本。

《开宝本草》〔时珍曰〕宋太祖开宝六年，命尚药奉御刘翰、道士马志等九人，取唐、蜀《本草》详校，仍取陈藏器《拾遗》诸书相参，刊正别名，增药一百三十三种，马志为之注解，翰林学士卢多逊等刊正。七年，复诏志等重定，学士李昉等看详。凡神农者白字，名医所传者墨字别之，并目录共二十一卷。（下略）

【解说】《开宝本草》（973—974）是我国第一部版刻本草书。为此该书变更了很多手抄本草书的旧例。例如手抄本草的朱、墨分书，在该书中变成了白字（阴文）与黑字（阳文）。因为马志负责注解，所以《纲目》引用时，经常用"马志"代指该书。《开宝本草》原书已不存，内容保存在《证类本草》中。现代有辑复本。

《嘉祐补注本草》〔时珍曰〕宋仁宗嘉祐二年，诏光禄卿直秘阁掌禹锡、尚书祠部郎中秘阁校理林亿等，同诸医官重修本草。新补八十二种，新定一十七种，通计一千八十二条，谓之《嘉祐补注本草》，共二十卷。其书虽有校修，无大发明。其序略云：《神农本草经》三卷，药止三百六十五种。至陶隐居又进《名医别录》，亦三百六十五种，因而注释，分为七卷。唐苏恭等又增一百一十四种，广为二十卷，谓之《唐本草》。国朝开宝中，两诏医工刘翰、道士马志等修，增一百三十三种，为《开宝本草》。伪蜀孟昶，亦尝命其学士韩保昇等稍有增广，谓之《蜀本草》。嘉祐二年八月，诏臣禹锡、臣亿等再加校正。臣等被命，遂更研核。（中略）旧药九百八十三种，新补八十二种，附于注者不预焉。新定一十七种，总新旧一千八十二条，皆随类附著之。英公、陶氏、开宝三序，皆有义例，所不可去，仍载于首卷云。

【解说】《嘉祐本草》（1060）全称《嘉祐补注神农本草》或《嘉祐补注本草》，以编成于嘉祐年间而命名。该书是北宋中期最为重要的官修本草，掌禹锡主持编纂。此书与下文的《图经本草》实为姐妹编。《嘉祐本草》重在资料汇集与整理，《图经本草》重在根据药物绘图与标本进行解说。该书保存了大量的宋以前本草书，许多重要的本草（如《药性论》《日华子本草》等）就是通过该书的引录保存下来。《纲目》转引时常用"掌禹锡"、"禹锡"来代指此书。《嘉祐本草》原书已不存，内容保存在《证类本草》中。现代有辑复本。

《图经本草》〔时珍曰〕宋仁宗既命掌禹锡等编绎本草，累年成书；又诏天下郡县，图上所产药物，用唐永徽故事，专命太常博士苏颂撰述成此书，凡二十一卷。考证详明，颇有发挥。但图与说异，两不相应。或有图无说，或有物失图，或说是图非。如江州菝葜乃仙遗粮，滁州青木香乃兜铃根，俱混列图；棠球子即赤爪木，天花粉即栝楼根，乃重出条之类，亦其小小疏漏耳。颂，字子容，同安人，举进士，哲宗朝位至丞相，封魏国公。

【解说】《本草图经》（1061）与上述《嘉祐本草》同时编纂，互相辅翼，由苏颂一人执笔，将从全国征集来的药物标本与药图整理考订，并汇集诸书及各地用药经验。该书中的药图是中国现存最早的版刻本草插图。李时珍对此书评价甚高，谓其"考证详明，颇有发挥"。但缺点是图和解说不是特别契合。《纲目》常在"苏颂"、"颂"名下引述该书。《图经本草》原书已不存，内容保存在《证类本草》中。现代有多种辑复本。

《证类本草》〔时珍曰〕宋徽宗大观二年，蜀医唐慎微取《嘉祐补注本草》及《图经本草》合为一书，复拾《唐本草》、《陈藏器本草》、孟诜《食疗本草》旧本所遗者五百余种，附入各部，并增五种。仍采《雷公炮炙》及《唐本》、《食疗》、陈藏器诸说收未尽者，附于各条之后。又采古今单方，并经、史、百家之书有关药物者，亦附之。共三十一卷，名《证类本草》。上之朝廷，改名《大观本草》。慎微貌寝陋而学该博，使诸家《本草》及各药单方，垂之千古，不致沦没者，皆其功也。政和中，复命医官曹孝忠校正刊行，故又谓之《政和本草》。

【解说】《证类本草》（约1098—1108）全称《经史证类备急本草》。宋·唐慎微编纂。该书是李时珍编纂《本草纲目》的基础或蓝本，故在《本草纲目》中经常被称为"旧本"。此书最突出的优点就是资料极为广博，保存了好几种今已散失的古代本草（如《雷公炮炙论》《食疗本草》等），是北宋本草集大成之作。据史料记载，该书的作者唐慎微相貌虽然丑陋，但学问渊博。李时珍称赞该书"使诸家《本草》及各药单方，垂之千古，不致沦没者，皆其功也。"《纲目》引用时，常用《证类》、"唐慎微"等来代指原书。《证类本草》今存多种刻本，其中又分《大观本草》《政和本草》（均为简称）两大类版本。

《日华诸家本草》〔禹锡曰〕国初开宝中，四明人撰。不著姓

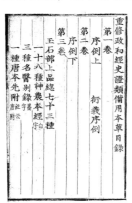
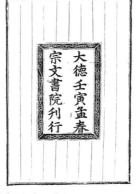

▲ 《证类本草》（政和本）

102

氏，但云日华子大明序。集诸家《本草》近世所用药，各以寒、温、性、味、华、实、虫、兽为类，其言功用甚悉，凡二十卷。〔时珍曰〕按《千家姓》，大姓出东莱，日华子盖姓大名明也。或云其姓田。未审然否。

【解说】《日华诸家本草》（约895—978）是一部非常实用的临床本草书。该书最大的特点是讲述当时的药物功效，而不是转引1000年前《神农本草经》的药物效用。作者是民间医生，有关他个人的材料很少。李时珍从《千家姓》有"大"这个姓，推导日华子姓大、名明。所以从《本草纲目》开始，该书又有了《大明本草》的别名。《纲目》中常用"大明"、"日华"、"日华子"来代指该书。《日华诸家本草》原书已不存，内容保存在《证类本草》中。现代有辑复本，称为《日华子本草》。

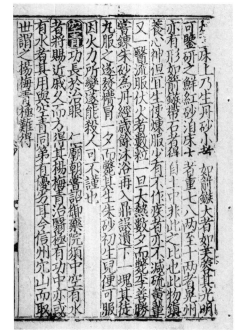

▲ 《本草衍义》书影

《本草衍义》〔时珍曰〕宋政和中，医官通直郎寇宗奭撰。以《补注》及《图经》二书，参考事实，核其情理，援引辨证，发明良多，东垣、丹溪诸公亦尊信之。但以兰花为兰草，卷丹为百合，是其误也。书及序例凡二十卷。平阳张魏卿以其说分附各药之下，合为一书。

【解说】《本草衍义》（1116）是北宋末的重要本草。作者寇宗奭是一名地方官吏，但对药物学极感兴趣。他利用为官的机会，在各地搜求访缉药物十余年，并亲自诊疗疾苦，调查药物炮制、采收等事。他在学习《嘉祐本草》《本草图经》时，对此二书中有未尽其理的地方，则加以考证。在此基础上，编成了《本草衍义》。此书最大的特点就是讲求实际，不尚空谈，有很多个人的新见解。所以李时珍对该书评价非常高，说它"参考事实，核其情理，援引辨证，发明良多"。在转引该书材料时，《纲目》常简称"衍义"，或标以"宗奭"。

《汤液本草》〔时珍曰〕书凡二卷，元医学教授古赵王好古撰。好古，字进之，号海藏，东垣高弟，医之儒者也。取《本草》及张仲景、成无己、张洁古、李东垣之书，间附己意，集而为此。别著《汤液大法》四卷、《医垒元戎》十卷、《阴证略例》《癍论萃英》《钱氏补遗》各一卷。

【解说】《汤液本草》（1298）的作者王好古是元代的医药教官，他是当时名医李东垣的弟子。他编过很多医药书籍，其中《汤液本草》是元代著名的临床药学著作，收集了张元素、李杲等多位名家的药学言论，因此是了解金、元时期药学的重要书籍。《纲目》从中转引材料时，常简称"汤液"，或用王好古的名字来代指该书。

《本草衍义补遗》〔时珍曰〕元末朱震亨所著。震亨，义乌人，字彦修，从许白云讲道，世称丹溪先生。尝从罗太无学医，遂得刘、张、李三家之旨而推广之，为医家宗主。此书盖因寇氏衍义之义而推衍之，近二百种，多所发明。但兰草之为兰花，胡粉之为锡粉，未免泥于旧说，而以诸药分配五行，失之牵强耳。所著有《格致余论》《局方发挥》《伤寒辨疑》《外科精要新论》《风水问答》诸书。

▲《本草衍义补遗》

【解说】《本草衍义补遗》（约14世纪中）的作者朱震亨是元代著名的医药学家，具有丰富的临床用药经验。朱氏倡导"滋阴降火"，因此被作为金、元四大家中的"滋阴派"领军人物。他的这本本草书虽然菲薄，但在用药、辨药方面的新见解很多，所以李时珍说该书"多所发明"。但李时珍也指出朱丹溪将五行学说套用来解说药理过于牵强，以及在少数药物的来源方面存在的错误。《纲目》引用时，常简称该书为"补遗"、"本草补遗"。

《救荒本草》〔时珍曰〕洪武初，周定王因念旱涝民饥，咨访野老田夫，得

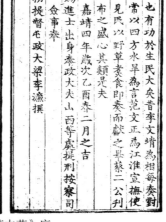

▲《救荒本草》序

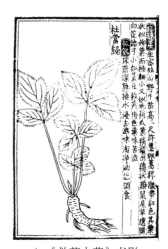

▲《救荒本草》书影

草木之根苗花实可备荒者四百四十种,图其形状,著其出产、苗叶、花子、性味、食法,凡四卷,亦颇详明可据。近人翻刻,削其大半,虽其见浅,亦书之一厄也。王号诚斋,性质聪敏,集《普济方》一百六十八卷、《袖珍方》四卷、诗、文、乐府等书。嘉靖中,高邮王盘著《野菜谱》一卷,绘形缀语,以告救荒,略而不详。

【解说】《救荒本草》(1406)作者是明代藩王周定王朱橚。李时珍原书将其误作周宪王(朱有敦)。所以文中的"号诚斋"乃周宪王的号。这不是一本关于用药的书,它是为饥荒年采集充饥果腹的可食植物而编写的。作者注重考察救荒植物的实际形态,所绘的图多根据写生,因此都辨认植物非常有价值。《纲目》从中汲取了很多辨别植物的资料。

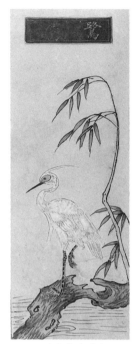

▲《食物本草》
（彩绘本）

《食物本草》〔时珍曰〕正德时,九江知府江陵汪颖撰。东阳卢和,字廉夫,尝取《本草》之系于食品者编次此书。颖得其稿,厘为二卷,分为水、谷、菜、果、禽、兽、鱼、味八类云。

【解说】《食物本草》(约1550)是明代流传很广的一种食疗本草。其中记载了很多新的药、食两用之物。其中包括一些不见于前人本草的种类。例如玉蜀黍(玉米)、蚕豆、米秕、白花菜、黄瓜菜等等。另外,该书分类中,有水、味两类,不见于前代本草,对李时珍设立水部、味类应该有所启发。《纲目》引用时常简称《食物》,或称"汪颖"、"颖"。

《本草纲目》明楚府奉祠敕封文林郎蓬溪知县蕲州李时珍东璧撰。搜罗百氏,访采四方。始于嘉靖壬子,终于万历戊寅,稿凡三易。分为五十二卷,列为一十六部,部各分类,类凡六十。标名为纲,列事为目。增药三百七十四种,方八千一百六十。

▲《本草纲目》（金陵本）

【解说】《本草纲目》(1552—1578)的编纂及全书的介绍,已经见于本书的"导读篇",这里不再重复。这一条是李时珍为自己的书写的介绍,没有任何炫耀之语,只是罗列了编撰的起止时间、卷数、分部类情况、体例、药品数与新增药品、方剂的数字。但这些确凿而又不凡的数字,证明《本草纲目》是无可争辩的伟大科技经典著作。

2. 三品分类

【提要】从本标题到"10.用药大法",为《本草纲目·序例·神农本草名例》中节取的内容。其中大字是《神农本草经》的内容,小字是后世医药学家的注释和阐发。这些总论是中国本草典籍中最早的理论论说,内容包括药物的三品分类法、配伍原则、七情、五味、四气、干燥、出产与鉴别、剂型、用药大法、服药法等。以下分别拟定内容标题,选择重点论说原文,并适当予以解说。

上药一百二十种为君,主养命以应天,无毒,多服久服不伤人。欲轻身益气,不老延年者,本上经。

中药一百二十种为臣,主养性以应人,无毒有毒,斟酌其宜。欲遏病补虚羸者,本中经。

下药一百二十五种为佐使,主治病以应地,多毒,不可久服。欲除寒热邪气,破积聚愈疾者,本下经。(中略)

〔陶弘景[1]曰〕今按上品药性,亦能遣疾,但势力和厚,不为速效,岁月常服,必获大益。病既愈矣,命亦兼申,天道仁育,故曰应天。一百二十种者,当谓寅、卯、辰、巳之月,法万物生荣时也。中品药性,疗病之辞渐深,轻身之说稍薄,祛患为速,延龄为缓,人怀性情,故曰应人。一百二十种,当谓午、未、申、酉之月,法万物成熟时也。下品药性,专主攻击,毒烈之气,倾损中和,不可常服,疾愈即止,地体收杀,故曰应地。一百二十五种者,当谓戌、亥、子、丑之月,法万物枯藏时也,兼以闰之盈数焉。若单服或配隶,自随人患,参而行之,不必偏执也。(中略)

〔时珍曰〕《神农本草》,药分三品。陶氏《别录》[2]倍增药品,始分部类。唐、宋诸家大加增补,兼或退出。虽有朱、墨之别,三品之名,而实已紊矣。或一药而分数条,或二物而同一处;或木居草部,或虫入木部;水土共居,虫鱼杂处;淄渑罔辨,玉砾不分;名已难寻,实何由觅。今则通合古今诸家之药,析为十六部。当分者分,当并者并,当移者移,当增者增。不分三品,惟逐各部。物以类从,目随纲举。每药标一总名,正大纲也。大书气味、主治,正小纲也。分注释名、集解、发明,详其目也。而辨疑、正误、附录附之,备其体也。单方又附于其末,详其用也。大纲之下,明注本草及三品,所以原始也。小纲之下,明注各家之名,所以注实也。分注则各书人名,一则古今之出处不没,一则各家之是非有归,虽旧章似乎剖析,而支脉更觉分明。非敢僭越,实便讨寻尔。

【**注释**】（1）陶弘景：梁代道家、医药学家。其生卒年为公元456—536年。字通明，丹阳秣陵（今江苏南京）人。青年时曾在南齐朝廷为诸王侍读。后辞官入茅山修炼，研究医药。自号华阳隐居，故人称"陶隐居"。曾将当时各种不同的《神农本草经》抄本，以及魏晋间名医续补的内容（即《名医别录》）按一定的体例整理成书，并加上自己的注释，而成《本草经集注》7卷。该书首次打破《神农本草经》三品分类法，将药品按自然属性分为玉石、草木、虫兽、果、菜、米食等部。陶氏对药性理论、药物名实考订有许多新的见解。

（2）陶氏《别录》：李时珍将《别录》作为陶弘景所撰，是一个错误。《别录》即《名医别录》，乃魏晋间名医就《神农本草经》所补之新说与新药。陶弘景整理了《神农本草经》《名医别录》，但又增添了陶氏对药性理论与药物的注释，成为《本草经集注》。李时珍不言陶氏有《本草经集注》，而称陶氏撰《名医别录》，混淆二书。

【**解说**】本条有两大内容，其一是《神农本草经》的三品分类法，其二是李时珍对《本草纲目》中"纲目"体例的说明。

本条中的大字是《神农本草经》药分三品的原则与内容。三品分类是最原始的药物分类法，其基础是药性功能。从其中的"养命"、"养性"、"轻身益气、不老延年"等用语，可见明显受道家用药的影响。道家服用药物以求长生不老，因此凡是他们认为可以"不老延年"的"养命"药，就列为上品。其他治疗用的药物则分别根据他们的毒性和作用被列为中、下品。这种三品分类分别对应于天、人、地，有学者认为是汉代天地人"三才"思想的影响，也是社会分等级在药书中的反映。陶弘景对此三品予以解说，他特别提到"若单服或配隶，自随人患，参而行之，不必偏执也"。意思是在运用单味药或者配方使用来治病的时候，要根据病人的情况灵活处理，不能固执三品之说。三品分类法极为粗糙，受人为因素影响太大。后世药品越来越多，三品分类法无法适应本草发展需要。所以陶弘景在《本草经集注》中就已经打破三品分类法，采用了自然属性分类法。这一分类经唐、宋本草不断细致化，到《本草纲目》已经发展到了古代本草分类的极致境界。

李时珍在对三品分类的注释中，阐发了他采用"纲目"体例编写《本草纲目》的理由与具体方法。他认为前人本草在分类方面已经是"淄渑罔辨，玉珷不分；名已难寻，实何由觅？"也就是说药物混淆现象非常厉害，影响到药物的名实考订，因此他决定采用"不分三品，惟逐各部。物以类从，目随纲举"的办法来重新分类整理众多的药物。关于李时珍的"纲目"体例，参见本书"导读篇"中"纲举目张的编写体例与特色"。

3. 君臣佐使

药有君、臣、佐、使，以相宣摄。合和宜一君、二臣、三佐、五使，又可一君、三臣、九佐使也。

〔弘景曰〕用药犹如立人之制，若多君少臣，多臣少佐，则气力不周也。然检仙经、世俗诸方，亦不必皆尔。大抵养命之药多君，养性之药多臣，疗病之药多佐，犹依本性所主而复斟酌之。上品君中复有贵贱；臣佐之中亦复如之。所以门冬、远志，别有君臣；甘草国老，大黄将军，明其优劣，皆不同秩也。

〔岐伯[1]曰〕方制君、臣者，主病之谓君，佐君之谓臣，应臣之谓使，非上、中、下三品之谓也，所以明善恶之殊贯也。

〔张元素[2]曰〕为君者最多，为臣者次之，佐者又次之。药之于证，所主同者，则各等分。或云力大者为君。

〔李杲[3]曰〕凡药之所用，皆以气味为主。补泻在味，随时换气，主病为君。假令治风，防风为君；治寒，附子为君；治湿，防己为君；治上焦热，黄芩为君；中焦热，黄连为君。兼见何证，以佐使药分治之，此制方之要也。《本草》上品为君之说，各从其宜尔。

【注释】（1）岐伯：传说中黄帝时代的侍臣，精于医药。《黄帝内经》即采用黄帝、岐伯君臣对话问难形式写成。故标以"岐伯"，表示此文出自《黄帝内经》。

（2）张元素：金代著名医学家。字洁古。易州（今河北易县）人，约生活于12—13世纪间。撰《洁古珍珠囊》，为简要临床实用本草书。另有医药书籍多种。李时珍崇尚张元素，称赞他"大扬医理，《灵》《素》之下，一人而已"。

（3）李杲：金元间医学家（1180—1251）。字明之，号东垣。真定（今河北正定）人。受业于张元素，尽得其学。撰医药书多种，包括《用药法象》一书。时珍对李杲亦推崇备至，在药性理论方面多引其说。

【解说】本条内容为药物的君、臣、佐、使。药分君、臣、佐、使，是把药物的作用借鉴社会组织形式予以表达。对具有不同作用的药物，分别使用不同的社会角色名称。这就是陶弘景注解所说的："用药犹如立人之制。"意思是用药和社会用人的制度差不多。但古代的药分君、臣，有两家的意见，一种是道家说，一种是医家说。

所谓道家说，见于《神农本草经》三品药，上药为君，中药为臣，下药为佐、使。这种划分君臣法立足点是药物的性质与功效（善、恶，有毒、无毒等）。陶弘景支持这种说法。

所谓医家说，见于《素问》（即本条的"岐伯曰"）："主病之谓君，佐君之为臣，应臣之为使，非上下三品之谓也。"也就是说治病的主要药物就是君药，帮助主药的就是臣药。李杲注释里也是这种意见。但张元素则以用量的大小来决定君臣。

至于君、臣、佐、使具体配合方式，总的原则是君少臣多，这和社会等级结构也很相似。所以陶弘景解释说："若多君少臣，多臣少佐，则气力不周也。"至于《神农本草经》所说的君、臣、佐、使的数量比例，只是古代早期的一种说法，后世医家基本不按此比例来配伍用药。

4. 用药部位

药有阴阳配合，子母兄弟。（中略）根茎花实，苗皮骨肉。

〔**元素曰**〕凡药根之在土中者，中半已上，气脉之上行也，以生苗者为根；中半已下，气脉之下行也，以入土者为梢。病在中焦与上焦者用根，在下焦者用梢，根升梢降。人之身半已上，天之阳也，用头；中焦用身；身半已下，地之阴也，用梢。乃述类象形者也。

〔**时珍曰**〕草木有单使一件者，如羌活之根，木通之茎，款冬之花，葶苈之实，败酱之苗，大青之叶，大腹之皮，郁李之核，檗木之皮，沉香之节，苏木之肌，胡桐之泪，龙脑之膏是也。有兼用者，远志、小草、蜀漆、常山之类是也。有全用者，枸杞、甘菊之类是也。有一物两用者，当归头尾，麻黄根节，赤白茯苓，牛膝春夏用苗、秋冬用根之类是也。羽毛、鳞介、玉石、水火之属，往往皆然，不可一律论也。

【解说】《神农本草经》中提到药物有"阴阳配合，子母兄弟"的关系，这是一种已经失传的中药理论。在用药时，要考虑到药物之间关系。古代这种理论则把各种药物比喻成一个家庭，有阴阳夫妻配合，也有母子关系、兄弟关系。但这种理论的具体运用没有能得到后世药家的认可，因此逐渐衰落，最终失传，只留下了一两句话。

《神农本草经》还提到药有"根茎花实，苗皮骨肉"，是说药物并不都是使用一个部位，它的根、茎、花、实，苗、皮、骨、肉，都能成为药用。李时珍继续阐发补充了这一内容，他说有的植物药只使用一个部位，如羌活用根，木通用茎之类。但有的可以"兼用"，例如远志用根，其全草即"小草"。有"全用"者，例如枸杞的根、叶、果实都可以用。还有"一物两用"的，就是一个药再细分，例如一根当归分成当归头、当归尾；一棵麻黄分成麻黄根、麻黄节等等。李时珍认为这些都是正常现象，不能千篇一律对待。这种看法是比较现实客观的。虽然当归分头、身、尾至今还有争论，但将麻黄分茎、节、根使用，多数医家仍然遵循这一用药法。

本条注释中，张元素提到"根升梢降"的问题，这是古代常用的象形比类思维法的产物。按这种用药理论，即便是同一条根，也要讲究与人身的疾病对应起来。病在中焦、上焦者用根的上部和中部，病在下焦者用根的尾梢部。金元时期的医家，比较讲究将天地、人身、药物互相联系起来思考问题。所以他们认为，人的上半身，属于天、属于阳，因此用药也要用上半截（所谓根头）。下半身属于地、属于阴，用药也要用根的尾部。当然这样的说法比较抽象，于是张元素用根的气脉上行、下行来解释这个问题。但中医实际用药并没有多少人遵循这样机械的对应法。至今留下来的此类用药法残迹，是当归分头、身、尾，甘草梢治茎中（尿道）涩痛。分部对应人体的用药法是否合理，后世仍有争论。但可以肯定的是，这样的理论并不适应多数药物。

5. 七情、十八反

有单行者，有相须者，有相使者，有相畏者，有相恶者，有相反者，有相杀者。凡此七情，合和视之。当用相须相使者良，勿用相恶相反者。若有毒宜制，可用相畏相杀者。不尔，勿合用也。

〔保昇曰〕《本经》三百六十五种中：单行者七十一种，相须者十二种，相使者九十种，相畏者七十八种，相恶者六十种，相反者十八种，相杀者三十六种。凡此七情，合和视之。

〔弘景曰〕今检旧方用药，亦有相恶相反者。如仙方甘草丸有防己、细辛，俗方玉石散用栝楼、干姜之类，服之乃不为害。或有制持之者，譬如寇、贾辅汉，程、周佐吴，大体既正，不得以私情为害。虽尔，不如不用尤良。半夏有毒，须用生姜，取其相畏相制也。

〔宗奭曰〕相反为害深于相恶者，谓彼虽恶我，我无忿心，犹如牛黄恶龙骨，而龙骨得牛黄更良，此有以制伏故也。相反者，则彼我交仇，必不和合。今画家用雌黄、胡粉相近，便自黯妒，可证矣。

〔时珍曰〕药有七情：独行者，单方不用辅也。相须者，同类不可离也，如人参、甘草，黄檗、知母之类。相使者，我之佐使也。相恶者，夺我之能也。相畏者，受彼之制也。相反者，两不相合也。相杀者，制彼之毒也。古方多有用相恶相反者。盖相须、相使同用者，帝道也。相畏、相杀同用者，王道也。相恶、相反同用者，霸道也。有经有权，在用者识悟尔。

【解说】本条主要内容为药物"七情"配伍方式。其中涉及著名的"十八反"理论。

所谓"七情"，就是药物运用的七种方式（单行、相须、相使、相畏、相恶、相反、相杀）。为什么药物的配伍要用"七情"一词来概括？这是因为在药物发展的早期，人们把药物配合与社会人际关系对应起来看问题。社会上人与人之间的合作，有愿意孤家寡人行事者（所谓"单行"），有性情合得来的，可以互利、互补（所谓"相须、相使"）；合不来的，出现互相惧怕、互相厌恶情绪（所谓"相畏、相恶"），也有势不两立、见面就斗的冤家（所谓"相反"），或互相克制、牵制者（所谓"相杀"）。社会上善于用人者，要区分"七情"，趋利避害、因势利导、协调搭配，以利于发挥各人最大的作用。善于用药者也是如此，某些药"脾气"相投，相处和谐，配合得好，就让它们一起作用，反之就不要将它们配合在一起。早期药理乃从人理推演而来，所以借用人际关系的"七情"来代称药物配伍的不同形式。

中药运用有一句名言："用药如用兵"，那是指治疗疾病时如何审时度势，调配药物，一致对外，克敌制胜。但在组织自身力量的时候，就要考虑用人的艺术。"七情"属于后者，从这个意义上来说，用药也如用人。熟悉药物的"七情"，不仅对配伍组方有用，就是平时炮制药物，也多采用。这方面的例子很多，例如陶弘景说："半夏有毒，须用生姜，取其相畏相制也。"则利用了药物相畏的关系。所以李时珍说："相杀者，制彼之毒也"

关于药物配伍关系的具体说明，本条陶弘景、寇宗奭、李时珍的阐发中，已经说得很清楚了，可以参考。这里谈谈属于"七情"范围的"十八反"问题。

本条中"保昇曰"（韩保昇）计算了"七情"关系的药物数目（详细数字见上文）。这些数字的取得，是以《雷公药对》的记载为依据。《雷公药对》大约成书在汉代，记载了药物之间的使、反、畏、恶、忌、胜等关系。其文字出现在《名医别录》以后、陶弘景注解以前。《本草纲目》注明"徐之才"是错的。例如甘草条下：

〔徐之才曰〕术、苦参、干漆为之使，恶远志，反大戟、芫花、甘遂、海藻。

五代时的韩保昇把药物反、畏等内容进行统计，但他没有想到的是，他统计的"相反者十八种"成了后世中医的金科玉律，而其他七情内容则无人理睬。要说起来，这就是通俗歌诀的作用。大约在南宋时，有人把十八种相反的药物编成了歌诀，以后逐渐演化成凡是学医者必须首先背诵的一首"十八反歌"

"本草明言十八反，半蒌贝蔹及攻乌。藻戟遂芫俱战草，诸参辛芍叛藜芦。"（出元·张子和《儒门事亲》）

这十八味反药分三组，依次是：半夏、瓜蒌、贝母、白蔹及与乌头相反；海藻、大戟、甘遂、芫花，与甘草相反；五参（人参、丹参、沙参、玄参、苦参）、细辛、芍药与藜芦相反。

十八反歌广为流行，但没有多少人切实了解"相反"的真实含义。所以到后来，"十八反"在一般人心目中成了绝对的禁忌，似乎相反药一配合用就会毒死人。这是一个大误解。

"十八反"具体内容大约起源于汉代。所谓相反，是指两药同用，就像两个死对头那样，所谓"彼我交仇，必不和合"，无法达到共同配伍治疗疾病的目的，反而会因为两药相反而出现副作用。但这并不意味着一定会产生剧毒、致人死命。在2000多年前的这种"相反"记载，还有待实践验证。例如海藻与甘草，后世公认这两药即便合用，也没有什么危害。早在梁·陶弘景时，已经通过文献记载，发现相反、相恶药也可同用的先例："今检旧方用药，亦有相恶相反者。如仙方甘草丸有防己、细辛，俗方玉石散用栝楼、干姜之类，服之乃不为害。"可见医家们甚至可以利用反药产生的激烈作用来治疗疾病。李时珍在"甘遂"条下记载了相反药同用的几个例子：

〔时珍曰〕……张仲景治心下留饮，与甘草同用，取其相反而立功也。刘河间《保命集》云：凡水肿服药未全消者，以甘遂末涂腹，绕脐令满，内服甘草水，其肿便去。又王璆《百一选方》云：脚气上攻，结成肿核，及一切肿毒。用甘遂末，水调傅肿处，即浓煎甘草汁服，其肿即散。二物相反，而感应如此。

更值得注意的是，一般人只会读十八反歌，并不理解其中的详细意义。例如"诸参辛芍反藜芦"，没有多少人知道其中的"诸参"究竟是哪几种带有"参"的药物。所以后世有的本草上见到带"参"字的药就注明"反藜芦"，结果无论该药出现在什么时代，都人为赋予它"反藜芦"的禁忌——这是毫无道理的。药物的相反与否，需要临床经验，不是避名讳。不同时代产生的药物，不能被纳入本来就有限制的理论中去。"诸参"只有五种"参"，而且人参只用五加科的人参，不包括后来的党参、太子参、西洋参等等。如果把所有带"参"字的药都算作反藜芦，那十八反早就不成为十八反，而应该膨胀为数十个反了。大戟在十八反产生的时代，使用的是大戟科有毒的大戟，不是现在多用的没什么毒性的茜草科红芽大戟。演戏的角色不能弄错时代，不能出现关公战秦琼。药物理论也是一样，不能不注意该理论所含药物的时代性。所以把十八反妖魔化、扩大化，都是不合适的。

附带一提的是，李时珍在《本草纲目》卷2设立了"相反诸药"一节，列举了36种反药。除十八反以外，还增加以下相反的对子：

大戟反芫花、海藻。藜芦反狸肉。河豚反煤焰、荆芥、防风、菊花、桔梗、甘草、乌头、附子。蜜反生葱。柿反蟹。

不过这些增加的内容多数实用性极小。狸肉本来就难得有人吃，藜芦、河豚都是有毒的，服用的人本来就极少，就是中毒了也难说就是相反药的作用，所以意义不大。倒是蜜反生葱、柿反蟹，经常可能同吃。同吃后有何副作用，还有待进一步验证。

6.四气、五味

药有酸、咸、甘、苦、辛五味，又有寒、热、温、凉四气。

〔宗奭曰〕凡称气者，是香臭之气。其寒、热、温、凉，是药之性。且如白鹅脂性冷，不可言气冷也。四气则是香、臭、腥、臊。如蒜、阿魏、鲍鱼、汗袜，则其气臭；鸡、鱼、鸭、蛇，则其气腥；狐狸、白马茎、人中白，则其气臊；沉、檀、龙、麝，则其气香是也。则气字当改为性字，于义方允。

〔时珍曰〕寇氏言寒、热、温、凉是性，香、臭、腥、臊是气，其说与《礼记》文合。但自《素问》以来，只以气味言，卒难改易，姑从旧尔。

〔好古曰〕味有五，气有四。五味之中，各有四气。如辛则有石膏之寒，桂、附之热，半夏之温，薄荷之凉是也。气者天也，味者地也。温热者天之阳，寒凉者天之阴；辛甘者地之阳，咸苦者地之阴。本草五味不言淡，四气不言凉，只言温、大温、热、大热、寒、大寒、微寒、平、小毒、大毒、有毒、无毒，何也？淡附于甘，微寒即凉也。

【解说】《神农本草经》最早记载药物有"四气"、"五味"。这是中药药性理论的核心。

为什么在药物发展的早期，要把寒、热、温、凉称之为"四气"？这个"气"字，实际上直接借鉴了当时人们对自然季节气候变化的认识。冬寒、夏热、春温、秋凉，这四种气候的特点被用来划分药物的性质及程度。在用药实际中，有的药物服用之后可以立即使人感到温暖（如酒、姜、桂等），或者能治疗寒性的疾病，这类药性自然属于温热；有的药物入口清凉，服后不会使身体有温热感，甚至还觉得比平时畏寒，或能治疗热性的疾病，那么这类药物的性质就属于寒（如大黄、凝水石、石膏等）。

《神农本草经》具体的药物之下，据统计（括号中为药数）有寒（99）、微寒（26）、小寒（1）、平（131）、微温（20）、温（79）、大热（1）。其中"平"性药甚多，却不在四气之类。"凉"为四气，却不见于具体药物之下（"热"药也极少）。这些都映证了"四气"理论并不是直接根据具体药物性质归纳出来的，而是借鉴气候术语，所以无法与《神农本草经》各论里的具体药物性质完全贴合。

北宋时寇宗奭认为"四气"的"气"字用得不好，按他的意思"凡称气者即是香臭之气；其寒、热、温、凉则是药之性"，主张"气"字"当改为性字，于义方允"。这是由于他不知道"四气"一词原本就是借用。气候中的四气，体现了阴阳的变化，用于药性，自然也就将阴阳学说贯穿其中。李时珍同意寇宗奭的意见，但又说"卒难改易，姑从旧尔"，意思是约定成俗，积重难返，也就将错就错了。其实如果理解了"四气"的原始用法，则"四气"其实不错，不改也未尝不可。现代"四气"与"四性"都有使用者，意思一样。

四气、五味的归纳，受到了古代阴阳五行学说的影响。王好古就指出实际的味和气已经超出了四、五的数字限制了。所谓"本草五味不言淡，四气不言凉"，说明理论有时与实际使用还是有差距的。四气、五味只是一个约数，表明药物具有多种性质和味道而已，不能拘泥。

7. 毒与毒药用法

有毒及无毒。

〔**岐伯曰**〕病有久新，方有大小，有毒无毒，固宜常制。大毒治病，十去其六；常毒治病，十去其七；小毒治病，十去其八；无毒治病，十去其九。谷、肉、果、菜，食养尽之，无使过之，伤其正也。〔**又曰**〕耐毒者以厚药，不胜毒者以薄药。

〔**王冰**(1)**曰**〕药气有偏胜，则脏气有偏绝，故十分去其六、七、八、九而止也。

若用毒药疗病，先起如黍粟，病去即止，不去倍之，不去十之，取去为度。(2)

〔**弘景曰**〕今药中单行一两种有毒，只如巴豆、甘遂、将军，不可便令尽剂，如经所云：一物一毒，服一丸如细麻；二物一毒，服二丸如大麻；三物一毒，服三丸如胡豆；四物一毒，服四丸如小豆；五物一毒，服五丸如大豆；六物一毒，服六丸如梧子；从此至十，皆以梧子为数。其中又有轻重，且如狼毒、钩吻，岂如附子、芫花辈耶？此类皆须量宜。〔**宗奭曰**〕虽有此例，更合论人老少虚实，病之新久，药之多毒少毒，斟量之，不可执为定法。

【注释】（1）王冰：唐代医家。号启玄子。生活于7、8世纪间。仕唐为太仆令，人称王太仆。宝应元年（762）补注《黄帝素问》。《纲目》引"王冰曰"，均为《素问》王冰注的内容。

（2）若用毒药……取去为度：这一段《神农本草经》文字及注文，原不与"有毒无毒"连在一起。因其均与毒药有关，故挪至此一并解说。

【解说】《神农本草经》建立的药性理论，除四气五味之外，还有药物的毒性问题。原文只有几个字"有毒、无毒"。后世把无毒称为"良"，因此药物的有毒无毒，也可简称"良毒"。

中药的"毒"，不完全等同于现代药物的"毒"。中医的毒药有两层含义。其一是真正的毒药，比较小的用量就能引起中毒，导致功能障碍、疾病，甚至死亡。中药里的砒霜、乌头、狼毒、钩吻、番木鳖等都属于真正的毒剧药物。其二是药物的偏性。无论寒性、热性，只要是大寒、大热，或者用量过多、时间过久，也能有"毒"。中医素有"是药三分毒"的说法，指的就是所有的药物都有一定的偏性。中医用药依靠药物的偏性来纠正人体的偏性。正因为凡药物都有偏性，所以不能随意用药、过量或长久用药。《素问》里说："久而增气，物化之常。气增而久，夭之由也。"任何一样东西，用久了其偏性都会累积起来。久而久之，就会引起损伤。唐代孙思邈说："药性刚烈，犹若御兵。兵之猛暴，岂容妄发？发用乖宜，损伤处众。药之投疾，殃滥亦然。"意思是用药如同用兵，军队是猛暴的，一个国家不能轻易动用军队，一名医生也不能随意下药，否则就会产生祸患。

但有病还是需要用药的。良药苦口利于病，毒药用得好也能治病。完全没有毒的药物，固然可以避免损伤，但也可能治不好什么病。后人把那种只会开平淡和缓药物的医生称之为"果子医"，因为他们开的药与水果差不多。为了充分利用毒药治病的特性，《内经》与《神农本草经》提出了使用毒药的几个原则：

① 注意不同体质。人有"耐毒"者，有"不胜毒者"。根据不同的体质，决定给"厚药"（气味浓厚，作用猛烈）还是"薄药"（气味单薄，作用缓和）。

② 用毒不尽剂。这就是岐伯说的"大毒治病，十去其六"。用毒药不能用足了，用够了，不能等到把病灶彻底消除再停药。毒药可以去病，也可以伤人。所以用毒药要根据毒性大小，决定用药的持续时间。毒性小，用的时间可以更长。病去大半，剩下的可以通过调养身体来达到完全康复的目的。

③ 用量循序渐进，病去即止。这就是《神农本草经》说的"先起如黍粟，病去即止，不去倍之，不去十之，取去为度。"陶弘景的注释对毒药用量有更细致的说明。

④ 辨证用毒。北宋时的寇宗奭认为，用毒药虽然从小量开始增加，但更要考虑患者的年龄老、少，体质虚实，疾病的新、久，药物毒性的强烈程度，随机应变。这是使用毒药最好的办法了。

8. 采造、道地与真伪、新陈

阴干暴干，采造时月、生熟。

〔**弘景**曰〕凡采药时月，皆是建寅岁首，则从汉太初后所记也。其根物多以二月、八月采者，谓春初津润始萌，未充枝叶，势力淳浓也。至秋枝叶干枯，津润归流于下也。大抵春宁宜早，秋宁宜晚。花、实、茎、叶，各随其成熟尔。岁月亦有早晏，不必都依本文也。所谓阴干者，就六甲阴中干之也。又依遁甲法，甲子旬阴中在癸酉，以药着酉地也。实不必然，但露暴于阴影处干之尔。若可两用，益当为善。

〔**孙思邈**[1]曰〕古之医者，自解采取，阴干暴干皆如法，用药必依土地，所以治病十愈八九。今之医者，不知采取时节，至于出产土地，新、陈、虚、实，皆不悉，所以治病十不得五也。

〔**马志**曰〕今按法阴干者多恶，如鹿茸阴干悉烂，火干且良。草木根苗，九月以前采者，悉宜日干；十月以后采者，阴干乃好。

〔**时珍**曰〕生产有南北，节气有早迟，根苗异收采，制造异法度。故市之地黄以锅煮熟，大黄用火焙干，松黄和蒲黄，樟脑杂龙脑，皆失制作伪者也。孔志约云：动植形生，因地舛性；春秋节变，感气殊功，离其本土，则质同而效异，乖于采取，则物是而时非。名实既虚，寒温多谬，施于君父，逆莫大焉。

〔**嘉谟**曰〕医药贸易多在市家。谚云：卖药者两眼，用药者一眼，服药者无眼。非虚语也。古圹灰云死龙骨，苜蓿根为土黄芪，麝香捣荔核挼藿香，采茄叶杂煮半夏为玄胡索，盐松梢为肉苁蓉，草仁充草豆蔻，西呆代南木香，熬广胶入荞面作阿胶，煮鸡子及鱼枕为琥珀，枇杷蕊代款冬，驴脚胫作虎骨，松脂混麒麟竭，番消和龙脑香。巧诈百般，甘受其侮，甚致杀人。归咎用药，乃大关系，非此寻常，不可不慎也。

土地所出，真伪陈新，并各有法。

〔**弘景**曰〕诸药所生，皆的有境界，秦、汉已前，当言列国。今郡县之名，后人所增尔。江东以来，小小杂药，多出近道，气力性理，不及本邦。假令荆、益不通，则全用历阳当归、钱塘三建，岂得相似？所以疗病不及往人，亦当缘此。又且医不识药，惟听市人，市人又不辨究，皆委采送之家。采送之家，传习造作，真伪好恶，并皆莫测。所以锺乳醋煮令白，细辛水渍使直，黄芪蜜蒸为甜，当归酒洒取润，蜈蚣朱足令赤，螵蛸胶于桑枝，以胝床当蘼芜，以荠苨乱人参。此等既非事实，合药不量剥除。只如远志、牡丹，才不收半；地黄、门冬，三分耗一。凡去皮除心之属，分两不应，不知取足。王公贵胜合药之日，群下窃换好药，终不能觉。以此疗病，固难责效。

〔**宗奭**曰〕凡用药必须择土地所宜者则真，用之有据，如上党人参、川西当归、齐州半夏、华州细辛。东壁土、冬月灰、半天河水、热汤、浆水之类，其物至微，其用至广，盖亦有理。若不能究厥理，治病徒费其功。

〔**杲**曰〕陶隐居《本草》言狼毒、枳实、橘皮、半夏、麻黄、吴茱萸皆须陈久者良，其余须精新也。然大黄、木贼、荆芥、芫花、槐花之类，亦宜陈久，不独六陈也。凡药味须要专精。至元庚辰六月，许伯威年五十四，中气本弱，病伤寒八九日，热甚，医以凉药下之，又食梨，冷伤脾胃，四肢逆冷，时发昏愦，心下悸动，吃噫不止，面色青黄，目不欲开。其脉动中有止，时自还，乃结脉也。用仲景复脉汤加人参、肉桂，急扶正气。生地黄减半，恐伤阳气。服二剂，病不退。再为诊之，脉证相对。因念莫非药欠专精陈腐耶？再市新药与服，其证减半，又服而安。凡诸草、木、昆虫，产之有地；根、叶、花、实，采之有时。失其地，则性味少异；失其时，则气味不全。又况新陈之不同，精粗之不等。倘不择而用之，其不效者，医之过也。唐·耿湋诗云："老医迷旧疾，朽药误新方"。是矣。

【注释】（1）孙思邈：唐代著名医家（581—682）。著《千金要方》《千金翼方》。本节所引其言，取自《千金要方》。

【解说】本条内容关系到药物的采收、干燥、贮藏、道地药材、真伪鉴别等多个方面，记载了很多精辟的论说，以及生动的民间谚语。《神农本草经》对这些药材生产问题只提到了几个方面（阴干暴干、采造时月、生熟、土地所出、真伪陈新），但没有进一步展开讨论。后世医家补充了大量的细节。

① 采药时月：陶弘景所说，关键在于要根据所采药物的部位，决定采集收获的季节。植物的根要在春初枝叶未萌动之前，或者在入秋枝叶落尽之后，因为只有这两个季节，根部才能保持"势力淳浓"。用现代的话来说，就是有效成分含量最高。花、实、茎、叶要在它们最成熟的时候采取，也是同样的道理。

② 药分道地：道地药材是中药的一个特色。我国药学家们很早就注意到药物与所产地区关系的问题。陶弘景指出，"诸药所生，皆的有境界"，不同产地的药材，质量不一样，直接影响到疗效。孙思邈说"用药必依土地"，孔志约说："动植形生，因地舛性。离其本土，则质同而效异。"可见古代医药学家对药物的产地十分重视。不同地区土壤、气候，都会对药物所含成分有所影响。再者，不同产地的药物，也可能是药名相同，物种有别。因此讲究道地药材，并非没有道理。

③ 药材辨真伪：在南北朝以前的医家，多数自己也能采药。但随着医药的发达，分工日益细致，医和药开始分家。当地的药农或普通百姓负责药物的采集和简单处理，专门的药商将这些药材集中以后进行炮制，再提供给医家使用。在这些环节里，就可能出现伪造。药品也是特殊的商品，物以稀为贵，商品讲究外形包装，由此会出现种种的影响质量的问题。本节陶弘景仔细分析了市场上"真伪好恶，并皆莫测"的种种表现，指出药材的伪劣是一个很严重的问题，"以此疗病，固难责效"。

明代药学家陈嘉谟提到一句民谚："卖药者两眼，用药者一眼，服药者无眼。"

意思是卖药的人知道药物的来历，又知道药物的用处，恰如人有两只眼。但用药的医生只懂药性，不知道药物的来历，因此等于只有一只眼。服药的病人最可怜，医生让吃什么药就吃什么药，完全是瞎子。陈嘉谟也列举了很多药材作伪的表现，提醒人们要注意辨别药材的真伪和优劣。

④ 药材分新陈：保证药物的质量，除上述采集时节、道地生产、真伪辨别之外，还有与药物"新、陈"的问题。多数药材讲究用"精新"，即不要贮藏太久。久则气味散尽，或虫蠹霉变，都影响到质量。但也有少数药物必须久贮，才能入药。例如狼毒，久则毒性减弱。枳实、橘皮等药，久贮其气味就会变得醇厚。所以橘皮又叫"陈皮"。有六味药特别讲究"陈旧"，俗称"六陈"（狼毒、枳实、橘皮、半夏、麻黄、吴茱萸）。元代的名医李杲又补充了几味（大黄、木贼、荆芥、芫花、槐花之类）。为了说明药物的新陈影响到疗效，他还列举了一个病案，说明用药必须按规定，须新者新，须陈者陈，使药味能充分发挥效力。很有意思的是，唐代人耿湋有一联诗句："老医迷旧疾，朽药误新方。"意思是有经验的医生也会被常见的疾病所迷惑，腐朽的药物则会是最新的方剂产生不了预期的作用。因此讲究药物的贮藏最佳时间，也是中药学里很重要的一个方面。

9. 丸散汤膏，并随药性

药性有宜丸者，宜散者，宜水煮者，宜酒渍者，宜膏煎者，亦有一物兼宜者，亦有不可入汤酒者，并随药性，不得违越。

〔弘景曰〕又按病有宜服丸、服散、服汤、服酒、服膏煎者，亦兼参用，以为其制。

〔华佗[1]曰〕病有宜汤者、宜丸者，宜散者，宜下者，宜吐者，宜汗者。汤可以荡涤脏腑，开通经络，调品阴阳。丸可以逐风冷，破坚积，进饮食。散可以去风寒暑湿之邪，散五脏之结伏，开肠利胃。可下而不下，使人心腹胀满烦乱。可汗而不汗，使人毛孔闭塞，闷绝而终。可吐而不吐，使人结胸上喘，水食不入而死。

〔杲曰〕汤者荡也，去大病用之。散者散也，去急病用之。丸者缓也，舒缓而治之也。㕮咀[2]者，古制也。古无铁刃，以口咬细，煎汁饮之，则易升易散而行经络也。凡治至高之病，加酒煎。去湿以生姜，补元气以大枣，发散风寒以葱白，去膈上痰以蜜。细末者，不循经络，止去胃中及脏腑之积。气味厚者，白汤调；气味薄者，煎之和滓服。去下部之疾，其丸极大而光且圆。治中焦者次之，治上焦者极小。稠面糊取其迟化，直至中下。或酒或醋，取其收散之意也。犯半夏、南星，欲去湿者，丸以姜汁稀糊，取其易化也。水浸宿炊饼，又易化；滴水丸，又易化。炼蜜丸者，取其迟化而循经络也。蜡丸取其难化而旋旋取效，或毒药不伤脾胃也。

〔元素曰〕病在头面及皮肤者，药须酒炒；在咽下脐上者，酒洗之；在下者，生用。寒药须酒浸曝干，恐伤胃也。当归酒浸，助发散之用也。

〔嘉谟曰〕制药贵在适中，不及则功效难求，太过则气味反失。火制四：煅、炮、炙、炒也。水制三：渍、泡、洗也。水火共制，蒸、煮二者焉。法造虽多，不离于此。酒制升提，姜制发散，入盐走肾而软坚，用醋注肝而住痛。童便制，除劣性而降下；米泔制，去燥性而和中。乳制润枯生血，蜜制甘缓益元。陈壁土制，窃真气骤补中焦；麦麸皮制，抑酷性勿伤上膈。乌豆汤、甘草汤渍曝，并解毒致令平和；羊酥油、猪脂油涂烧，咸渗骨容易脆断。去瓤者免胀，抽心者除烦。大概具陈，初学熟玩。

【注释】（1）华佗：三国时魏国的名医。字元化，沛国谯郡（今安徽亳州）人。史书有传，称其可以剖腹洗肠。小说《三国演义》称其为关公刮骨疗毒。后人将《中藏经》托名为华佗撰。此处引文即出《中藏经》。

（2）㕮咀：古代药物的粉碎方法。李杲称该法是“古无铁刃，以口咬细”，纯属臆测。该法实际是用刀具将药物粉碎成粗颗粒或片状。

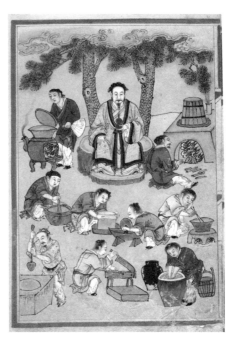

▲《补遗雷公炮制便览》书影

【解说】本条涉及到药物的炮制和制剂。《神农本草经》已经注意到不同的药物，可以制成不同剂型的药物。也有的药物同时可以做成不同的剂型，但也有的药物不能入汤剂或酒剂。陶弘景又补充说，不同的疾病，服用什么剂型也是有讲究的。

古代不同的剂型有不同的作用。本条中“华佗曰”（《中藏经》）、“杲曰”（李东垣）对此有明确的解释，不再重复。李东垣还谈了采用不同剂型的目的，这对此后的炮制制剂都有很大的指导意义。

制剂是单味药或多种药物配合做成的。炮制是针对单味药的进一步加工处理，以使之达到净化、粉碎、减毒增效的作用。

本条李时珍选取了张元素、陈嘉谟关于炮制的论说。张氏主要是谈不同辅料在炮制中的意义，说明炮制可以增加疗效、改变作用趋势或所入病位。陈氏提出的“制药贵在适中，不及则功效难求，太过则气味反失”，一直是炮制必须遵循的基本原则。

在本条中，引述了陈嘉谟对炮制法的归纳。陈氏把炮制法分成火制、水制、水火共制三大类。又明确了各种辅料对炮制所能发挥的作用，以及某些药物的特殊加工炮制方法，也一直为后世药业人士奉为圭臬。

10. 用药大法

疗寒以热药，疗热以寒药，饮食不消以吐下药，鬼疰蛊毒以毒药，痈肿疮瘤以疮药，风湿以风湿药，各随其所宜。

〔弘景曰〕药性一物兼主十余病者，取其偏长为本。复观人之虚实补泻，男女老少，苦乐荣悴，乡壤风俗，并各不同。褚澄疗寡妇尼僧，异乎妻妾，此是达其性怀之所致也。

〔时珍曰〕气味有厚薄，性用有躁静，治体有多少，力化有浅深。正者正治，反者反治。用热远热，用寒远寒，用凉远凉，用温远温。发表不远热，攻里不远寒。不远热则热病至，不远寒则寒病至。治热以寒，温而行之；治寒以热，凉而行之；治温以清，冷而行之；治清以温，热而行之。木郁达之，火郁发之，土郁夺之，金郁泄之，水郁折之。气之胜也，微者随之，甚者制之；气之复也，和者平之，暴者夺之。高者抑之，下者举之，有余折之，不足补之，坚者削之，客者除之，劳者温之，结者散之，留者行之，燥者濡之，急者缓之，散者收之，损者益之，逸者行之，惊者平之，吐之、汗之、下之、补之、泻之，久新同法。又曰：逆者正治，从者反治。反治者，热因寒用，寒因热用，塞因塞用，通因通用。必伏其所主，而先其所因。其始则同，其终则异。可使破积，可使溃坚，可使气和，可使必已。又曰：诸寒之而热者取之阴，热之而寒者取之阳，所谓求其属以衰之也。此皆约取《素问》之粹言。

【解说】本条谈的是治疗大法，也就是治疗的基本原则与方向，或被简称"治则"。

《神农本草经》记载的治疗大法比较简单，基本上还是属于对抗性的，即"疗寒以热药，疗热以寒药"。但要确定病属于寒或热，就需要辨证，而不是单纯某一个症状。从这个意义上来说，《神农本草经》的治疗大法已经属于辨证论治。值得注意的是，《神农本草经》同时提到了"吐下药"、"毒药"、"疮药"、"风湿药"，这是从功效主治角度对药物进行归类。

陶弘景的阐发，也注重在辨证，特别强调要观察人的体质、年龄、精神状态、环境因素。他提到南北朝时的名医褚澄在诊治寡妇尼僧的时候，尤其重视"达其性怀"，也就是注意精神上的疏导。

李时珍在本节补充了许多治疗大法，多数是取自《黄帝内经素问》。这些记载显示了古代中医日益丰富的治则。其中"逆者正治，从者反治。反治者，热因寒用，寒因热用，塞因塞用，通因通用。必伏其所主，而先其所因。""诸寒之而热者取之阴，热之而寒者取之阳"等治疗大法，表明当时已经从直接对抗，扩大到了因势利导、防微杜渐等多种手段。

11. 服药方法

病在胸膈已上者，先食后服药；病在心腹已下者，先服药而后食。病在四肢血脉者，宜空腹而在旦；病在骨髓者，宜饱满而在夜。

〔弘景曰〕今方家先食后食，盖此义也。又有须酒服者，饮服者，冷服者，热服者。服汤则有疏有数，煮汤则有生有熟。各有法用，并宜详审。

〔杲曰〕古人服药活法：病在上者，不厌频而少；病在下者，不厌顿而多。少服则滋荣于上，多服则峻补于下。凡云分再服、三服者，要令势力相及，并视人之强弱，病之轻重，以为进退增减，不必泥法。

【解说】本条谈的病人服药的方法。《神农本草经》提到的主要是服药的最佳时间，牵涉到食前、食后、空腹、饱满的问题，但关键点是有利于药物发生作用。服药必须考虑疾病的病位，病在胸膈以上，先进食，后服药，食在药之下，不妨碍药物作用。病在心腹以下，先服药、后进食，有利于药物先发挥作用，不与食物搅混在一起。

陶弘景补充了一些服药法，主要涉及药液的温度、配合送服的液体（如酒、米饮）。此外还涉及服用汤药的频率，汤液的"生熟"（煎煮时间的长短所决定）。

李杲（东垣）增补的内容里，则包括不同病位的服药频率、分量多少等问题。李氏反复强调的是要让药物发挥作用，并希望既注意药物的力量要持续互补，还要辨析人的强弱，病的轻重，来决定服药相关的问题。

12. 十剂

徐之才[1]曰：药有宣、通、补、泄、轻、重、涩、滑、燥、湿十种，是药之大体，而《本经》不言，后人未述。凡用药者，审而详之，则靡所遗失矣。

【注释】（1）徐之才：北齐医药学家（？—572）。字士茂，丹阳（今江苏南京)人。世代为医,之才尤为博识善诊。封西阳郡王,故人称"徐王"。曾增补《雷公药对》,著脚气等方书多种。此处李时珍将"十剂"作为"徐之才"所撰,但据《嘉祐本草》,"十剂"当出唐·陈藏器《本草拾遗》。下文"之才",也应该作"藏器"才对。

【解说】"十剂"是中药功效性质的早期分类方法。最早提出这一分类法的是唐代的陈藏器。李时珍在这个问题上缺乏深入考证,误认为出自北齐徐之才。

"十剂"这十个字,多数是讲药物的功效,如宣即宣散,通即通下,补即补益,泄即泻实等等。但轻、重、涩、滑、燥、湿几个字中,"重"是指药物本身的质地,而"轻"似乎既指药物的质地轻扬,又指其有轻宣作用。他如涩、滑、燥、湿,陈藏器都只简单举几个药,并没有对每一剂下定义。这样一来,后世解说者就各自发挥,莫衷一是。

本节以下每一剂只取"之才曰"(实则为"藏器曰")与李时珍的发挥,其他诸家解说尽行略去。李时珍对每一剂都提出了自己的见解,切合用药实际,较前代诸家都要高明。"十剂"因其本身存在着先天的不足,因此明以后逐渐被其他更为明确、易于操作使用的功效归纳法所取代。

宣剂。〔之才曰〕宣可去壅,生姜、橘皮之属是也。(中略)

〔时珍曰〕壅者,塞也;宣者,布也,散也。郁塞之病,不升不降,传化失常。或郁久生病,或病久生郁。必药以宣布敷散之,如承流宣化之意,不独涌越为宣也。是以气郁有余,则香附、抚芎之属以开之,不足则补中益气以运之。火郁微则山栀、青黛以散之,甚则升阳解肌以发之。湿郁则苍术、白芷之属以燥之,甚则风药以胜之。痰郁微则南星、橘皮之属以化之,甚则瓜蒂、藜芦之属以涌之。血郁微则桃仁、红花以行之,甚则或吐或利以逐之。食郁微则山查、神曲以消之,甚则上涌下利以去之,皆宣剂也。

通剂。〔之才曰〕通可去滞,通草、防己之属是也。(中略)

〔时珍曰〕滞,留滞也。湿热之邪留于气分,而为痛痹癃闭者,宜淡味之药上助肺气下降,通其小便,而泄气中之滞,木通、猪苓之类是也。湿热之邪留于血分,而为痹痛肿注、二便不通者,宜苦寒之药下引,通其前后,而泄血中之滞,防己之类是也。经曰味薄者通,故淡味之药谓之通剂。

补剂。〔之才曰〕补可去弱,人参、羊肉之属是也。(中略)

〔时珍曰〕《经》云:不足者补之。又云:虚则补其母。生姜之辛补肝,炒盐之咸补心,甘草之甘补脾,五味子之酸补肺,黄檗之苦补肾。又如茯神之补心气,生地黄之补心血;人参之补脾气,白芍药之补脾血;黄芪之补肺气,阿胶之补肺血;杜仲之补肾气,熟地黄之补肾血;芎䓖之补肝气,当归之补肝血之类,皆补剂。

不特人参、羊肉为补也。

泄剂。〔之才曰〕泄可去闭，葶苈、大黄之属是也。（中略）

〔**时珍曰**〕去闭当作去实。《经》云实者泻之，实则泻其子，是矣。五脏五味皆有泻，不独葶苈、大黄也。肝实泻以芍药之酸，心实泻以甘草之甘，脾实泻以黄连之苦，肺实泻以石膏之辛，肾实泻以泽泻之咸，是矣。

轻剂。〔之才曰〕轻可去实，麻黄、葛根之属是也。（中略）

〔**时珍曰**〕当作轻可去闭。有表闭里闭，上闭下闭。表闭者，风寒伤营，腠理闭密，阳气怫郁，不能外出，而为发热、恶寒、头痛、脊强诸病，宜轻扬之剂发其汗，而表自解也。里闭者，火热郁抑，津液不行，皮肤干闭，而为肌热、烦热、头痛、目肿、昏瞀、疮疡诸病，宜轻扬之剂以解其肌，而火自散也。上闭有二：一则外寒内热，上焦气闭，发为咽喉闭痛之证，宜辛凉之剂以扬散之，则闭自开。一则饮食寒冷抑遏阳气在下，发为胸膈痞满闭塞之证，宜扬其清而抑其浊，则痞自泰也。下闭亦有二：有阳气陷下，发为里急后重，数至圊而不行之证，但升其阳而大便自顺，所谓下者举之也。有燥热伤肺，金气膹郁，窍闭于上，而膀胱闭于下，为小便不利之证，以升麻之类探而吐之，上窍通而小便自利矣，所谓病在下取之上也。

重剂。〔之才曰〕重可去怯，慈石、铁粉之属是也。（中略）

〔**时珍曰**〕重剂凡四：有惊则气乱，而魂气飞扬，如丧神守者；有怒则气逆，而肝火激烈，病狂善怒者，并铁粉、雄黄之类以平其肝。有神不守舍，而多惊健忘，迷惑不宁者，宜朱砂、紫石英之类以镇其心。有恐则气下，精志失守而畏，如人将捕者，宜慈石、沉香之类以安其肾。大抵重剂压浮火而坠痰涎，不独治怯也。故诸风掉眩及惊痫痰喘之病，吐逆不止及反胃之病，皆浮火痰涎为害，俱宜重剂以坠之。

滑剂。〔之才曰〕滑可去着，冬葵子、榆白皮之属是也。（中略）

〔**时珍曰**〕着者，有形之邪，留着于经络脏腑之间也，便尿浊带、痰涎、胞胎、痈肿之类是矣。皆宜滑药以引去其留着之物。此与木通、猪苓通以去滞相类而不同。木通、猪苓，淡泄之物，去湿热无形之邪；葵子、榆皮，甘滑之类，去湿热有形之邪。故彼曰滞，此曰着也。大便涩者，菠薐、牵牛之属；小便涩者，车前、榆皮之属；精窍涩者，黄檗、葵花之属；胞胎涩者，黄葵子、王不留行之属；引痰涎自小便去者，则半夏、茯苓之属；引疮毒自小便去者，则五叶藤、萱草根之属，皆滑剂也。半夏、南星皆辛而涎滑，能泄湿气、通大便。盖辛能润，能走气，能化液也。或以为燥物，谬矣。湿去则土燥，非二物性燥也。

涩剂。〔之才曰〕涩可去脱，牡蛎、龙骨之属是也。（中略）

〔**时珍**曰〕脱者，气脱也，血脱也，精脱也，神脱也。脱则散而不收，故用酸涩温平之药，以敛其耗散。汗出亡阳，精滑不禁，泄痢不止，大便不固，小便自遗，久嗽亡津，皆气脱也。下血不已，崩中暴下，诸大亡血，皆血脱也。牡蛎、龙骨、海螵蛸、五倍子、五味子、乌梅、榴皮、诃黎勒、罂粟壳、莲房、棕灰、赤石脂、麻黄根之类，皆涩药也。气脱兼以气药，血脱兼以血药及兼气药，气者血之帅也。脱阳者见鬼，脱阴者目盲，此神脱也，非涩药所能收也。

燥剂。〔**之才**曰〕燥可去湿，桑白皮、赤小豆之属是也。（中略）

〔**时珍**曰〕湿有外感，有内伤。外感之湿，雨露岚雾地气水湿，袭于皮肉筋骨经络之间；内伤之湿，生于水饮酒食及脾弱肾强，固不可一例言也。故风药可以胜湿，燥药可以除湿，淡药可以渗湿，泄小便可以引湿，利大便可以逐湿，吐痰涎可以祛湿。湿而有热，苦寒之剂燥之；湿而有寒，辛热之剂燥之，不独桑皮、小豆为燥剂也。湿去则燥，故谓之燥。

湿剂。^{（1）}〔**之才**曰〕湿可去枯，白石英、紫石英之属是也。（中略）

〔**时珍**曰〕湿剂当作润剂。枯者燥也。阳明燥金之化，秋令也，风热怫甚，则血液枯涸而为燥病。上燥则渴，下燥则结，筋燥则强，皮燥则揭，肉燥则裂，骨燥则枯，肺燥则痿，肾燥则消。凡麻仁、阿胶膏润之属，皆润剂也。养血则当归、地黄之属，生津则麦门冬、栝楼根之属，益精则苁蓉、枸杞之属。苦但以石英为润药则偏矣，古人以服石为滋补故尔。

【注释】（1）湿剂：原作"润剂"。李时珍认为"湿剂当作润剂"，于是径改。但这样一来就不符合"十剂"原样了。故仍其旧，予以说明。

三、中医临床用药的指南——百病主治药举隅

本节旨在给读者展示《本草纲目》里的一个特殊内容——"百病主治药"。

《本草纲目》52卷，前4卷是非药物内容。这4卷之中的卷3、卷4就是"百病主治药"。说这部分特殊，是因为它以疾病作为单元，而不是以药物作为单元。人们在阅读《本草纲目》时，经常忽略这两卷。因为这两卷不像药物各论那样有可读性，它似乎是治病药物的罗列，因而往往让读者弃而不顾。实际上李时珍编纂这两卷费了很大的功夫。这部分内容对临床医生来说，无异于一本实用临证手册，可以方便地查找到某病的类型、主要治法和可用药物。

"百病主治药"以病为纲，以诊治要点为目。具体地说，是在病名下列出诊治要点，再在诊治要点下面罗列所用的药物与用药方法（并将所用药物按部类集中在一起，以便查阅）。

以下面的"暑"病为例：

首先是病名"暑"，其后紧跟一行小字，提示该病的辨证诊断要点为"有受暑中暍，受凉中暑"。也就是说，暑病有两大类型。

其次是分三大段：中暍，清暑、泻火益元。"中暍"是一种暑病，与一般受凉中暑大不一样，因此单独作为一段。"中暍"名下罗列了所用药名与用药方法。"中暍"之后是治疗暑病的另外两种常用方法，一是"清暑"，二是"泻火益元"。这两部分又分别罗列了所用的药物与用药法。也就是说，临床医生如果遇到一个病，想知道如何用药，可以首先找到该病名，然后根据李时珍提示的疾病诊断分类，找到所需要查找的该病类型或治疗大法。最后寻找到适合应用的药物。

需要了解的是，各病下面罗列的药名、用药法（有时包括简单方剂）是从何而来？是引自其他书籍吗？不是，治疗该病所有的药名以及用药法，均从《本草纲目》各章节中摘取。笔者揣测这部分内容的编纂，是在各论完成之后，将各药下的主治和单方抽提出来，再按疾病名下的诊治要点，重新组合成"百病主治药"。这部分内容等于把各论里诸药的主治、附方，重新按病为纲组织起来。该篇角度不同，发挥的作用也不同。除方便临床医生之外，

也可为校勘《本草纲目》提供内证。例如正文某附方的文字出现了疑似错误，则可以根据其主治的疾病，从"百病主治药"找到该药及附方，检查是否文字错误。

《本草纲目》"百病主治药"的编纂，是受梁·陶弘景《本草经集注》的影响。陶在书前设置了"诸病通用药"（后人归纳的名称）的内容。此后经过宋代诸家本草的不断增补，到《证类本草》时更为丰富。《证类本草》卷二所载的"诸病通用药"虽然也是以病名为纲，但其下内容则单薄得多，只是罗列所用药物，药下只注明其药性（寒、热、温、平等）而已。李时珍的"百病主治药"则不然，他特别讲究一个病要提纲挈领，必须再列出诊治小目，最后才罗列各药名及用法。从实用性来看，《本草纲目》的"百病主治药"远远超过了《证类本草》的"诸病通用药"。

以下挑选了4个病症的全文，窥豹一斑，以求能让读者知道"百病主治药"的体例和内容，不再予以逐病解说。

1. 暑 有受暑中暍，受凉中暑。

【中暍】〔草谷〕⁽¹⁾ 水蓼、煮汁灌。胡麻、炒黑，井水擂灌。寒食面、井水灌。〔菜果〕大蒜、同道中热土捣，水澄服。瓜蒂、吐之即省。〔水土〕热汤、布蘸熨心即苏，仍徐灌之。地浆、灌。道中热土、壅脐上，令人溺于中，即苏。车辇土、澄水服。仰天皮、新水调灌。热瓦。互熨心上。

【注释】(1) 草谷：即草部与谷部。本节以下各病，凡诸药前小字括注的均为药物分部名。此名以后的药物，皆出自该部。下同。

【清暑】〔草部〕香薷、解暑利小便，有彻上彻下之功。夏月解表之药，能发越阳气，消散畜水。黄连、酒煮丸服，主伏暑在心脾，发热吐泻痢渴诸病。石香薷、紫苏叶、苍术、白术、木通、车前、泽泻、半夏、藿香、缩砂、〔谷菜〕白扁豆、薏苡仁、稷米、大蒜、〔果木〕木瓜、枇杷叶、赤茯苓、厚朴、猪苓、并主伤暑有湿热诸病。桂心、大解暑毒，同茯苓丸服。同蜜作渴水饮。黄檗、去湿热，泻阴火，滋肾水，去痿弱。〔水石〕雪水、夏冰、滑石、石膏、朱砂、解渴。雄黄、暑毒在脾，湿气连脚，或吐或痛，或痢或疟，炼过丸服。消石、硫黄、二味结砂，主外伤暑热，内伤生冷，发为头痛寒热，吐泻霍乱，心腹痛诸病。三伏吞硫黄百粒，去积滞甚妙。玄精石。解暑消积。

【泻火益元】〔草部〕黄芪、伤暑自汗，喘促肌热。人参、暑伤元气，大汗痿蘗，同麦门冬、五味子煎服，大泻阴火，补元气，助金水。**甘草**、生泻火，熟补火，与参、芪同为泻火益气之药。**麦门冬**、清肺金，降心火，止烦渴咳嗽。**黄芩**、**知母**、泻肺火，滋肾水。**虎杖**、同甘草煎饮，压一切暑毒烦渴，利小便。〔果木〕**苦茗**、同姜煎饮，或醋同饮，主伤暑泻痢。**石南叶**、煎服解暑。**乌梅**、生津止渴。**西瓜**、**甜瓜**、**椰子浆**。解暑毒。

2. 呕吐 有痰热，有虚寒，有积滞。

【痰热】〔草部〕**葛根**、大热呕吐，小儿呕吐，荡粉食。**泽泻**、行水止吐。**香附**、妊娠恶阻，同藿香、甘草煎服。**黄连**、**苦耽**、劳乏呕逆。**麦门冬**、止呕吐燥渴。**前胡**、化痰止吐。**芦根**、主呕逆不食，除膈间客热，水煮服。或入童尿。**干苔**、煮汁。**赤小豆**、**豌豆**、止呕逆。**绿豆粉**、**蔄草子**、〔果木〕**茯苓**、**猪苓**、**卮子**、**楸白皮**、**梓白皮**、止呕逆，下气。**苏方木**、人常呕吐，用水煎服。**杨梅**、止呕吐，除烦愦。**枇杷**、止吐下气。**木白皮**、止呕逆，煮服大佳。叶止呕吐不止。〔水石〕**黄丹**、止吐逆。**胡粉**、**水银**、**铅**、**滑石**、暴得吐逆，汤服二钱。**石膏**、胃火吐逆。**阴阳水**、饮数口即定。〔虫兽〕**蝉蜕**、胃热吐食，同滑石末水服。**芦蠹虫**、小儿乳后吐逆，二枚煮汁服。**羊屎**、呕吐酸水，以十枚煎酒服。**牛乳**、小儿吐乳，入葱、姜煎服。**兔头骨**、天行吐不止，烧研饮服。**人乳**。小儿初生吐乳，同蓬蒢簦、盐少许，煎汁入牛黄服。

【虚寒】〔草部〕**细辛**、虚寒呕吐，同丁香末服。**苍术**、暖胃消谷，止呕吐。**白术**、胃虚呕逆，及产后呕吐。**人参**、止呕吐，胃虚有痰，煎汁入姜汁、竹沥服。胃寒，同丁香、藿香、橘皮煎服。妊娠吐水，同干姜丸服。**艾叶**、口吐清水，煎服。**半夏**、呕逆厥冷，内有寒痰，同面作弹丸，煮吞之。妊娠呕吐，同人参、干姜丸服。小儿痰吐，同面包丁香煨熟丸服。**南星**、除痰下气止呕。**旋覆花**、止呕逆不下食，消痰下气。**苏子**、止吐。**香薷**、伤暑呕吐。**藿香**、脾胃吐逆为要药。**木香**、**当归**、温中，止呕逆。**茅香**、温胃止吐。**白豆蔻**、止吐逆，散冷气，胃冷忽恶心，嚼数枚酒下。小儿胃寒吐乳，同缩砂、甘草末饮服。**生附子**、胃寒有痰，同半夏、生姜煎服。**缩砂仁**、**廉姜**、**白芷**、**红豆蔻**、**高良姜**、温中下气消食。忽呕清水，含咽即平。**肉豆蔻**、温中下气止吐，及小儿乳霍。**益智子**、胃冷。〔谷菜〕**糯米**、虚寒吐逆。**烧酒**、**白扁豆**、**豇豆**、**干姜**、**生姜**煎醋食。又同半夏煎服，去痰下气，杀虫止呕吐。**芥子**、胃寒吐食。**白芥子**、〔果木〕**橘皮**、止吐消痰温中。嘈杂吐清水，去白研末，时舐之。**蜀椒**、止吐杀虫。**胡椒**、去胃中寒痰，食已即吐水，甚验。**毕澄茄**、**吴茱萸**、**食茱萸**、并止冷吐。**槟榔**、止吐水，同橘皮煎服。**沉香**、**檀香**、**丁香**、

127

治吐，同陈皮煎服，小儿丸服，或同半夏丸服。**厚朴**、痰壅呕逆不食，姜汁炙研，米饮服。主胃冷，吐不止。**诃黎勒**、止呕吐不食，消痰下气，炒研糊丸服。〔石兽〕**赤石脂**、饮食冷过多，成澼吐水，每酒服方寸匕，尽一斤，终身不吐痰水。**硫黄**、诸般吐逆，同水银研，姜汁糊丸服。**鹿髓**、主呕吐。**熊脂**。饮食呕吐。

【积滞】〔草谷〕**香附子**、止呕吐，下气消食。**缩砂蔤**、温中消食止吐。**大黄**、口中常呕淡泔，煎服。**续随子**、痰饮不下食，呕吐。**牵牛**、**神曲**、**麦蘖**、〔木禽〕**巴豆**、**五灵脂**。治呕吐汤药不能下者，狗胆丸服。

3. 转筋 有风寒外束，血热，湿热吐泻。

【内治】〔草部〕**木香**、木瓜汁入酒调服。**桔梗**、**前胡**、**艾叶**、**紫苏**、**香薷**、**半夏**、**附子**、**五味子**、**菖蒲**、**缩砂**、**高良姜**、〔菜部〕**葱白**、**薤白**、**生姜**、**干姜**、〔果木〕**木瓜**、利筋脉，主转筋、筋挛诸病。枝、叶、皮、根并同。**棠梨枝叶**、**楂子**、**榠楂**、**吴茱萸**、炒煎酒服，得利安。叶，同艾、醋罨之。**松节**、转筋挛急，同乳香炒焦研末，木瓜酒服。**桂**、霍乱转筋。足躄筋急，同酒涂之。**沉香**、止转筋。**厚朴**、**巵子**、〔器水土禽〕**厕筹**、并霍乱转筋。**故麻鞋底**、烧赤，投酒中饮。**梳篦**、烧灰，酒服。**败蒲席**、烧服。**屠几垢**、酒服取吐。**山岩泉水**、多服令饱，名洗肠。**釜底墨**、酒服。**古文钱**、同木瓜、乌梅煎服。**鸡矢白**、转筋入腹，为末水服。**羊毛**。醋煮裹脚。

【外治】蓼、洗。**蒜**、盐捣敷脐，灸七壮。擦足心，并食一瓣。**柏叶**、捣裹，并煎汁淋。枝、叶亦可。**楠木**、洗。**竹叶**、熨。**皂荚末**、嚏鼻。**热汤**、熨之。**车毂中脂**、涂足心。**青布**、绵絮、并酢煮揾之。**铜器**、炙，熨肾堂。**朱砂**、霍乱转筋，身冷心下温者，蜡丸烧笼中熏之，取汗。**蜜蜡**。脚上转筋，销化贴之。

4. 大便燥结 有热，有风，有气，有血，有湿，有虚，有阴，有脾约，三焦约，前后关格。

【通利】〔草部〕**大黄**、**牵牛**、利大小便，除三焦壅结，气秘气滞，半生半炒服，或同大黄末服，或同皂荚丸服。**芫花**、**泽泻**、**荛花**、并利大小便。**射干**、汁服，利大小便。**独行根**、利大肠。**甘遂**、下水饮，治二便关格，蜜水服之，亦傅脐。**续随子**、利大小肠，下恶滞物。〔果木〕**桃花**、水服，通大便。**桃叶**、汁服，通大小便。**郁李仁**、利大小肠，破结气血燥，或末或丸，作面食。**乌桕皮**、煎服，利大小便；末服，治三焦约，前后大小便关格不通。**巴豆**、**樗根白皮**、**雄楝根皮**、

〔石虫〕腻粉、通大肠壅结，同黄丹服。白矾、利大小便，二便关格，围脐中，滴冷水。蜣螂、二便不通，焙末水服。蝼蛄。二便不通欲死，同蜣螂末服。

【养血润燥】〔草部〕当归、同白芷末服。地黄、冬葵子、吴葵花、羊蹄根、紫草、利大肠。痈疽痘疹闭结，煎服。土瓜根汁、灌肠。〔谷菜〕胡麻、胡麻油、麻子仁、老人虚人产后闭结，煮粥食之。粟米、秫、荞麦、大小麦、麦酱汁、马齿苋、苋菜、芋、百合、葫、苦耽、菠棱菜、苦荬菜、白苣、菾、苜蓿、薇、落葵、笋、〔果木〕甘蔗、桃仁、血燥，同陈皮服。产后闭，同藕节煎服。杏仁、气闭，同陈皮服。苦枣、梨、菱、柿子、柏子仁、老人虚人，同松子仁、麻仁，丸服。〔石虫〕食盐、润燥，通大小便，傅脐及灌肛内，并饮之。炼盐黑丸、通治诸病。蜂蜜、蜂子、螺蛳、海蛤、并利大小便。田螺傅脐。〔禽兽〕鸡屎白、牛乳、驴乳、乳腐、酥、酪、猪脂、诸血、羊胆、下导。猪胆、下导。猪肉、冷利。兔、水獭、阿胶、利大小肠，调大肠圣药也。老人虚闭，葱白汤服。产后虚闭，同枳壳、滑石，丸服。黄明胶、〔人部〕发灰、二便不通，水服。人溺。利大肠。

【导气】〔草部〕白芷、风闭，末服。蒺藜、风闭，同皂荚末服。烂茅节、大便不通，服药不利者，同沧盐，吹入肛内一寸。生葛、威灵仙、旋覆花、地蜈蚣汁、并冷利。草乌头、二便不通，葱蘸插入肛内，名霹雳箭。羌活、利大肠。〔菜谷〕石莼、风闭，煮饮。萝卜子、利大小肠风闭气闭，炒，擂水服。和皂荚末服。蔓菁子油、二便闭，服一合。葱白、大肠虚闭，同盐捣贴脐。二便闭，和酢傅小腹，仍灸七壮。小儿虚闭，煎汤调阿胶末服。仍蘸蜜，插肛内。生姜、蘸盐，插肛内。茴香、大小便闭，同麻仁、葱白煎汤，调五苓散服。大麦蘖、产后闭塞，为末服。〔果木〕枳壳、利大小肠。同甘草煎服，治小儿闭塞。枳实、下气破结。同皂荚丸服，治风气闭。陈橘皮、大便气闭，连白酒煮，焙研，酒服二钱。老人加杏仁，丸服。槟榔、大小便气闭，为末，童尿、葱白煎服。乌梅、大小便不通，气奔欲死，十枚纳入肛内。瓜蒂、末，塞肛内。厚朴、大肠干结，猪脏煮汁丸服。茶末、产后闭结，葱涎和丸，茶服百丸。皂荚、风人虚人脚气人，大肠或闭或利。酥炒，蜜丸服。便闭，同蒜捣，傅脐内。白胶香。同鼠屎，纳下部。

〔器兽〕甑带、大小便闭，煮汁和蒲黄服。雄鼠屎。二便不通，水调傅脐。

四、药物命名与"释名"的意义

导言

药物命名往往都有一定的意义。元代著名医学家朱丹溪说："本草药之命名，多有意义，或以色，或以形，或以气，或以质，或以味，或以能，或以时是也。"（卷9，石膏）这段话的意思是：药物的命名关系到药物的颜色（如朱砂、丹参、玄参等）、形状（如方解石、鬼箭羽、木鳖子等）、寒热属性（如寒泉水、寒水石等）、质地（如沉香、海浮石）、功能（如防风、泽泻）、生长季节（如半夏、款冬）等。实际上还不只这些意义，也包括味道（如甘草、五味子等）、产地（如川芎、代赭）、相关典故（如使君子、何首乌）等许多原因。了解这些命名的意义，对辨认和使用药物都有一定的好处。

但历史上药物众多，名称或异。不同的名称，往往带来沟通的困难，导致药物来源的混淆。其原因之一，是古今各地方言的不同。明·方以智说："天地岁时推移而人随之，声音亦随之，方言可不察乎？古人名物，本系方言。训诂相传，遂为典实。"也就是说，随着时代的推移，人的语言发音也随之变化。古人命名一样东西，本来就是用各自的方言。以后通过训诂将其发音传播，就逐渐被固定下来。对李时珍考证药名的功绩，方以智也给予充分地肯定："本草鸟兽之名，最难考究。盖各方各代，随时变更。东璧（李时珍）穷一生之力，已正唐、宋舛误十之五六，而犹有误者。须足迹遍天下，通晓方言，方能核之。"（《通雅·凡例》）

凭借一人之力，解决了唐、宋诸家药名错误50%—60%，这已经够出色的了。药名的考释，不光是为了知道药物原始命名含义，更重要的是可以解决很多药物名实的问题，不至于因名称的混乱导致用药的贻误。

以下挑选了李时珍通过释名解决药物来源的几个例子。为保持药物条文的完整性，除非某一内容超长、予以节略之外，基本保存原版各药全文，并略加解说。

1. 南人无正音——从方言考药物名实

豆蔻《别录》上品

[释名]草豆蔻《开宝》、漏蔻《异物志》、草果郑樵《通志》。

〔宗奭曰〕豆蔻,草豆蔻也。此是对肉豆蔻而名。若作果,则味不和。前人编入果部,不知有何义意?花性热,淹至京师,味微苦不甚美,干则色淡紫。为能消酒毒,故为果尔。

〔时珍曰〕按杨雄《方言》云:凡物盛多曰蔻。豆蔻之名,或取此义。豆象形也。《南方异物志》作漏蔻,盖南人字无正音也。今虽不专为果,犹入茶食料用,尚有草果之称焉。《金光明经》三十二品香药,谓之苏乞迷罗细。

[集解]〔《别录》曰〕豆蔻生南海。〔恭曰〕苗似山姜,花黄白色,苗根及子亦似杜若。〔颂曰〕草豆蔻今岭南皆有之。苗似芦,其叶似山姜、杜若辈,根似高良姜。二月开花作穗房,生于茎下,嫩叶卷之而生,初如芙蓉花,微红,穗头深色。其叶渐广,花渐出,而色渐淡。亦有黄白色者。南人多采花以当果,

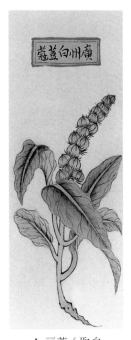

▲ 豆蔻(取自《本草品汇精要》)

尤贵其嫩者。并穗入盐同淹治,叠叠作朵不散。又以木槿花同浸,欲其色红尔。其结实若龙眼子而锐,皮无鳞甲,皮中子如石榴瓣,夏月熟时采之暴干,根苗微作樟木香,根茎子并辛香。〔珣曰〕豆蔻生交趾。其根似益智,皮壳小厚。核如石榴而辛香,叶如芄兰而小。三月采其叶,细破阴干用,味近苦而有甘。〔时珍曰〕草豆蔻、草果虽是一物,然微有不同。今建宁所产豆蔻,大如龙眼而形微长,其皮黄白薄而棱峭,其仁大如缩砂仁而辛香气和。滇广所产草果,长大如诃子,其皮黑厚而棱密,其子粗而辛臭,正如斑蝥之气。彼人皆用苊茶及作食料,恒用之物。广人取生草蔻入梅汁,盐渍令红,暴干荐酒,名红盐草果。其初结小者,名鹦哥舌。元朝饮膳,皆以草果为上供。南人复用一种火杨梅伪充草豆蔻,其形圆而粗,气味辛猛而不和,人亦多用之,或云即山姜实也。不可不辨。

[修治]〔敩曰〕凡使须去蒂,取向里子及皮,用茱萸同于鏊上缓炒。待茱萸微黄黑,即去茱萸,取草豆蔻皮及子杵用之。〔时珍曰〕今人惟以面裹煻火煨熟,去皮用之。

仁。[气味]辛,温,涩,无毒。〔好古曰〕大辛热,阳也,浮也。入足太阴、阳明经。

［主治］温中，心腹痛，呕吐，去口臭气。《别录》。下气，止霍乱，一切冷气，消酒毒。《开宝》。调中补胃，健脾消食，去客寒，心与胃痛。李杲。治瘴疠寒疟，伤暑吐下泄痢，噎膈反胃，痞满吐酸，痰饮积聚，妇人恶阻带下，除寒燥湿，开郁破气，杀鱼肉毒。制丹砂。时珍。

［发明］〔弘景曰〕豆蔻辛烈甚香，可常食之。其五和糁中物，皆宜人。豆蔻、廉姜、枸橼、甘蕉、麂目是也。〔宗奭曰〕草豆蔻气味极辛微香，性温而调散冷气甚速。虚弱不能饮食者，宜此与木瓜、乌梅、缩砂、益智、曲蘖、甘草、生姜同用也。〔杲曰〕风寒客邪在胃口之上，当心作疼者，宜煨熟用之。〔震亨曰〕草豆蔻性温，能散滞气，消膈上痰。若明知身受寒邪，口食寒物，胃脘作疼，方可温散，用之如鼓应桴。或湿痰郁结成病者，亦效。若热郁者不可用，恐积温成热也。必用栀子之剂。〔时珍曰〕豆蔻治病，取其辛热浮散，能主太阴阳明，除寒燥湿，开郁化食之力而已。南地卑下，山岚烟瘴，饮啖酸咸，脾胃常多寒湿郁滞之病。故食料必用，与之相宜。然过多亦能助脾热伤肺损目。或云与知母同用，治瘴疟寒热，取其一阴一阳无偏胜之害。盖草果治太阴独胜之寒，知母治阳明独胜之火也。

［附方］旧一，新九。心腹胀满短气。用草豆蔻一两，去皮为末。以木瓜生姜汤，调服半钱。《千金方》。胃弱呕逆不食。用草豆蔻仁二枚，高良姜半两，水一盏，煮取汁，入生姜汁半合，和白面作拨刀，以羊肉臛汁煮熟，空心食之。《普济》。霍乱烦渴。草豆蔻、黄连各一钱半，乌豆五十粒，生姜三片，水煎服之。《圣济总录》。虚疟自汗不止。用草果一枚，面裹煨熟，连面研，入平胃散二钱，水煎服。《经效济世方》。气虚疟疾：热少寒多，或单寒不热，或虚热不寒。用草果仁、熟附子等分，水一盏，姜七片，枣一枚，煎半盏服。名果附汤。《济生方》。脾寒疟疾。寒多热少，或单寒不热，或大便泄而小便多，不能食。用草果仁、熟附子各二钱半，生姜七片，枣肉二枚，水三盏，煎一盏，温服。《医方大成》。脾肾不足。草果仁一两，以舶茴香一两炒香，去茴不用；吴茱萸汤泡七次，以破故纸一两炒香，去故纸不用；胡卢巴一两，以山茱萸一两炒香，去茱萸不用。上三味为散。酒糊丸梧子大。每服六十丸，盐汤下。《百一选方》。赤白带下。连皮草果一枚，乳香一小块，面裹煨焦黄，同面研细。每米饮服二钱，日二服。《卫生易简方》。香口辟臭。豆蔻、细辛为末，含之。《肘后方》。脾痛胀满。草果仁二个，酒煎服之。《直指方》。

花。［气味］辛，热，无毒。

［主治］下气，止呕逆，除霍乱，调中补胃气，消酒毒。大明。

【解说】豆蔻是常用中药。本条李时珍除引用杨雄《方言》，解释豆蔻命名的原始含义外，还解释了《南方异物志》将豆蔻称之为"漏蔻"的原因。李时珍在这里提出"南人字无正音"，是基本符合语言发展状况的。中国历史上有几次大规模的人员南迁，使不同时代的古音传播到南方。历史上语言是不断发展的，但在距离文化中心比较远的南方许多不同的地方，至今还保留着不同时代的古音。相对而言，北方方言涉及的地域比较广泛，而南方则分布着不同体系的方言区域。有的地方甚至"十里不同音"。因此同一个字，在南方可能出现的异读比北方要来得更多。所以李时珍说："南人字无正音。"根据这一现象，李时珍经常从方言的语音变化来探讨药物异名。《本草纲目》中这方面的例子很多，下面还会再举几例。

草豆蔻是姜科植物的果实，果壳、种仁、花序都能入药。气味芳香。味辛、性热，具有除寒燥湿，开郁化食的功效。因此该药所治的疾病，主要是脾胃之气被寒湿所郁滞，引起胃口或腹痛，痞满，腹泻，呕吐，反胃吐酸，口臭等症。民间还用本品少量，放入茶叶中泡饮，或者在烹调鱼肉之时，添加本品，去腥调味，健脾开胃。

枳椇音止距。《唐本草》

〔释名〕蜜赞樾音止距、蜜屈律《广记》、木蜜《拾遗》、木饧同上、木珊瑚《广志》、鸡距子苏文、鸡爪子俗名、木名白石木《唐注》、金钩木《地志》、枅栱音鸡拱、交加枝。

〔时珍曰〕枳椇，徐锴注《说文》作赞樾，又作枳枸，皆屈曲不伸之意。此树多枝而曲，其子亦卷曲，故以名之。曰蜜、曰饧，因其味也。曰珊瑚、曰鸡距、曰鸡爪，象其形也。曰交加、曰枅栱，言其实之纽屈也。枅栱，枋梁之名。按《雷公炮炙》序云：弊算淡卤，如酒沾交。注云：交加枝，即蜜赞樾也。又《诗话》云：子生枝端，横折歧出，状若枅栱，故土人谓之枅栱也。珍谓枅栱及俗称鸡距，蜀人之称桔枸、棘枸，滇人之称鸡橘子，巴人之称金钩，广人之称结留子，散见书记者，皆枳椇、鸡距之字，方音转异尔。俗又讹鸡爪为曹公爪，或谓之梨枣树，或谓之癞汉指头，崔豹《古今注》一名树蜜，一名木石，皆一物也。

〔集解〕〔恭曰〕枳椇子其树径尺，木名白石，叶如桑柘。其子作房似珊瑚，核在其端，人皆食之。〔颂曰〕此《诗·小雅》所谓南山有枸也。陆机《疏义》云：赞枸树高大如白杨，所在皆有，枝柯不直。子著枝端，啖之甘美如饴，八九月熟，江南特美之，谓之木蜜。能败酒味，若以其木为柱，则屋中之酒皆薄也。〔诜曰〕昔有南人修舍用此木，误落一片入酒瓮中，酒化为水也。〔藏器曰〕木蜜树生南方，人呼白石木，

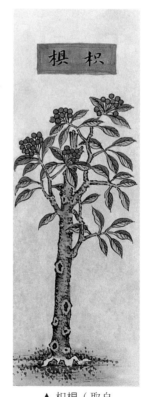

▲ 枳椇（取自《本草品汇精要》）

133

枝叶俱甜。嫩叶可生啖，味如蜜。老枝细破，煎汁成蜜，倍甜，止渴解烦也。〔时珍曰〕枳椇木高三四丈，叶圆大如桑柘，夏月开花。枝头结实，如鸡爪形，长寸许，纽曲，开作二三歧，俨若鸡之足距。嫩时青色，经霜乃黄。嚼之味甘如蜜。每开歧尽处，结一二小子，状如蔓荆子，内有扁核赤色，如酸枣仁形。飞鸟喜巢其上，故宋玉赋云：枳椇来巢。《曲礼》云：妇人之贽，椇、榛、脯。即此也。盐藏荷裹，可以备冬储。

实。〔气味〕甘，平，无毒。〔诜曰〕多食发蛔虫。

〔主治〕头风，小腹拘急。《唐本》。止渴除烦，去膈上热，润五脏，利大小便，功用同蜂蜜。枝、叶煎膏亦同。藏器。止呕逆，解酒毒，辟虫毒。时珍。

〔发明〕〔震亨曰〕一男子年三十余，因饮酒发热，又兼房劳虚乏。乃服补气血之药，加葛根以解酒毒。微汗出，人反懈怠。此乃气血虚，不禁葛根之散也。必须鸡距子解其毒，遂煎药中加而服之，乃愈。〔时珍曰〕枳椇，《本草》止言木能败酒，而丹溪朱氏治酒病往往用其实，其功当亦同也。按《苏东坡集》云：眉山揭颖臣病消渴，日饮水数斗，饭亦倍常，小便频数。服消渴药逾年，疾日甚。自度必死。予令延蜀医张肱诊之。笑曰：君几误死。乃取麝香当门子以酒濡湿，作十许丸，用棘枸子煎汤吞之，遂愈。问其故，肱曰：消渴消中皆脾弱肾败，土不制水而成疾。今颖臣脾脉极热而肾气不衰，当由果实、酒物过度，积热在脾，所以食多而饮水。水饮既多，溺不得不多，非消非渴也。麝香能制酒果花木。棘枸亦胜酒，屋外有此木，屋内酿酒多不佳。故以此二物为药，以去其酒果之毒也。棘枸实如鸡距，故俗谓之鸡距，亦曰癞汉指头。食之如牛乳，《本草》名枳椇，小儿喜食之。吁！古人重格物，若肱盖得此理矣，医云乎哉。

木汁。〔气味〕同枳椇。

〔附方〕新一。腋下狐气：用桔枸树凿孔，取汁一二碗，用青木香、东桃、西柳、七姓妇人乳，一处煎一二沸。就热，于五月五日鸡叫时洗了，将水放在十字路口，速回勿顾，即愈。只是他人先遇者，必带去也。桔枸树即梨枣树也。胡滢《卫生易简方》。

木皮。〔气味〕甘，温，无毒。

〔主治〕五痔，和五脏。《唐本》。

【解说】枳（zhǐ）椇（jǔ）一名对许多人来说比较陌生，但在南方某些省份，说"拐枣"也许知道的人更多。这是一种果品，汁多味甜，胜过甜枣。和一般果品不同的是，它不圆不扁，却像是曲里拐弯的鸡爪子。这甜美的可食用部分也不是它的果实，而是它肥大的果柄。它的果实又小又干，反而无法食用。《唐本草》说："其子作房似珊瑚，核在其端，人皆食之。"其中"作房"，指的是膨大的果柄，"其子"是果实的意思，而"核"才是它的种子，也就是中药使用部分，叫做枳椇子。

李时珍在释名中抓住本品的特点，一是甜味，二是屈曲的怪形状。他指出这些名字中带有"蜜"、"饧"字样的，都是因为它的甜味而得名。至于蜼椒、枳枸，都是"屈曲不伸之意"。因为"此树多枝而曲，其子（应该是花序及成熟的果柄——笔者注）亦卷曲"，所以得名。从本品怪怪的形状，又被用类似物（如珊瑚、鸡距、鸡爪）作别名。同样，交加、枅（jī）栱（gǒng）也是形容其果柄的形状像斗拱交错的房梁。

上述这些表现本品名称的别名（如枅栱、鸡距），在某些地区发音略为迁转，就成了桔枸、棘枸、鸡橘子、金钩、结留子等名称。这些地方名，在李时珍看来，"皆枳椇、鸡距之字，方音转异尔。"再把讹误的名字算进去，枳椇的名字是够多的了。

李时珍在枳椇"释名"里，通过名字的解释，既突出了本品的特征，又解释了各地方音里的枳椇别名。还把晋·崔豹《古今注》里的两个别名（树蜜、木石）纳入了枳椇。这番清理工作真是前所未有

枳椇在古代多用果柄（常误称果实），因此本品功效中的"止渴除烦，去膈上热，润五脏，利大小便，功用同蜂蜜"等等，都是用果柄。因为其味甜，所以唐·孟诜《食疗本草》说"多食发蛔虫"，因为蛔虫喜欢甜味，得甘则动。但当今中医用枳椇子最多的地方是解酒毒，醉酒病酒出现的种种不适，经常加用枳椇子，这是因为最晚在唐代，流传一种说法，只要是酒中掉进了枳椇木片，酒就化成水了。因此元代的朱丹溪记载，鸡距子（枳椇子）可解酒毒，李时珍非常赞同，把枳椇子"解酒毒"的功效正式列入主治。至于本品是否真能解酒、原理如何，还有待进一步研究。

葎草《唐本草》

[校正] 并入有名未用勒草。

[释名] 勒草《别录》、葛勒蔓《蜀图经》、来莓草《别本》。

〔时珍曰〕此草茎有细刺，善勒人肤，故名勒草。讹为葎草，又讹为来莓，皆方音也。《别录》勒草即此。今并为一。

[集解]〔恭曰〕葎草生故墟道旁。叶似蓖麻而小且薄，蔓生，有细刺。亦名葛葎蔓。古方亦时用之。〔保昇曰〕野处多有之。叶似大麻，花黄白色，子若大麻子。俗名葛勒蔓。夏采茎叶，曝干用。〔《别录》曰〕勒草生山谷，如栝楼。〔时珍曰〕二月生苗，茎有细刺。叶对节生，一叶五尖。微似蓖麻而有细齿。八九月开细紫花成族。结子状如黄麻子。

[气味] 甘、苦，寒，无毒。

[主治] 勒草：主瘀血，止精溢盛气。《别录》。葎草：主五淋，利小便，止水痢，除疟虚热渴。煮汁

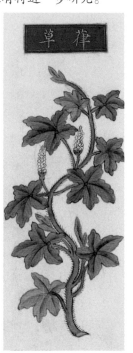

▲ 葎草（取自《补遗雷公炮制便览》）

或生捣汁服。恭。生汁一合服，治伤寒汗后虚热。宗奭。疗膏淋，久痢，疥癞。颂。润三焦，消五谷，益五脏，除九虫，辟温疫，傅蛇蝎伤。时珍。

[附方] 旧三，新六。**小便石淋**。葎葎掘出根，挽断，以杯于坎中承取汁。服一升，石当出。不出更服。《范汪方》。**小便膏淋**。葎草，捣生汁三升，酢二合，合和顿服，当尿下白汁。**尿血淋沥**。同上。产妇汗血污衣赤色。方同上。**久痢成痔**。葛勒蔓末，以管吹入肛门中，不过数次，如神。**新久疟疾**。用葛葎草一握，一名勒蔓，去两头，秋冬用干者，恒山末等分，以淡浆水二大盏，浸药，星月下露一宿，五更煎一盏，分二服。当吐痰愈。**遍体癞疮**。葎草一担，以水二石，煮取一石，渍之。不过三作愈。并韦宙《独行方》。**乌癞风疮**。葛葎草三秤切洗。益母草一秤切，以水二石五斗，煮取一石五斗，去滓入瓮中，浸浴一时方出，坐密室中。又暖汤浴一时，乃出，暖卧取汗，勿令见风。明日又浴。如浴时瘙痒不可忍，切勿搔动，少顷渐定。后隔三日一作，以愈为度。《圣济录》。

【解说】葎草是当今南北多见的一种杂草，因为它的蔓生茎枝上有细刺，北方多称之为"拉拉藤"。作为药物，过去一般认为出自唐代的《新修本草》，但李时珍通过药名考证，发现本品在《名医别录》（约三国时）已经开始使用。但《名医别录》用的是"勒草"一名，有简单的形态描述。过了几百年，医药家不认识勒草了，就把它归到"有名未用"（相当于存目待考）一类。唐代《新修本草》根据当时的用药情况，新立了"葎草"一条。又过了将近1000年，李时珍寥寥数语，就解决了这个问题：

"此草茎有细刺，善勒人肤，故名勒草。讹为葎草，又讹为来莓，皆方音也。《别录》勒草即此。今并为一。"

"勒"，至今在南方某些地区有"刺"的意思。因此果实表面有突起如刺的黄瓜叫"勒瓜"，茎枝有刺的菠萝叫"马加勒"之类。李时珍是湖北人，他知道南方把刺叫勒。从方言的变异，他推导出葎草即勒草，因此合二药为一。

葎草现在已经不大使用。从它的历史来看，确实非常悠久。历代本草记载的功效也不少。但当今的药店已经见不着它了，只有民间草医才使用它。

2. 胡语无正字

【导言】在药物名称中，有相当多的外来名称。中国传统药物并非都产自中国，还有相当多的药物是从外域传来。这些药名有很多是音译过来的。音译过程中，译者的用字是无法统一的，因此就会出现各种不同的名字，给药物的鉴定带来一定的困难。元代陶宗仪《辍耕录》卷2提到："译语无正音。"

也就是说，翻译文字不可能完全符合国外的发音，因此用字也就没有统一的标准。这样一来就会出现一个药物外来名有多个译音法。如果是来自不同的国家，则问题就更多了。陶宗仪说的"译语无正音"，李时珍有同样意思的说法："胡语无正字。"（见下面的茉莉条）在具体药物"释名"中，李时珍运用译语无正音、无正字的规律，处理了很多外来译名的问题。

茉莉《纲目》

［释名］奈花。〔时珍曰〕嵇含《草木状》作末利，《洛阳名园记》作抹厉，佛经作抹利，《王龟龄集》作没利，《洪迈集》作末丽。盖末利本胡语，无正字，随人会意而已。韦君呼为狎客，张敏叔呼为远客。杨慎《丹铅录》云：晋书都人簪奈花，即今末利花也。

［集解］〔时珍曰〕末利原出波斯，移植南海，今滇、广人栽莳之。其性畏寒，不宜中土。弱茎繁枝，绿叶团尖。初夏开小白花，重瓣无蕊，秋尽乃止，不结实。有千叶者，红色者，蔓生者。其花皆夜开，芬香可爱。女人穿为首饰，或合面脂。亦可熏茶，或蒸取液以代蔷薇水。又有似末利而瓣大，其香清绝者，谓之狗牙，亦名雪瓣，海南有之。素馨、指甲，皆其类也，并附于下。

花。［气味］辛，热，无毒。

［主治］蒸油取液，作面脂头泽，长发润燥香肌，亦入茗汤。时珍。

根。［气味］热，有毒。

［主治］以酒磨一寸服，则昏迷一日乃醒，二寸二日，三寸三日。凡跌损骨节脱臼接骨者用此，则不知痛也。汪机。

【解说】茉莉是常见的花卉，但这不是中国本土原生的植物。茉莉的原产地是印度，随着佛教传入中国，茉莉也开始在中国安家。李时珍说"末利原出波斯，移植南海，今滇、广人栽莳之"。大体是不错的，但他说的茉莉原产地与现代学者有所不同。

由于茉莉是外来植物，因此从晋代的嵇含《南方草木状》开始，就用的是译名"末利"，在不同的书里，又作抹厉、抹利、没利、末丽。李时珍说："盖末利本胡语，无正字，随人会意而已"。因此《本草纲目》按中国文字的习惯，将"末利"加上草字头，成为茉莉，并作为《纲目》新出的药物予以单独立条。

据统计，李时珍《本草纲目》中记载了梵文、西域或其他古国的音译药名60余种[1]，有不少是同一药之下记载了不同的外国译名。例如"番红花"一药下，李时珍收载了两个别名：洎夫蓝、撒法即（"即"乃"郎"之误）。这两个名称用字

---

1. 蔡景峰.《本草纲目》中的医学交流. //中国药学会药学史分会. 李时珍研究论文集. 武汉：湖北科学技术出版社，1985：210

虽不一样，但发音近似，因此李时珍将他们集中在番红花一药之下。番红花的英文名是saffron，可见该物的洎夫蓝、撒法郎别名都是同一外来语的译名。

顺便提一下，茉莉花因其气清香，从南宋起就开始用来熏茶（即利用茉莉花香气渗入茶叶）。李时珍提到本品"亦可熏茶"、"亦入茗汤"，说明到明代的时候，本品除熏茶外，还可直接泡在茶水里。当今的茉莉花茶，已经是北方某些地区颇为喜爱的花茶。李时珍还提到："或蒸取液以代蔷薇水"。这表明至晚在明代，茉莉花已经可以通过蒸馏提取花露。

李时珍在茉莉条转载了汪机《本草会编》中的茉莉花根可以作麻醉药使用的文字。这一记载曾引起当代学者的注意并有初步的试验。但最终没有证实其根有那么好的麻醉作用。

荜茇 宋《开宝》

[释名] 荜拨。〔时珍曰〕荜拨当作荜茇，出《南方草木状》，番语也。陈藏器《本草》作毕勃，《扶南传》作逼拨，《大明会典》作毕癹。又段成式《酉阳杂俎》云：摩伽陀国呼为荜拨梨，拂林国呼为阿梨诃陀。

[集解]〔恭曰〕荜茇生波斯国。丛生，茎叶似蒟酱，其子紧细，味辛烈于蒟酱。胡人将来，入食味用也。〔藏器曰〕其根名毕勃没，似柴胡而黑硬。〔颂曰〕今岭南特有之，多生竹林内。正月发苗作丛，高三四尺，其茎如箸。叶青圆如蕺菜，阔二三寸如桑，面光而厚。三月开花白色在表。七月结子如小指大，长二寸已来，青黑色，类椹子而长。九月收采，杀曝干。南人爱其辛香，或取叶生茹之。复有舶上者，更辛香。〔时珍曰〕段成式言青州防风子可乱荜茇，盖亦不然。荜茇气味正如胡椒，其形长一二寸，防风子圆如胡荽子，大不相侔也。

[修治]〔斅曰〕凡使，去挺用头，以醋浸一宿，焙干，以刀刮去皮粟子令净乃用，免伤人肺，令人上气。

[气味] 辛，大温，无毒。〔时珍曰〕气热味辛，阳也，浮也。入手足阳明经。然辛热耗散，能动脾肺之火，多用令人目昏，食料尤不宜之。

[主治] 温中下气，补腰脚，杀腥气，消食，除胃冷，阴疝痃癖。藏器。霍乱冷气，心痛血气。大明。水泻虚痢，呕逆醋心，产后泄痢，与阿魏和合良。得诃子、人参、桂心、干姜，治脏腑虚冷肠鸣泄痢，神效。李珣。治头痛鼻渊牙痛。时珍。

[发明]〔宗奭曰〕荜茇走肠胃，冷气呕吐心腹满痛者宜之。多服走泄真气，令人肠虚下重。〔颂曰〕按《唐太宗实录》云：贞观中，上以气痢久未瘥，服名医药不应，因诏访求其方。有卫士进黄牛乳煎荜茇方，御用有效。刘禹锡亦记其事云，后累试于

虚冷者必效。〔时珍曰〕牛乳煎详见兽部牛乳下。荜茇为头痛鼻渊牙痛要药，取其辛热，能入阳明经散浮热也。

[附方]旧二，新八。**冷痰恶心**。荜茇一两，为末，食前用米汤服半钱。《圣惠方》。**暴泄身冷**。自汗，甚则欲呕，小便清，脉微弱，宜已寒丸治之。荜茇、肉桂各二钱半，高良姜、干姜各三钱半，为末，糊丸梧子大。每服三十丸，姜汤下。《和剂局方》。**胃冷口酸流清水**，心下连脐痛。用荜茇半两，厚朴姜汁浸炙一两，为末，入热鲫鱼肉，研和丸绿豆大。每米饮下二十丸，立效。余居士《选奇方》。**瘕气成块**在腹不散。用荜茇一两，大黄一两，并生为末，入麝香少许，炼蜜丸梧子大，每冷酒服三十丸。《永类钤方》。**妇人血气作痛**，及下血无时，月水不调。用荜茇盐炒，蒲黄炒，等分为末，炼蜜丸梧子大。每空心温酒服三十丸，两服即止。名二神丸。陈氏方。**偏头风痛**荜茇为末，令患者口含温水，随左右痛，以左右鼻吸一字，有效。《经验良方》。**鼻流清涕**。荜茇末吹之，有效。《卫生易简方》。**风虫牙痛**。荜茇末揩之，煎苍耳汤漱去涎。《本草权度》用荜茇末、木鳖子肉，研膏化开，嗜鼻。《圣济总录》用荜茇、胡椒等分，为末，化蜡丸麻子大，每以一丸塞孔中。

荜勃没。[气味]辛，温，无毒。

[主治]五劳七伤，冷气呕逆，心腹胀满，食不消化，阴汗寒疝核肿，妇人内冷无子，治腰肾冷，除血气。藏器。

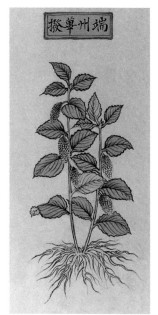

▲ 荜茇（取自《本草品汇精要》）

【解说】荜茇也是一味外来药，原产印度尼西亚、越南、菲律宾等地，《唐本草》认为生波斯国，可能是波斯商人的交易品中有荜茇。宋《本草图经》记载"今岭南特有之"，说明我国靠近南洋诸国的地区也有分布。李时珍在本品"释名"中，列举了不同来源的别名5个：荜拨、毕勃、逼拨、毕茇、荜拨梨，它们的发音都很相像，说明来自同一语源。李时珍将它们集中在一药之下，是完全正确的。

李时珍对荜茇是有研究的，他根据"荜茇气味正如胡椒"，断言防风子不可能混充荜茇。荜茇与胡椒是同科植物，李时珍认为它的气味与胡椒相同，而且描述了它的药材形态，认定本品决不会混同于防风的种子。

荜茇性温，温中下气，多用来治脏腑虚冷、肠鸣泄痢。关于本品治疗下痢的功效，李时珍只简单地记载："《唐太宗实录》云：贞观中，上以气痢久未瘥，服名医药不应，因诏访求其方。有卫士进黄牛乳煎荜茇方，御用有效。"这个故事在《说郛》

转载的《续前定录》中有更生动的记载，其梗概是：贞观中，太宗苦气痢，众医不效。有张宝藏者，曾得过此病，因此进献牛乳煎荜拨方，服之立差。太宗命宰臣给张宝藏五品官。魏征有意为难张氏，过了一个月还不给封官。过了些时太宗的气痢再犯，又再进乳煎荜拨有效。太宗因问给进方人授官事。魏征害怕，托称因为不知是给文官还是武官，所以延误。太宗发怒，厉声说：与三品文官、授鸿胪卿。这个故事可能有些夸张，但唐太宗的气痢服用牛乳煎荜茇得愈，应该是可信的。荜茇性温，可用来治脾胃虚寒引起的各种病症。

以上谈的是李时珍在译名方面的一些考证工作。但李时珍的地位决定他毕竟对外来语不是很熟悉，因此有些外来物因不同的名字而被作为不同的东西。例如《本草纲目》有阿月浑子一药，李时珍把《证类本草》分别收载的阿月浑子（出《本草拾遗》）、无名木（出《海药本草》）并为一条。这是李时珍考证的成果。但李时珍不知道出于《饮膳正要》的必思荅与阿月浑子也是同一样东西，所以他把必思荅放到"附录诸果"中去了。必思荅果实就是当今常见的果品开心果。至今在西方市场上的名字还是与"必思荅"发音基本相同。

3."一声之转"考异名

【导言】考证药物的命名，经常要用到训诂、音韵方面的知识。李时珍习儒出身，对训诂文字自然有一定的功底。现代学者中研究《本草纲目》名物训诂最深的是北京中医药大学教授钱超尘先生。钱先生指出因音求义，贯通了《本草纲目》全部释名，成为李时珍重要的释名方法，破除了前人的许多凿说，正确地解释了不少本草名义[1]。其中通过"一声之转"方法，考察一物异名的形成获得了很多成果。今举两例。

山楂 音渣。《唐本草》

[校正]《唐本草》木部赤爪木，宋《图经》外类棠梂子，《丹溪补遗》山楂，皆一物也。今并于一，但以山楂标题。

[释名]赤爪子侧巧切《唐本》、鼠楂《唐本》、猴楂危氏、茅楂《日用》、朹子音求檕、梅音计。并《尔雅》、羊梂《唐本》、棠梂子《图经》、山里果《食鉴》。

〔时珍曰〕山楂味似楂子，故亦名楂。世俗皆作查字，误矣。查，音槎，乃水中浮木，与楂何关？郭璞注《尔雅》云：朹，音求，树如梅。其子大如指头，赤色似小柰，可食。

1. 钱超尘.本草名物训诂发展简史. //钱超尘，温长路. 李时珍研究集成. 北京：中医古籍出版社，2003：911

此即山楂也，世俗作楂字亦误矣。栌乃栎实，于杭何关。楂、杭之名，见于《尔雅》。自晋、宋以来，不知其原，但用查、栌耳。此物生于山原茅林中，猴、鼠喜食之，故又有诸名也。《唐本草》赤爪木当作赤枣，盖枣、爪音讹也，楂状似赤枣故尔。范成大《虞衡志》有赤枣子。王璆《百一选方》云：山里红果，俗名酸枣，又名鼻涕团。正合此义矣。

〔集解〕〔恭曰〕赤爪木，赤楂也。出山南、申、安、随诸州。小树高五六尺，叶似香菜。子似虎掌，大如小林檎，赤色。〔藏器曰〕赤爪草，即鼠楂栌也。生高原。栌似小楂而赤，人食之。〔颂曰〕棠栌子生滁州。二月开白花，随便结实，采无时。彼人用治下痢及腰疼有效。他处亦有，不入药用。〔时珍曰〕赤爪、棠栌、山楂，一物也。古方罕用，故《唐本》虽有赤爪，后人不知即此也。自丹溪朱氏始着山楂之功，而后遂为要药。其类有二种，皆生山中。一种小者，山人呼为棠杭子、茅楂、猴楂，可入药用。树高数尺，叶有五尖，丫间有刺。三月开五出小白花。实有赤、黄二色，肥者如小林檎，小者如指头，九月乃熟，小儿采而卖之。闽人取熟者去皮核，捣和糖、蜜，作为楂糕，以充果物。其核状如牵牛子，黑色甚坚。一种大者，山人呼为羊杭子。树高丈余，花叶皆同，但实稍大则色黄绿，皮涩肉虚为异尔。初甚酸涩，经霜乃可食。功应相同，而采药者不收。

实。〔修治〕〔时珍曰〕九月霜后取带熟者，去核曝干，或蒸熟去皮核，捣作饼子，日干用。

〔气味〕酸，冷，无毒。〔时珍曰〕酸、甘，微温。生食多令人嘈烦易饥，损齿，齿龋人尤不宜也。

〔主治〕煮汁服，止水痢。沐头洗身，治疮痒。《唐本》。煮汁洗漆疮，多瘥。弘景。治腰痛有效。苏颂。消食积，补脾，治小肠疝气，发小儿疮疹。吴瑞。健胃，行结气。治妇人产后儿枕痛，恶露不尽，煎汁入沙糖服之，立效。震亨。化饮食，消内积癥瘕，痰饮痞满吞酸，滞血痛胀。时珍。化血块气块，活血。宁原。

〔发明〕〔震亨曰〕山楂大能克化饮食。若胃中无食积，脾虚不能运化，不思食者，多服之，则反克伐脾胃生发之气也。〔时珍曰〕凡脾弱食物不克化，胸腹酸刺胀闷者，于每食后嚼二三枚，绝佳。但不可多用，恐反克伐也。按《物类相感志》言：煮老鸡、硬肉，入山楂数颗即易烂。则其消肉积之功，益可推矣。珍邻家一小儿，因食积黄肿，腹胀如鼓。偶往羊礅树下，取食之至饱。归而大吐痰水，其病遂愈。羊礅乃山楂同类，医家不用而有此效，则其功应相同矣。

〔附方〕新六。偏坠疝气。山棠栌肉、茴香炒各一两为末，糊丸梧子大。每服一百丸，空心白汤下。《卫生易简方》。老人腰痛及腿痛。用棠栌子、鹿茸炙等分为末，蜜丸梧子大。每服百丸，日二服。**肠风下血**。用寒药、热药及脾弱药具不效者。独用山里果，俗名酸枣，又名鼻涕团，干者为末，艾汤调下，应手即愈。《百一选方》。**痘疹不快**。干山楂为末，汤点服之，立出红活。又法：猴楂五个，酒煎入水，温服即出。《危氏得效方》。**痘疮干黑危困者**。用棠梂子为末，紫草煎酒调服一钱。《全幼心鉴》。**食肉不消**。山楂肉四两，水煮食之，并饮其汁。《简便方》。

核。〔主治〕吞之，化食磨积，治癫疝。时珍。

〔附方〕新二。**难产**。山楂核七七粒，百草霜为衣，酒吞下。《海上方》。**阴肾癫肿**。方见橄榄。

赤爪木。〔气味〕苦，寒，无毒。

〔主治〕水痢，头风身痒。《唐本》。

根。〔主治〕消积，治反胃。时珍。

茎叶。〔主治〕煮汁，洗漆疮。时珍。出《肘后》。

【解说】山楂是中药里面著名的食、药两用之品，不论是做果品还是做药品，都有很好的评价。但是这样一味多见的、好吃的果子，它的名字却晚到元代才出现。难道人们在元以前还没有认识到山楂这样的好东西？从药物的发现历史来看，这

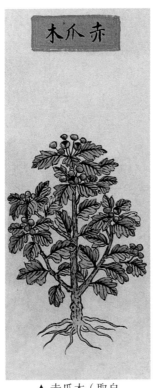

▲ 赤爪木（取自《本草品汇精要》）

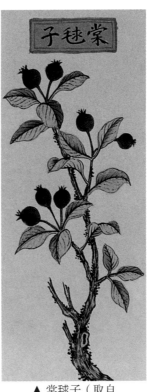

▲ 棠梂子（取自《本草品汇精要》）

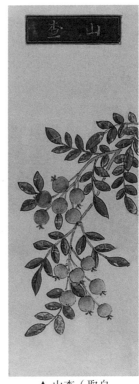

▲ 山查（取自《食物本草》）

似乎不大可能。李时珍通过释名考订，彻底解决了这个问题。实际上，山楂早在唐代《新修本草》就已经记载，名字是赤爪木。宋代《本草图经》的棠梂子，也是山楂。再进一步考察，早在汉代的《尔雅》就已经记载了山楂，只不过还是使用不同的名字。

李时珍指出了"楂、朹之名，见于《尔雅》。自晋、宋以来，不知其原，但用查、梂耳"。由于同音，原来的楂、朹之名，被误用了查、梂二字，但这两个字有它的原义，用来指山楂是不适当的。至于《唐本草》里的"赤爪木"，则是把"赤枣"之音误写成"赤爪"，属于枣、爪的同音讹误。山楂色红，状似赤枣，故名。李时珍把明以前众多的山楂异名系统梳理，澄清了这些名称的由来，同时也就等于缕清了山楂名、实关系及发展历史。从李时珍把几本书不同名字的山楂归并到一个药名之下，就可以看出通过"释名"解决药物来源的重要作用。

山楂虽然在民间一直被作为果品，但在医书中的使用却比较晚。唐代才将本品用来治痢疾，或煎汤外洗疮痒。真正发现山楂治疗特长是在元代。元·朱丹溪记载了山楂健胃、化瘀的功效，从而使山楂成为中医广为运用的一味药物。民间将山楂做成糕点，更能发挥它助消化，化肉积的优良作用。

款冬花《本经》中品

[释名] 款冻郭璞、颗冻《尔雅》、氏冬《别录》、钻冻《衍义》、菟奚《尔雅》、橐吾《本经》、虎须《本经》。

〔时珍曰〕按《述征记》云：洛水至岁末凝厉时，款冬生于草冰之中，则颗冻之名以此而得。后人讹为款冬，乃款冻尔。款者至也，至冬而花也。〔宗奭曰〕百草中，惟此不顾冰雪，最先春也，故世谓之钻冻。虽在冰雪之下，至时亦生芽，春时人采以代蔬。入药须微见花者良。如已芬芳，则都无气力。今人多使如箸头者，恐未有花也。

[集解]《别录》曰〕款冬生常山山谷及上党水旁，十一月采花阴干。〔弘景曰〕第一出河北，其形如宿莼未舒者佳，其腹里有丝。次出高丽百济，其花乃似大菊花。次亦也蜀北部宕昌，而并不如。其冬月在冰下生，十二月、正月旦取之。〔恭曰〕今出雍州南山溪水，及华州山谷涧间。叶似葵而大，丛生，花出根下。〔颂曰〕今关中亦有之。根紫色，叶似萆薢，十二月开黄花，青紫萼，去土一二寸，初出如菊花萼，通直而肥实无子。则陶氏所谓出高丽百济者，近此类也。又有红花者，叶如荷而斗直，大者容一升，小者容数合，俗呼为蜂斗叶，又名水斗叶。则苏氏所谓大如葵而丛生者，是也。傅咸《款冬赋序》云：予曾逐禽，登于北山，于时仲冬之月，冰凌盈谷，积雪被崖，顾见款冬炜然，始敷华艳，是也。

[修治]〔斅曰〕凡采得，须去向里裹花蕊壳，并向里实如栗零壳者。并枝叶，

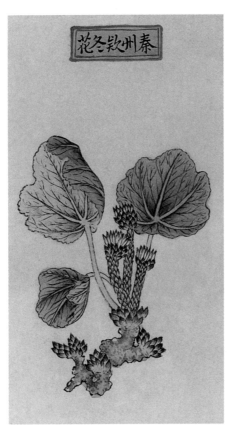

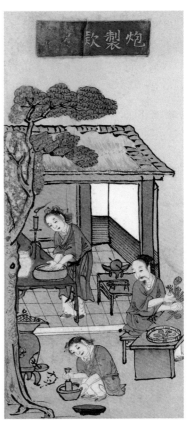

▲ 款冬花（取自《本草品汇精要》）　　　　▲ 炮制款冬花（取自
《补遗雷公炮制便览》）

以甘草水浸一宿，却取款冬叶相拌裹一夜，晒干去叶用。

　　[气味]辛，温，无毒。〔《别录》曰〕甘。〔好古曰〕纯阳，入手太阴经。〔之才曰〕杏仁为之使，得紫菀良，恶皂荚、消石、玄参，畏贝母、辛夷、麻黄、黄芪、黄芩、黄连、青葙。

　　[主治]咳逆上气善喘，喉痹，诸惊痫寒热邪气。《本经》。消渴，喘息呼吸。《别录》。疗肺气心促急，热乏劳咳，连连不绝，涕唾稠粘，肺痿肺痈，吐脓血。甄权。润心肺，益五脏，除烦消痰，洗肝明目，及中风等疾。大明。

　　[发明]〔颂曰〕《本经》主咳逆，古方用为温肺治嗽之最。崔知悌疗久咳熏法：每旦取款冬花如鸡子许，少蜜拌花使润，纳一升铁铛中。又用一瓦碗钻一孔，孔内安一小笔管，以面泥缝，勿令漏气。铛下着炭火，少时烟从筒出，以口含吸，咽之。如胸中少闷，须举头，即将指头按住筒口，勿使漏，至烟尽乃止。如是五日一为之。待至六日，饱食羊肉馎饦一顿，永瘥。〔宗奭曰〕有人病嗽多日，或教然款冬花三两，

于无风处以笔管吸其烟，满口则咽之，数日果效。

[附方] 新二。**痰嗽带血**。款冬花、百合蒸焙，等分为末。蜜丸龙眼大，每卧时嚼一丸，姜汤下。《济生方》。**口中疳疮**。款冬花、黄连等分，为细末，用唾津调成饼子。先以蛇床子煎汤漱口，乃以饼子傅之，少顷确住，其疮立消也。杨诚《经验方》。

【解说】款冬是一味常用中药，主要用于温肺治嗽，止咳化痰。该药原植物有一个异于它药的特点，即在冬季冰雪尚存的时候就破土出花。李时珍根据这一特点，运用"一声之转"的规律，解释了款冬、颗冻、款冻、钻冻几个名称的由来，指出款冬就是款冻。其花至冬而花，也可以叫款冬花。

款冬治疗咳嗽，现代多直接将花入煎剂。但在古代，多用的却是吸烟的方法。利用点燃或者烘烤款冬花令其烟出，再用笔管吸其烟。此法现代罕见有人使用。在烟草传入中国以前的唐代就已经有类似吸烟的方法，这是很有趣的现象。最早的吸烟不是吸食成瘾之品，是为了治疗，但人们从此对吸食烟气一法不感到陌生。明末烟草传入中国，民众对烟草的作用反应不一，但对吸食烟气之法反而熟视无睹。

五、药品来源混乱的考辨

导言

　　由于中国历史悠久，地域辽阔，在交通不很发达的古代，药物存在着很多同名异物、异名同物的混乱现象。药物来源混乱，必然影响到疗效和用药安全，因此从南北朝梁陶弘景开始，历代医药学家就致力于解决药物基原混乱的问题。尽管如此，到明代李时珍的时候，经过了1000多年，依然存在许多悬而未决的疑案。李时珍编写《本草纲目》的一个重要任务，就是"析族区类"，弄清楚药物的正确来源。为此，李时珍以一己之力，从文献考订、实地调查等多方面入手，进行了艰苦卓绝的考辨工作，取得了骄人的业绩。但限于本书的篇幅，不可能逐一列举其考证成果。加之药物来源考订涉及到很多有关矿物、植物、动物、化学等方面的专业知识，无法逐一详细讲解。以下仅略举数例，以便读者知道李时珍药物品种考辨的方法、意义与结果。

1. 石膏、凝水千年悬案

石膏《本经》中品

〔释名〕细理石《别录》、寒水石《纲目》。

〔震亨曰〕火煅细研醋调，封丹灶，其固密甚于脂膏。此盖兼质与能而得名，正与石脂同意。〔时珍曰〕其文理细密，故名细理石。其性大寒如水，故名寒水石，与凝水石同名异物。

〔集解〕〔《别录》曰〕石膏生齐山山谷及齐卢山、鲁蒙山，采无时。细理白泽者良，黄者令人淋。

〔弘景曰〕二郡之山，即青州、徐州也。今出钱塘县，皆在地中，雨后时时自出，取之如棋子，白澈最佳。彭城者亦好。近道多有而大块，用之不及彼也。仙经不须此。

〔恭曰〕石膏、方解石大体相似，而以未破为异。今市人皆以方解代石膏，未见有真石膏也。石膏生于石旁。其方解不因石而生，端然独处，大者如升，小者如拳，或在土中，或生溪水，其上皮随土及水苔色，破之方解，大者方尺。今人以此为石膏，疗风去热虽同，而解肌发汗不如真者。

146

〔大明曰〕石膏通亮，理如云母者上。又名方解石。

〔敩曰〕凡使勿用方解石。方解虽白不透明，其性燥；若石膏则出剡州茗山县义情山，其色莹净如水精，性良善也。

〔颂曰〕石膏今汾、孟、虢、耀州，兴元府亦有之。生于山石上，色至莹白，与方解石肌理、形段、刚柔绝相类。今难得真者。用时，惟以破之皆作方棱者，为方解石。今石膏中时时有莹澈可爱有纵理而不方解者，或以为石膏；然据本草又似长石。或又谓青石间往往有白脉贯彻类肉之膏肪者，为石膏；此又本草所谓理石也。不知石膏定是何物？今且依市人用方解石尔。

〔阎孝忠曰〕南方以寒水石为石膏，以石膏为寒水石，正与汴京相反，乃大误也。石膏洁白坚硬，有墙壁。寒水石则软烂，以手可碎，外微青黑，中有细文。又一种坚白全类石膏，而敲之成文者，名方解石也。

〔承曰〕陶言钱塘山中雨后时自出。今钱塘人凿山取之甚多，捣作齿药货用，浙人呼为寒水石，入药最胜他处者。

〔宗奭曰〕石膏纷辩不决，未悉厥理。本草只言生齐山、卢山、蒙山，细理白泽者良，即知他处者非石膏也。

〔震亨曰〕本草药之命名，多有意义，或以色，或以形，或以气，或以质，或以味，或以能，或以时是也。石膏固济丹炉，苟非有膏，岂能为用。此盖兼质与能而得名。昔人以方解为石膏，误矣。石膏味甘而辛，本阳明经药，阳明主肌肉。其甘也，能缓脾益气，止渴去火。其辛也，能解肌出汗，上行至头，又入太阴、少阳。彼方解石，止有体重质坚性寒而已，求其有膏而可为三经之主治者焉在哉？

〔时珍曰〕石膏有软、硬二种。软石膏，大块生于石中，作层如压扁米糕形，每层厚数寸。有红白二色，红者不可服，白者洁净，细文短密如束针，正如凝成白蜡状，松软易碎，烧之即白烂如粉。其中明洁，色带微青，而文长细如白丝者，名理石也。与软石膏乃一物二种，碎之则形色如一，不可辨矣。硬石膏，作块而生，直理起棱，如马齿坚白，击之则段段横解，光亮如云母、白石英，有墙壁，烧之亦易散，仍硬不作粉。其似硬石膏成块，击之块块方解，墙壁不明者，名方解石也，烧之则姹散亦不烂。与硬石膏乃一类二种，碎之则形色如一，不可辨矣。自陶弘景、苏恭、大明、雷敩、苏颂、阎孝忠皆以硬者为石膏，软者为寒水石；至朱震亨始断然以软者为石膏，而后人遵用有验，千古之惑始明矣。盖昔人所谓寒水石者，即软石膏也；所谓硬石膏者，乃长石也。石膏、理石、长石、方解石四种，性气皆寒，俱能去大热结气；但石膏又能解肌发汗为异尔。理石即石膏之类，长石即方解之类，俱可代用，各从其类也。今人以石膏收豆腐，乃昔人所不知。

〔修治〕〔敩曰〕凡使，石臼中捣成粉，罗过，生甘草水飞过，澄晒筛研用。〔时珍曰〕

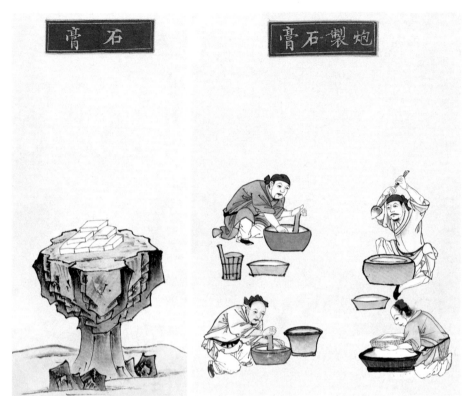

▲ 石膏（取自《补遗
　雷公炮制便览》）　　　　　▲ 炮制石膏（取自《补遗雷公炮制便览》）

古法惟打碎如豆大,绢包入汤煮之。近人因其性寒,火煅过用,或糖拌炒过,则不妨脾胃。

　　[气味] 辛,微寒,无毒。《别录》曰] 甘,大寒。〔好古曰〕入足阳明、手太阴、少阳经气分。〔之才曰〕鸡子为之使。恶莽草、巴豆、马目毒公。畏铁。

　　[主治] 中风寒热,心下逆气惊喘,口干舌焦,不能息,腹中坚痛,除邪鬼,产乳金疮。《本经》。除时气头痛身热,三焦大热,皮肤热,肠胃中结气,解肌发汗,止消渴烦逆,腹胀暴气,喘息咽热,亦可作浴汤。《别录》。治伤寒头痛如裂,壮热皮如火燥。和葱煎茶,去头痛。甄权。治天行热狂,头风旋,下乳,揩齿益齿。大明。除胃热肺热,散阴邪,缓脾益气。李杲。止阳明经头痛,发热恶寒,日晡潮热,大渴引饮,中暑潮热,牙痛。元素。

　　[发明] （中略）〔时珍曰〕东垣李氏云,立夏前多服白虎汤者,令人小便不禁,此乃降令太过也。阳明津液不能上输于肺,肺之清气亦复下降故尔。初虞世《古今录验方》,治诸蒸病有五蒸汤,亦是白虎加人参、茯苓、地黄、葛根,因病加减。王焘《外台秘要》治骨蒸劳热久嗽,用石膏文如束针者一斤,粉甘草一两,细研如面,日以水调三、四服。言其无毒有大益,乃养命上药,不可忽其贱而疑其寒。《名医录》言,

148

睦州杨士丞女，病骨蒸内热外寒，众医不瘥，处州吴医用此方而体遂凉。愚谓此皆少壮肺胃火盛，能食而病者言也。若衰暮及气虚血虚胃弱者，恐非所宜。广济：林训导年五十，病痰嗽发热。或令单服石膏药至一斤许，遂不能食，而咳益频，病益甚，遂至不起。此盖用药者之瞀瞀也，石膏何与焉。杨士瀛云：石膏煅过，最能收疮晕，不至烂肌。按刘跂《钱乙传》云：宗室子病呕泄，医用温药加喘。乙曰：病本中热，奈何以刚剂燥之，将不得前后溲，宜与石膏汤。宗室与医皆不信。后二日果来召。乙曰：仍石膏汤证也。竟如言而愈。又按：古方所用寒水石，是凝水石；唐宋以来诸方所用寒水石，即今之石膏也，故寒水石诸方多附于后。近人又以长石、方解石为寒水石，不可不辨之。

[附方]（中略）

【解说】矿物药是中药里的一个重要组成部分。由于外形的相似、名称的混淆，在矿物药里也存在严重的名、实混乱现象。以石膏为例，这是张仲景《伤寒论》中经常使用的一味药物，但在古代，石膏、寒水石、凝水石、方解石等名称却纠缠不清。直到现在，北方地区使用的寒水石多为红石膏，南方地区使用的寒水石为方解石。但这几种矿物并不是同一样东西，成分差异较大，因此李时珍不畏繁难，收集了众家对石膏等药的辨析，从中选择了最符合用药实际的朱丹溪之说。

古代石膏连别名（细理石、寒水石）在内，一共有3个名称，但这3个名称命名着眼点是不一样的。李时珍首先在"释名"中解释了这三个名称的意义。石膏是兼质（石质）与能（用石膏研细密封物件，比脂膏还固密）而得名。细理石是因为其文理细密，寒水石是因为其性大寒如水。但这样一来，石膏就与另一个药物凝水石形成了同名异物关系。

问题出在自古以来石膏有两种，一种叫软石膏，一种叫硬石膏。梁·陶弘景认为石膏"取之如棋子，白澈最佳"。这是硬石膏，实际上是方解石，因为方解石的特点是一敲就碎，碎片块块成四方形，状如棋子。《唐本草》说"今市人皆以方解代石膏"，也是把石膏、方解石混为一谈。到宋代苏颂之时，还是定不了哪种是真石膏。苏颂书富五车，是个大学问家，但他在方解石、石膏、长石、理石诸多名称之间，也无法做出判断，只好无奈地说："不知石膏定是何物？今且依市人用方解石尔。"这是因为苏颂毕竟不是一名医生，也没有参与过药物的实际调查，只能文献来文献去地予以综述。所以在宋代，南方与北方使用的石膏与寒水石，正好相反。

一千多年，争来吵去，还定不下石膏的正品是哪种。直到元代朱震亨（丹溪），才从一个浅显的现象，推导石膏应该是软石膏。因此只有这种石膏，才能作为密封炼丹炉的材料，"苟非有膏，岂能为用？"所以他断言："昔人以方解为石膏，误矣！"他还从临床的角度，指出石膏味甘而辛，甘能缓脾益气，止渴去火，辛

五、药品来源混乱的考辨

能解肌出汗；方解石体重质坚，只有性寒一个特性，因此不能当石膏用。

李时珍完全同意朱丹溪的意见，称赞说："朱震亨始断然以软者为石膏，而后人遵用有验，千古之惑始明矣！"他总结说："昔人所谓寒水石者，即软石膏也；所谓硬石膏者，乃长石也。""理石即石膏之类，长石即方解之类"。并补充说："今人以石膏收豆腐，乃昔人所不知。"这是另一个判断石膏的依据。方解石是无法点豆腐的。

按照现代的矿物分类知识，石膏是硫酸盐类矿物，主要是含水硫酸钙（$CaSO_4 \cdot 2H_2O$）。方解石是碳酸盐类矿物，主含碳酸钙（$CaCO_3$），二者外形、成分与性质都相差较大，不容混淆。

李时珍除了引述历代关于石膏与方解石之争以外，还附带纵向地点明了古代不同时期所用的寒水石来源："古方所用寒水石，是凝水石；唐宋以来诸方所用寒水石，即今之石膏也。"又介绍了明代所出现的用药实际情况："近人又以长石、方解石为寒水石，不可不辨之。"

将李时珍所说寒水石的来源做成一个表：

	汉～六朝	即凝水石，硫酸盐类矿物芒硝（主含硫酸钠$Na_2SO_4 \cdot 10H_2O$）的结晶
寒水石	唐、宋	即石膏，硫酸盐类矿物〔主含含水硫酸钙（$CaSO_4 \cdot 2H_2O$）〕
	明代	即方解石，碳酸盐类矿物〔主含碳酸钙（$CaCO_3$）〕

当今所用的寒水石，北方地区继承了唐、宋的特点，使用红石膏（成分不纯时，带有浅肉红色的石膏），南方地区继承了明代的传统，使用的是方解石。

解决石膏来源的功臣是朱丹溪，但解决凝水石来源的功臣是李时珍。见下条。

凝水石《本经》中品

［释名］白水石《本经》、寒水石、凌水石《别录》、盐精石、泥精、盐枕《纲目》、盐根。

〔时珍曰〕拆片投水中，与水同色，其水凝动；又可夏月研末，煮汤入瓶，倒悬井底，即成凌冰，故有凝水、白水、寒水、凌水诸名。生于积盐之下，故有盐精以下诸名。石膏亦有寒水之名，与此不同。

［集解］〔《别录》曰〕凝水石，色如云母可析者，盐之精也。生常山山谷、中水县及邯郸。

〔弘景曰〕常山即恒山，属并州。中水属河间。邯郸属赵郡。此处地皆碱卤，故云盐精，而碎之亦似朴消。此石末置水中，夏月能为冰者佳。

〔时珍曰〕《别录》言凝水，盐之精也。陶氏亦云卤地所生，碎之似朴消。《范子计然》云出河东。河东，卤地也。独孤滔《丹房镜源》云：盐精出盐池，状如水精。

据此诸说，则凝水即盐精石也，一名泥精，昔人谓之盐枕，今人谓之盐根。生于卤地积盐之下，精液渗入土中，年久至泉，结而成石，大块有齿棱，如马牙消，清莹如水精，亦有带青黑色者，皆至暑月回润，入水浸久亦化。陶氏注戎盐，谓盐池泥中自有凝盐如石片，打破皆方，而色青黑者，即此也。苏颂注玄精石，谓解池有盐精石，味更咸苦，乃玄精之类；又注食盐，谓盐枕作精块，有孔窍，若蜂窠，可缄封为礼赞者，皆此物也。唐宋诸医不识此石，而以石膏、方解石为注，误矣。今正之于下。

[正误]〔恭曰〕凝水石有纵理、横理两种，色清明者为上。或云纵理为寒水石，横理为凝水石。今出同州韩城，色青横理如云母为良；出澄州者，斜理文色白为劣也。

〔颂曰〕今河东汾、隰州及德顺军亦有之，三月采。又有一种冷油石，全与此相类，但投沸油铛中，油即冷者，是也。此石性冷有毒，误服令人腰以下不能举。

〔宗奭曰〕凝水石文理通彻，人或磨刻为枕，以备暑月之用。入药须烧过。或市人末入轻粉以乱真，不可不察。陶氏言夏月能为冰者佳，如此则举世不能得矣。

〔阎孝忠曰〕石膏，洁白坚硬，有墙壁。寒水石软烂，可以手碎，外微青黑，中有细文。

〔王隐君曰〕寒水石，坚白晶洁，状若明矾、蓬砂之质。或有碎之，粒粒大小皆四方，故又名方解石，今人谓之硬石膏者是也。

〔时珍曰〕寒水石有二：一是软石膏，一是凝水石。惟陶弘景所注，是凝水之寒水石，与本文相合。苏恭、苏颂、寇宗奭、阎孝忠四家所说，皆是软石膏之寒水石。王隐君所说，则是方解石。诸家不详本文盐精之说，不得其说，遂以石膏、方解石指为寒水石。唐宋以来相承其误，通以二石为用，而盐精之寒水，绝不知用，此千载之误也。石膏之误近千载，朱震亨氏始明；凝水之误，非时珍深察，恐终于绝响矣。

[修治]〔敩曰〕凡使，须用姜自然汁煮干研粉用。每十两，用生姜一镒也。

[气味]辛，寒，无毒。〔《别录》曰〕甘，大寒。〔普曰〕神农：辛。岐伯、医和、扁鹊：甘，无毒。李当之：大寒。〔时珍曰〕辛、咸。〔之才曰〕解巴豆毒，畏地榆。〔独孤滔曰〕制丹砂，伏玄精。

[主治]身热，腹中积聚邪气，皮中如火烧，烦满，水饮之。久服不饥。《本经》。除时气热盛，五脏伏热，胃中热，止渴，水肿，小腹痹。《别录》。压丹石毒风，解伤寒劳复。甄权。治小便白，内痹，凉血降火，止牙疼，

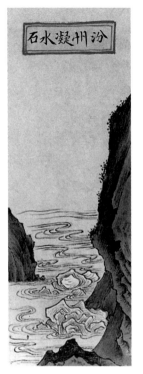

▲ 凝水石（取自《本草品汇精要》）

坚牙明目。时珍。

〔发明〕〔时珍曰〕凝水石禀积阴之气而成，其气大寒，其味辛咸，入肾走血除热之功，同于诸盐。古方所用寒水石是此石，唐宋诸方寒水石是石膏，近方寒水石则是长石、方解石，俱附各条之下，用者详之。

〔附方〕旧二，新二。**男女转胞**，不得小便。寒水石二两，滑石一两，葵子一合，为末，水一斗，煮五升。时服一升，即利。《永类方》。**牙龈出血有窍**。寒水石粉三两，朱砂二钱，甘草脑子一字，为末。干掺。《普济方》。**汤火伤灼**。寒水石烧研傅之。《卫生易简方》。**小儿丹毒**，皮肤热赤。寒水石半两，白土一分，为末，米醋调涂之。《经验方》。

【解说】在前条石膏下，李时珍已经表述了古代（唐代以前）的寒水石就是凝水石。但是凝水石又是什么？

凝水石首见于《神农本草经》，但无形态描述。《名医别录》始载本品"色如云母，可析者良。盐之精也。"梁·陶弘景说本品生于碱卤之地，乃盐精，碎之亦似朴消。李时珍认为，这样的凝水石就是盐精石，是积盐渗入土中结成。大块有齿棱，如马牙消，清莹如水精，到暑月回润，入水浸久亦化。根据这几个特点，此凝水石与石膏、方解石根本不同，是硫酸盐类矿物芒硝的结晶，主要含硫酸钠$Na_2SO_4 \cdot 10H_2O$。这种凝水石才是《神农本草经》等古代医药书中的寒水石。

但是，唐、宋诸家或把软石膏［主要为含水硫酸钙（$CaSO_4 \cdot 2H_2O$）］当寒水石，或把方解石［主含碳酸钙（$CaCO_3$）］作为寒水石，就是没有人认识到属于盐精之寒水石（凝水石）。所以李时珍颇为自得地说："此千载之误也。石膏之误近千载，朱震亨氏始明；凝水之误，非时珍深察，恐终于绝响矣！"意思是朱震亨解决了石膏的千年之误，但要不是李时珍观察得深入，恐怕凝水石就再也没有人知道了。——看来李时珍对他考证凝水石的成果是非常看重的。现代研究证实，李时珍的区分是正确的。当代各种中药工具书中，都汲取了李时珍的这一考证成果。

2. 树脂、虫胶，不再同条

【导言】以下两味药（骐驎竭、紫钟）在本草书中长期放在一个条目中，这在本草书中是不多见的。造成这种现象的原因，是编修本草的人无法区分二物，故将其放在同一条中。李时珍《本草纲目》第一次将这两个药物分开，并在前人考察的基础上，进一步提出了自己的考察意见。详见这两味药后的"解说"。）

骐驎竭《唐本草》

[释名]血竭。〔时珍曰〕骐驎亦马名也。此物如干血，故谓之血竭。曰骐驎者，隐之也。旧与紫铆同条，紫铆乃此树上虫所造成，今分入虫部。

[集解]〔恭曰〕骐驎竭树名渴留，紫铆树名渴禀，二物大同小异。〔志曰〕二物同条，功效亦别。紫铆色赤而黑，其叶大如盘，铆从叶上出。骐驎竭色黄而赤，从木中出，如松脂。〔珣曰〕按《南越志》云：骐驎竭，是紫铆枝之脂也。欲验真伪，但嚼之不烂如蜡者为上。〔颂曰〕今南番诸国及广州皆出之。木高数丈，婆娑可爱。叶似樱桃而有三角。其脂液从木中流出，滴下如胶饴状，久而坚凝，乃成竭，赤作血色。采无时。旧说与紫铆大都相类，而别是一物，功力亦殊。〔敩曰〕

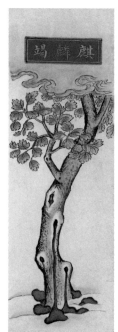

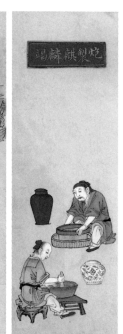

▲ 麒麟竭（取自《补遗雷公炮制便览》）　▲ 炮制麒麟竭（取自《补遗雷公炮制便览》）

凡使勿用海母血，真相似，只是味咸并腥气。骐驎竭味微咸甘，似厉子气也。〔时珍曰〕骐驎竭是树脂，紫铆是虫造。按《一统志》云：血竭树略如没药树，其肌赤色。采法亦于树下掘坎，斧伐其树，脂流于坎，旬日取之。多出大食诸国。今人试之，以透指甲者为真。独孤滔《丹房镜源》云：此物出于西胡，禀荧惑之气而结。以火烧之，有赤汁涌出，久而灰不变本色者，为真也。

[修治]〔敩曰〕凡使先研作粉，筛过入丸散中用。若同众药捣，则化作尘飞也。

[气味]甘、咸、平，无毒。〔大明曰〕得蜜陀僧良。

[主治]心腹卒痛，金疮血出，破积血，止痛生肉，去五脏邪气。《唐本》。打伤折损，一切疼痛，血气搅刺，内伤血聚，补虚，并宜酒服。李珣。补心包络、肝血不足。好古。益阳精，消阴滞气。《太清修炼法》。傅一切恶疮疥癣，久不合。性急，不可多使，却引脓。大明。散滞血诸痛，妇人血气，小儿瘈疭。时珍。

[发明]〔时珍曰〕骐驎竭，木之脂液，如人之膏血，其味甘咸而走血，盖手、足厥阴药也。肝与心包皆主血故尔。河间刘氏云血竭除血痛，为和血之圣药是矣。乳香、没药虽主血病，而兼入气分，此则专于血分者也。

[附方]（中略）

【解说】以下紫铆（即紫矿）与骐驎竭最早被收载于《唐本草》中，作者认为"二物大同小异"，因而将它们作为近似药放在同一条。宋代本草学家注意到这两味药有所区别，尤其是认识到骐驎竭是一种树脂，但对紫铆究竟是什么东西，一直没有很明确的描述。

骐驎竭即血竭，根据宋《本草图经》的图文，以及李时珍的解说，可知本品在古代乃直立乔木的树脂。现代学者考为棕榈科植物麒麟竭（Daemonorops draco Blume）果实中的红色树脂。但现代商品血竭来源比较复杂，除麒麟竭外，如非洲血竭来源于龙舌兰科龙舌兰属（Dracaena）数种植物树干中的红色树脂。本品主要用于活血祛瘀，运用比较广泛。

李时珍明确地提出："骐驎竭是树脂，紫铆是虫造。"因而从根本上将两药区分开来。他把紫铆放进了虫部，把骐驎竭仍留在木部。李时珍关于紫铆的考证，见下条。

紫铆 音矿。《唐本草》

［校正］原与骐驎竭同条，今自木部分入此。

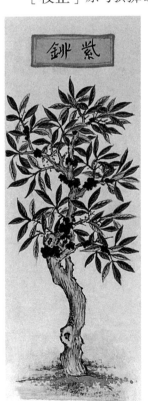

▲ 紫铆（取自《本草品汇精要》）

［释名］赤胶 苏恭、紫梗。〔时珍曰〕铆与矿同。此物色紫，状如矿石，破开乃红，故名。今南番连枝折取，谓之紫梗是矣。

［集解］〔恭曰〕紫铆紫色如胶。作赤麖皮及宝钿，用为假色，亦以胶宝物。云蚁于海畔树藤皮中为之。紫铆树名渴廪，骐驎竭树名渴留，正如蜂造蜜也。研取用之。《吴录》所谓赤胶是也。〔珣曰〕《广州记》云：紫铆生南海山谷。其树紫赤色，是木中津液结成，可作胡胭脂，余滓则玉作家用之。骐驎竭乃紫铆树之脂也。〔志曰〕按别本注言：紫铆、骐驎竭二物同条，功效全别。紫铆色赤而黑，其叶大如盘，铆从叶上出，骐驎竭色黄而赤，从木中出，如松脂也。〔颂曰〕按段成式《酉阳杂俎》云：紫铆树出真腊国，彼人呼为勒佉。亦出波斯国。木高丈许，枝叶郁茂，叶似橘柚，经冬不凋。三月开花，白色，不结子。天有雾露及雨沾濡，其枝条即出紫铆。波斯使者所说如此。而真腊使者言：是蚁运土上于树端作窠，蚁壤得雨露凝结而成紫铆。昆仑出者善，波斯次之。又《交州地志》亦云：本州岛岁贡紫铆，出于蚁壤。乃知与血竭俱出于木而非一物，

明矣。今医家亦罕用，惟染家须之。〔宗奭曰〕紫钟状如糖霜，结于细枝上，累累然，紫黑色，研破则红。今人用造绵臙荻，迩来亦难得。〔时珍曰〕紫钟出南番。乃细虫如蚁、虱，缘树枝造成，正如今之冬青树上小虫造白蜡一般，故人多插枝造之。今吴人用造胭脂。按张勃《吴录》云：九真移风县，有土赤色如胶。人视土知其有蚁，因垦发，以木枝插其上，则蚁缘而上，生漆凝结，如螳螂螵蛸子之状。人折漆以染絮物，其色正赤，谓之蚁漆赤絮。此即紫钟也。血竭乃其树之脂膏，别见木部。

［气味］甘、咸，平，有小毒。〔大明曰〕无毒。

［主治］五脏邪气，金疮带下，破积血，生肌止痛，与骐驎竭大同小异。苏恭。湿痒疮疥，宜入膏用。李珣。益阳精，去阴滞气。《太清伏炼法》。

［附方］新三。齿缝出血。紫矿、乳香、麝香、白矾等分，为末，掺之。水漱。《卫生易简方》。产后血运。狂言失志。用紫钟一两，为末。酒服二钱匕。《徐氏家传方》。经水不止：日渐黄瘦。紫矿末，每服二钱，空心白汤下。《杨氏家藏方》。

【解说】上条"骐驎竭"中已经提到，李时珍将《唐本草》与"骐驎竭"共处一条的紫钟区分开来。李时珍明确指出"骐驎竭是树脂，紫钟是虫造"，因此将紫钟移到虫部。钟是矿的古字，今均作矿。

本品在《唐本草》中已经提到"蚁于海畔树藤皮中为之"，即蚂蚁之类的虫子钻到藤皮中，好像蜜蜂造蜜一样把紫矿造出来。但这毕竟是传闻。直到宋代《本草图经》，还只是从真腊使者那里听说，可能是蚂蚁在树顶上作窠，"蚁壤得雨露凝结而成"紫矿。当时医家很少用紫矿，紫矿多为染色或做胭脂使用，所以本草学家们也没有继续深究。李时珍则不然，他描写的紫矿生成，基本与现代所知相差无几。李时珍说："乃细虫如蚁、虱，缘树枝造成，正如今之冬青树上小虫造白蜡一般，故人多插枝造之。"这种细虫就是紫胶虫科的紫胶虫（*Laccifer lacca*），它们能在树枝上分泌一种紫色的虫胶，其过程确实就与冬青树上的白蜡虫造白蜡相仿佛。李时珍记载明代已经有人能人工插枝来繁殖紫胶虫，制造紫矿。紫矿现在多用作涂料、电绝缘体、橡胶填充剂、防湿剂等重要工业原料，但在古代，除了药用，就是做胭脂、染絮物。从鉴别药物的角度，李时珍已经完成了任务，将长期共条的两种相差很大的药物区分开来。但李时珍没有想到的是，紫矿在他身后又再次被混淆，而且一直延误到今。

现在中药铺找不到紫矿一药，因为它使用了另外一个名字"紫草茸"。据考[1]宋代开始用紫草茸（紫草初生嫩苗）治痘疹。将紫草茸与紫矿联系起来，是缘于药物作伪。南宋时紫矿被用来治血崩，但此物出海外，比较难得，于是有"薄夫

---

1. 卢祖常，郑金生. 紫草茸名实考辨. 中国中药杂志，2001，（8）：562-565

以紫草茸团以胶物，贯以木枝，伪以为矿"。"假作真时真亦假"，这种伪品的出现，使得后来的药家把真正的紫矿也称作紫草茸。明代后期，医家们发现国外传入的一种"紫草茸"治痘有神效，据其形态，即为紫矿，但当时的人们多不识得此物，于是有人就说这是紫草。联系到民间早有将紫草茸用胶粘着树枝来冒充紫矿的先例，以后本草书逐渐就用紫草茸来称呼紫矿。殊不知古本草里早就记载了紫矿一药，李时珍也有明确的考证，居然在明末清代造成了新的混乱。

3. 钩吻本是断肠草

钩吻《本经》下品

[释名] 野葛《本经》、毒根吴普、胡蔓草《图经》、断肠草《纲目》、黄藤《纲目》、火把花。

〔弘景曰〕言其入口则钩人喉吻也。或言：吻当作挽字，牵挽人肠而绝之也。

〔时珍曰〕此草虽名野葛，非葛根之野者也。或作冶。王充《论衡》云：冶，地名也，在东南。其说甚通。广人谓之胡蔓草，亦曰断肠草。入人畜腹内，即粘肠上，半日则黑烂，又名烂肠草。滇人谓之火把花，因其花红而性热如火也。岳州谓之黄藤。

[集解]〔《别录》曰〕钩吻生傅高山谷及会稽东野，折之青烟出者，名固活。二月、八月采。〔普曰〕秦钩吻一名除辛，生南越山及寒石山，或益州。叶如葛，赤茎大如箭而方，根黄色，正月采之。

〔恭曰〕野葛生桂州以南，村墟间巷间皆有。彼人通名钩吻，亦谓苗为钩吻，根名野葛。蔓生。其叶如柿。其根新采者，皮白骨黄。宿根似地骨，嫩根如汉防己，皮节断者良。正与白花藤相类，不深别者，颇亦惑之。新者折之无尘气。经年以后则有尘起，从骨之细孔中出。今折枸杞根亦然。本草言折之青烟起者名固活为良，亦不达之言也。人误食其叶者致死，而羊食其苗大肥，物有相伏如此。《博物志》云，钩吻蔓生，叶似凫葵，是也。

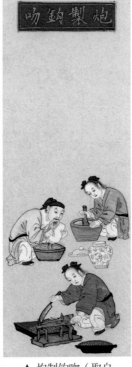

▲ 钩吻（取自《补遗雷公炮制便览》） ▲ 炮制钩吻（取自《补遗雷公炮制便览》）

〔时珍曰〕嵇含《南方草木状》云：野葛蔓生，叶如罗勒，光而厚，一名胡蔓草。人以杂生蔬中毒人，半日辄死。段成式《酉阳杂俎》云：胡蔓草生邕州、容州之间。丛生。花扁如蒝子而稍大，不成朵，色黄白。其叶稍黑。又按《岭南卫生方》云：胡蔓草叶如茶，其花黄而小。一叶入口，百窍溃血，人无复生也。时珍又访之南人云：钩吻即胡蔓草，今人谓之断肠草是也。蔓生，叶圆而光。春夏嫩苗毒甚，秋冬枯老稍缓。五六月开花似樗柳花，数十朵作穗。生岭南者花黄，生滇南者花红，呼为火把花。此数说皆与吴普、苏恭说相合。陶弘景等别生分辨，并正于下。

〔正误〕〔弘景曰〕《五符经》亦言钩吻是野葛。核事而言，似是两物。野葛是根，状如牡丹，所生处亦有毒，飞鸟不得集，今人用合膏服之无嫌。钩吻别是一物，叶似黄精而茎紫，当心抽花，黄色，初生极类黄精，故人采多惑之，遂致死生之反。或云钩吻是毛茛，参错不同，未详云何？

〔敩曰〕凡使黄精勿用钩吻，真似黄精，只是叶有毛钩子二个。黄精叶似竹叶。又曰：凡使钩吻，勿用地精，茎苗相同。钩吻治人身上恶毒疮，其地精杀人也。

〔恭曰〕钩吻蔓生，叶如柿。陶言飞鸟不集者，妄也。黄精直生，叶似柳及龙胆草，殊非比类。毛茛乃有毛石龙芮，与钩吻何干。

〔颂曰〕江南人说黄精茎苗稍类钩吻。但钩吻叶头极尖而根细，与苏恭所说不同，恐南北之产异也。

〔禹锡曰〕陶说钩吻似黄精者，当是。苏说似柿叶者，别是一物也。又言苗名钩吻，根名野葛者，亦非通论。

〔时珍曰〕《神农本草》钩吻一名野葛，一句已明。《草木状》又名胡蔓草，显是藤生。吴普、苏恭所说正合本文。陶氏以藤生为野葛，又指小草为钩吻，复疑是毛茛，乃祖雷敩之说。诸家遂无定见，不辨其蔓生、小草，相去远也。然陶、雷所说亦是一种有毒小草，但不得指为钩吻尔。昔天姥对黄帝言：黄精益寿，钩吻杀人。乃是以二草善恶比对而言。陶氏不审，疑是相似，遂有此说也。余见黄精下。

〔气味〕辛，温，大有毒。〔普曰〕神农：辛。雷公：有毒杀人。〔时珍曰〕其性大热。本草毒药止云有大毒，此独变文曰大有毒，可见其毒之异常也。〔之才曰〕半夏为之使，恶黄芩。

〔主治〕金疮乳痓，中恶风，咳逆上气，水肿，杀鬼疰蛊毒。《本经》。破癥积，除脚膝痹痛，四肢拘挛，恶疮疥虫，杀鸟兽。捣汁入膏中，不入汤饮。《别录》。主喉痹咽塞，声音变。吴普。

〔发明〕〔藏器曰〕钩吻食叶，饮冷水即死，冷水发其毒也。彼土毒死人悬尸树上，汁滴地上生菌子，收之名菌药，烈于野葛也。薤菜捣汁，解野葛毒。取汁滴野葛苗即萎死。南人先食薤菜，后食野葛，二物相伏，自然无苦。魏武帝啖野葛至尺，先食此菜也。

〔时珍曰〕按李石《续博物志》云：胡蔓草出二广。广人负债急，每食此草而死，以诬人。以急水吞即死急，慢水吞死稍缓。或取毒蛇杀之，覆以此草，浇水生菌，为毒药害人。葛洪《肘后方》云：凡中野葛毒口不可开者，取大竹筒洞节，以头拄其两胁及脐中。灌冷水入筒中，数易水。须臾口开，乃可下药解之。惟多饮甘草汁、人屎汁。白鸭或白鹅断头沥血，入口中，或羊血灌之。《岭南卫生方》云：实时取鸡卵抱未成雏者，研烂和麻油灌之。吐出毒物乃生，稍迟即死也。

【解说】中药里有些剧毒的药物是广为人知的，如砒霜、狼毒、生乌头等。这些毒药的来源比较明确。毒药如果来源不明，一旦误用，就会造成很大的损伤。古代钩吻一药就存在这样的问题。在李时珍以前，有人认为钩吻与野葛（一种剧毒的草药）是两种植物，或怀疑钩吻就是毛茛，甚至说钩吻长得很像黄精。黄精是一种补益药，钩吻是剧毒药，说钩吻"初生极类黄精"，就给人造成了莫名恐慌，深怕采错了药造成人命。

李时珍以前的本草书里这些混乱的记载显然令人无以适从。对此，李时珍进行了颇为深入的研究。他在钩吻一药之下，既设"正误"，又设"发明"，不厌其烦地表述他的考证成果。他根据《神农本草》"钩吻一名野葛，一句已明"，就解决了把钩吻、野葛当成两物的疑惑。然后他又"访之南人"，也就是说访问了南方产钩吻地区的人，得知"钩吻即胡蔓草，今人谓之断肠草是也。"在详细描述了胡蔓草的形态之后，他指出"生岭南者花黄，生滇南者花红，呼为火把花。"基于这一调查结果，他否定了钩吻可能是毛茛的误传，明确了钩吻和黄精根本不相像。人们之所以把钩吻与黄精联系起来，是因为"昔天姥对黄帝言：黄精益寿，钩吻杀人。乃是以二草善恶比对而言。"不是说二草形态相似。这就从根本上否定了钩吻、黄精容易混淆的传言。

李时珍的这一出色的考证，解决了本草学里一个很重要的问题。现在钩吻的来源，还是依据李时珍的考证，定为马钱科的植物钩吻 Gelsemium elegans，又名胡蔓藤、断肠草。另外卫矛科的火把花在云南地区也被作为断肠草。

4. 龟甲原用上下甲

水龟《本经》上品

[释名] 玄衣督邮。〔时珍曰〕按许慎《说文》云：龟头与蛇同。故字上从它，其下象甲、足、尾之形。它即古蛇字也。又《尔雅》龟有十种，郭璞随文傅会，殊欠分明。盖山、泽、水、火四种，乃因常龟所生之地而名也。其大至一尺已上者，在水曰宝龟，亦曰蔡龟，在山曰灵龟，皆国之守宝而未能变化者也。年至百千，则具五色，

而或大或小，变化无常，在水曰神龟，在山曰筮龟，皆龟之圣者也。火龟则生炎地，如火鼠也。摄龟则呷蛇龟也。文龟则蟺蠵、玳瑁也。后世不分山、泽、水、火之异，通以小者为神龟，年久者为灵龟，误矣。《本经》龟甲止言水中者，而诸注始用神龟。然神龟难得，今人惟取水中常龟入药。故今总标水龟，而诸龟可该矣。

[集解]〔时珍曰〕甲虫三百六十，而神龟为之长。龟形象离，其神在坎。上隆而文以法天，下平而理以法地。背阴向阳，蛇头龙颈。外骨内肉，肠属于首，能运任脉。广肩大

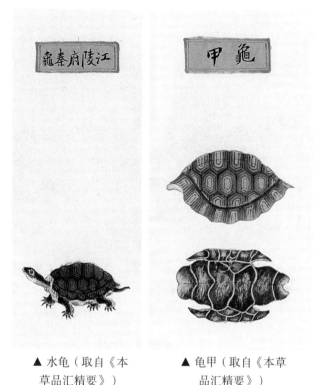

▲ 水龟（取自《本草品汇精要》）

▲ 龟甲（取自《本草品汇精要》）

腰，卵生思抱，其息以耳。雌雄尾交，亦与蛇匹。或云大腰无雄者，谬也。今人视其底甲，以辨雌雄。龟以春夏出蛰脱甲，秋冬藏穴导引，故灵而多寿。《南越志》云：神龟，大如拳而色如金，上甲两边如锯齿，爪至利，能缘树食蝉。《抱朴子》云：千岁灵龟，五色具焉，如玉如石，变化莫测，或大或小，或游于莲叶之上，或伏于蓍丛之下。张世南《质龟论》云：龟老则神，年至八百，反大如钱。夏则游于香荷，冬则藏于藕节。其息有黑气如煤烟，在荷心，状甚分明。人见此气，勿辄惊动，但潜含油管喷之，即不能遁形矣。云：龟闻铁声则伏，被蚊叮则死。香油抹眼，则入水不沉。老桑煮之则易烂。皆物理制伏之妙也。

龟甲。[释名]神屋《本经》、败龟版日华、败将日华、漏天机《图经》。〔时珍曰〕并隐名也。

[集解]〔《别录》曰〕龟甲生南海池泽及湖水中，采无时。勿令中湿，湿即有毒。

〔陶弘景曰〕此用水中神龟，长一尺二寸者为善。厴可供卜，壳可入药，亦入仙方。当以生龟炙取。〔韩保昇曰〕湖州、江州、交州者，骨白而厚，其色分明，供卜、入药最良。

〔大明曰〕卜龟小而腹下曾钻十遍者，名败龟版，入药良。

〔苏颂曰〕今江湖间皆有之。入药须用神龟。神龟版当心前一处，四方透明，如

琥珀色者最佳。其头方脚短，壳圆版白者，阳龟也；头尖脚长，壳长版黄者，阴龟也。阴人用阳，阳人用阴。今医家亦不知如此分别。

〔时珍曰〕古者取龟用秋，攻龟用春。今之采龟者，聚至百十，生锯取甲，而食其肉。彼有龟王、龟相、龟将等名，皆视其腹背左右之以别之。龟之直中文，名曰千里。其首之横文第一级左右有斜理皆接乎千里者，即龟王也。他龟即无此矣。言占事帝王用王，文用相，武用将，各依等级。其说与《逸礼》所载天子一尺二寸、诸侯八寸、大夫六寸、士庶四寸之说相合，亦甚有理。若夫神龟、宝龟，世所难得，则入药亦当依此用之可也。日华用卜龟小甲，盖取便耳。又按经云：龟甲勿令中湿。一名神屋。陶言厣可供卜，壳可入药。则古者上下甲皆用之。至日华始用龟版，而后人遂主之矣。

［正误］〔吴球曰〕先贤用败龟版补阴，借其气也。今人用钻过及煮过者，性气不存矣。惟灵山诸谷，因风坠自败者最佳，田池自败者次之，人打坏者又次之。〔时珍曰〕按陶氏用生龟炙取，日华用灼多者，皆以其有生性神灵也。曰败者，谓钻灼陈久如败也。吴氏不达此理，而反用自死枯败之版，复谓灼者失性，谬矣。纵有风坠自死者，亦山龟耳。浅学立异误世，鄙人据以为谈，故正之。

［修治］以龟甲锯去四边，石上磨净，灰火炮过，涂酥炙黄用。亦有酒炙、醋炙、猪脂炙、烧灰用者。

［气味］甘，平，有毒。〔甄权曰〕无毒。〔时珍曰〕按经云：中湿者有毒，则不中湿者无毒矣。〔之才曰〕恶沙参、蜚蠊，畏狗胆。瘦银。

［主治］甲。治漏下赤白，破癥瘕痎疟，五痔阴蚀，湿痹四肢重弱，小儿囟不合。久服，轻身不饥。《本经》。惊恚气，心腹痛，不可久立，骨中寒热，伤寒劳复，或肌体寒热欲死，以作汤，良。久服，益气资智，使人能食。烧灰，治小儿头疮难燥，女子阴疮。《别录》。

溺。主久嗽，断疟。弘景。

壳。炙末酒服，主风脚弱。萧炳。

版。治血麻痹。日华。烧灰，治脱肛。甄权。

下甲：补阴，主阴血不足，去瘀血，止血痢，续筋骨，治劳倦，四肢无力。震亨。治腰脚酸痛，补心肾，益大肠，止久痢久泄，主难产，消痈肿。烧灰，傅臁疮。时珍。

［发明］〔震亨曰〕败龟版属金、水，大有补阴之功，而《本草》不言，惜哉！盖龟乃阴中至阴之物，禀北方之气而生，故能补阴、治血、治劳也。

〔时珍曰〕龟、鹿皆灵而有寿。龟首常藏向腹，能通任脉，故取其甲以补心、补肾、补血，皆以养阴也。鹿鼻常反向尾，能通督脉，故取其角以补命、补精、补气，皆以养阳也。乃物理之玄微，神工之能事。观龟甲所主诸病，皆属阴虚血弱，自可心解矣。又见鳖甲。

［附方］旧二，新十二。**补阴丸**。丹溪方用龟下甲酒炙、熟地黄九蒸九晒各六两，黄檗盐水浸炒、知母酒炒各四两，石器为末，以猪脊髓和丸梧子大。每服百丸，温酒下。一方：去地黄，加五味子炒一两。**疟疾不止**。龟版烧存性，研末。酒服方寸匕。《海上名方》。**抑结不散**。用龟下甲酒炙五两，侧柏叶炒一两半，香附童便浸炒三两，为末，酒糊丸梧子大。每空心温酒服一百丸。**胎产下痢**。用龟甲一枚，醋炙为末。米饮服一钱，日二。《经验方》。**难产催生**。《秘录》用龟甲烧末，酒服方寸匕。《摘玄》治产三五日不下，垂死，及矮小女子交骨不开者，用干龟壳一个酥炙，妇人头发一握烧灰，川芎、当归各一两。每服秤七钱，水煎服。如人行五里许，再一服。生胎、死胎俱下。**肿毒初起**。败龟版一枚，烧研，酒服四钱。小山。妇人乳毒同上方。**小儿头疮**。龟甲烧灰敷之《圣惠方》。**月蚀耳疮**。同上。**口吻生疮**。同上。**臁疮朽臭**。生龟一枚取壳，醋炙黄，更煅存性，出火气，入轻粉、麝香。葱汤洗净，搽敷之《急救方》。**人咬伤疮**。龟版骨、鳖肚骨各一片，烧研。油调搽之。叶氏《摘玄》。**猪咬成疮**。龟版烧研，香油调搽之叶氏《摘玄》。

肉。［气味］甘、酸，温，无毒。〔弘景曰〕作羹臛大补，而多神灵，不可轻杀。书家所载甚多，此不具说。〔思邈曰〕六甲日、十二月俱不可食，损人神。不可合猪肉、苋米、瓜、苋食，害人。

［主治］酿酒，治大风缓急，四肢拘挛，或久瘫缓不收，皆瘥。苏恭。煮食，除湿痹风痹，身肿踒折。孟诜。治筋骨疼痛及一二十年寒嗽，止泻血、血痢。时珍。

［发明］〔时珍曰〕按周处《风土记》云：江南五月五日煮肥龟，入盐、豉、蒜、蓼食之，名曰菹龟。取阴内阳外之义也。

［附方］旧一，新六。**热气湿痹**：腹内积热。用龟肉同五味煮食之。微泄为效。《普济方》。**筋骨疼痛**：用乌龟一个，分作四脚。每用一脚，入天花粉、枸杞子各一钱二分，雄黄五分，麝香五分，槐花三钱，水一碗煎服。《纂要奇方》。**十年咳嗽**：或二十年医不效者，生龟三枚，治如食法，去肠，以水五升，煮取三升浸曲，酿秫米四升如常法，饮之令尽，永不发。又方：用生龟一枚着坎中，令人溺之，浸至三日，烧研。以醇酒一升，和末如干饭，顿服。须臾大吐，嗽囊出则愈，小儿减半。**痢及泻血**：乌龟肉，以沙糖水拌，椒和，炙煮食之。多度即愈。《普济方》。**劳瘵失血**：田龟煮取肉，和葱、椒、酱、油煮食。补阴降火，治虚劳失血咯血，咳嗽寒热，累用经验。吴球《便民食疗》。**年久痔漏**。田龟二三个，煮取肉，入茴香、葱、酱，常常食，累验。此疾大忌糟、醋等热物。《便民食疗》。

161

血。〔气味〕咸，寒，无毒。

〔主治〕涂脱肛。甄权。治打扑伤损，和酒饮之，仍捣生龟肉涂之。时珍。

胆汁。〔气味〕苦，寒，无毒。

〔主治〕痘后目肿，经月不开，取点之，良。时珍。

溺。〔采取〕〔颂曰〕按孙光宪《北梦琐言》云：龟性妒而与蛇交。惟取龟置瓦盆中，以鉴照之。龟见其影，则淫发失尿。急以物收取之。又法：以纸炷，以点其尻，亦致失尿，但差缓耳。〔时珍曰〕今人惟以猪鬃或松叶刺其鼻，即尿出。似更简捷也。

〔主治〕滴耳，治聋。藏器。点舌下，治大人中风舌暗，小儿惊风不语。摩胸、背，治龟胸、龟背。时珍。

〔发明〕〔时珍曰〕龟尿走窍透骨，故能治暗、聋及龟背，染髭发也。按《峒嵝神书》言：龟尿磨瓷器，能令软；磨墨书石，能入数分。即此可推矣。

〔附方〕旧一，新二。小儿龟背。以龟尿摩其胸背，久久即瘥。孙真人。中风不语。乌龟尿点少许于舌下，神妙。《寿域》。须发早白。以龟尿调水蛭细末，日日撚之，自黑。末忌粗。《谈野翁方》。

【解说】龟是一种常见的爬行动物。龟肉在民间常被作为滋养补品，龟甲则早在《神农本草经》中就被作为药物使用。中药里所用的龟，是一类体型较小、生活在水边的龟类。按照现代动物分类，龟可能有很多种，但作为药用的龟无须仔细鉴别到种。因此从品种来说，龟并没有种类混淆的问题，

但是作为药用的龟甲在历史演变中，却发生了一个重要的变化。到明代时，入药皆用龟版（即整个龟壳中平坦的下甲），而将上甲（隆起的具有花纹的甲壳）废弃。这一变化意味着龟甲可药用部分大大减少。李时珍注意到这一现象，并表达了他的考察结果："古者上下甲皆用之。"这一考证结果提示了现代的研究者[1]。循着这一提示进行的文献考证和实验研究，进一步证实龟上、下甲可以同等入药，单用底版（龟版）是错误的。现代的药典按《神农本草经》所载，采用"龟甲"为正名，规定药用部分为龟上、下甲，从而结束了长达数百年废弃龟上甲入药的历史错误。

李时珍能指出龟甲"古者上下甲皆用之"，得益于他对龟运用历史的深入研究。他在撰写"水龟"条时，没有局限于龟甲的药性功能，而是广泛采摘龟在中国古代文化史上曾经发挥过的作用。在春秋战国时期及其以前很长的历史时期内，龟虽然被尊为360种甲虫之长，与龙、凤、麟同列，但与此同时，龟甲也被用来占卜

1. 郑金生. "龟板，败龟，龟甲"考辨——论龟甲当用上下甲. 中医杂志，1982，23（3）：56-58

和药用。甲骨文中，就有大量占卜过的龟甲。因下甲平坦，占卜多用下甲，后世称为败龟。梁·陶弘景时的状况是："厣可以供卜，壳可以充药。"这说明当时用龟底版供占卜，整个的龟壳作药用。李时珍就是根据陶弘景的话，确定药用的龟甲，"古者上下甲皆用之"。

不过李时珍有一个小小的疏忽，他认为是"日华始用龟版，而后人遂主之矣"。把使用龟版的风气归结为五代时的日华子。实际上日华子所说的原文是："卜龟小者，腹下可卜，钻遍者，名败龟。治血麻痹，入药酥炙用，又名败将。"并没有提到药用龟版，只是说占卜后钻遍了孔的龟甲，叫做"败龟"。由于古人相信龟可以通神灵，所以用其甲来占卜，由此龟甲得到了一个别名为"漏天机"。"败龟"在药用的龟甲中，因为沾了点灵气，更得医家的青睐。

在宋代以前，龟甲的主要用场是占卜、货币和药用。到了宋代，龟甲的前两项作用已经成为历史的陈迹，只有药用一项，而且运用得不是很广。但从元代朱丹溪提倡滋阴学说以后，龟甲身价陡然提高。因为朱丹溪说："败龟版属金、水，大有补阴之功，而本草不言，惜哉！盖龟乃阴中至阴之物，禀北方之气而生，故能补阴、治血、治劳也。"龟版、鳖甲等血肉有情之品成为良好的补阴之品，从此大行于世。不过元代已经没有占过卜的败龟了，于是药家直接使用龟下甲（龟版）来充当败龟。到明末之时，医药界使用的龟甲，已经全是龟版。从龟甲到龟版的演变，并非是药用经验基础上的自然选择，实乃阴差阳错。只有李时珍看出了龟甲在古代是上下甲皆用之，并成为后世纠正历史错误用药的主要依据。

《本草纲目》"水龟"一条篇幅很长，但其内容极为丰富，有很多药用之外的知识。即便从药用历史来看，这一条的内容也足以了解龟甲功效在历代的演变。龟甲的功效是随着历史文化的发展而变化的。从《神农本草经》记载的功效，发展到元代以后以滋阴为主，折射出龟甲逐渐从带有神灵之气，转向血肉有情之品的历程。一部《本草纲目》，卷帙浩大，看你怎么去读，其中蕴藏的丰富历史知识，仍然有待后人从不同的角度发掘整理。

六、医药理论与技术的新见解

导　言

　　《本草纲目》虽然是一部药书，但李时珍在其中记载了很多有关医药理论与技术方面的新见解。这些新见解多数散布在各药物的"发明"、"正误"项下。有关李时珍在新疾病发现、新医疗技术的采用，本书"导读篇·《本草纲目》的科学成就"中已经有简要介绍。本节再节取一些涉及李时珍阐发医药新见解的原文，以飨读者。

1. 各种中毒的新记载

铅《日华》

　　[释名] 青金《说文》、黑锡、金公《纲目》、水中金。〔时珍曰〕铅易沿流，故谓之铅。锡为白锡，故此为黑锡。而神仙家拆其字为金公，隐其名为水中金。

　　[集解]〔颂曰〕铅生蜀郡平泽，今有银坑处皆有之，烧矿而取。

〔时珍曰〕铅生山穴石间，人挟油灯，入至数里，随矿脉上下曲折斫取之。其气毒人，若连月不出，则皮肤痿黄，腹胀不能食，多致疾而死。（下略）

　　[发明]〔好古曰〕黑锡属肾。〔时珍曰〕铅禀北方癸水之气，阴极之精，其体重实，其性濡滑，其色黑，内通于肾，故《局方》黑锡丹《宣明》补真丹皆用之。得汞交

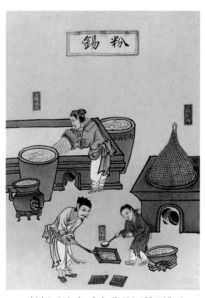

▲ 粉锡（取自《本草品汇精要》）

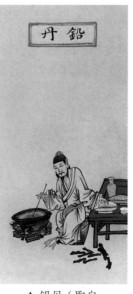

▲ 铅丹（取自《本草品汇精要》）

感，即能治一切阴阳混淆，上盛下虚，气升不降，发为呕吐眩运、噎膈反胃危笃诸疾，所谓镇坠之剂，有反正之功。但性带阴毒，不可多服，恐伤人心胃耳。铅性又能入肉，故女子以铅珠纤耳，即自穿孔；实女无窍者，以铅作铤，逐日纤之，久久自开，此皆昔人所未知者也。铅变化为胡粉、黄丹、密陀僧、铅白霜，其功皆与铅同。但胡粉入气分，黄丹入血分，密陀僧镇坠下行，铅白霜专治上焦胸膈，此为异耳。方士又铸为梳，梳须发令光黑，或用药煮之，尤佳。（下略）

【解说】铅是与民生关系密切的常用金属，也是一味重要的中药。在本草书里，有关铅的论说很多，涉及铅与锡的辨析、铅化合物的制作等等。但是很少有人注意到铅的毒性。明代开始有人注意到在制作胡粉（碱性碳酸铅）过程中，会出现中毒事故。

李时珍在粉锡条下引用了何孟春《余冬序录》的记载："嵩阳产铅，居民多造胡粉。其法：铅块悬酒缸内，封闭四十九日，开之则化为粉矣。化不白者，炒为黄丹。黄丹滓为密陀僧。三物收利甚博。其铅气有毒，工人必食肥猪犬肉、饮酒及铁浆以厌。枵腹中其毒，辄病至死。长幼为毒熏蒸，多痿黄瘫痪而毙。"这段记载说明，铅制品虽然经济效益非常好，但因"铅气有毒"，工人必须要用他们认为有效的方法来预防，如吃肥肉、饮酒、饮铁浆（生铁渍水）。如果空腹中了铅毒，就会导致死亡。所以无论老幼，只要被铅毒熏蒸，就会出现痿黄、瘫痪、手足拘挛而死。

此外李时珍在本条中记载了开采铅矿引起的铅中毒。其中提到铅气毒人。如果矿工在坑道中持续工作，数月不离开坑道，就会引起皮肤痿黄，腹胀不能食，最后出现各种病状而死。李时珍的这一记载是很有意义的。现代研究已经弄清楚，铅中毒就是因为体积微小的铅粉可以通过呼吸道吸入，迅速进入循环，比从肠胃道进入体内更容易引起中毒。与铅接触时间越长，中毒的可能性越大。铅沉着在红细胞内，与细胞内物质发生一系列的化学反应，最终使细胞变脆，易于破裂，引起贫血和肌肉中毒，这就是李时珍说的"皮肤痿黄"、"瘫挛"等严重中毒症状。

李时珍不仅记载了铅生产过程中的中毒事件，而且分析了它的特性，认为本品"体重实"、"性濡滑"，属于"镇坠之剂"。虽然它能治疗某些疾病，但"性带阴毒，不可多服，恐伤人心胃"。也就是说恐怕会通过肠胃道引起铅中毒。同时他还记载"铅性又能入肉"，利用该特性可以穿耳朵眼好带耳环、不用手术而使实女（一作石女，即先天阴道闭锁）阴道开窍等等。

除铅中毒外，李时珍还记载了汞中毒：

［**发明**］〔时珍曰〕银朱乃硫黄同汞升炼而成，其性燥烈，亦能烂龈挛筋，其功过与轻粉同也。今厨人往往以之染色供馔，宜去之。（卷8，粉锡）

［**发明**］（中略）〔时珍曰〕水银乃至阴毒物，因火煅丹砂而出，加以盐、矾炼而

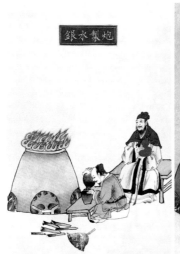
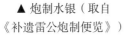

▲ 炮制水银（取自
《补遗雷公炮制便览》）

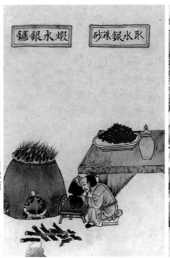

▲ 水银提取法（取自
《本草品汇精要》）

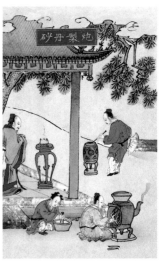

▲ 炮制丹砂（取自
《补遗雷公炮制便览》）

为轻粉，加以硫黄升而为银朱，轻飞灵变，化纯阴为燥烈。其性走而不守，善劫痰涎，消积滞。故水肿风痰、湿热毒疮被劫，涎从齿龈而出，邪郁为之暂开，而疾因之亦愈。若服之过剂，或不得法，则毒气被蒸，窜入经络筋骨，莫之能出。痰涎既去，血液耗亡，筋失所养，营卫不从。变为筋挛骨痛，发为痈肿疳漏，或手足皲裂，虫癣顽痹，经年累月，遂成废痼，其害无穷。观丹客升炼水银轻粉，鼎器稍失固济，铁石撼透，况人之筋骨皮肉乎？（下略，见卷9，轻粉）

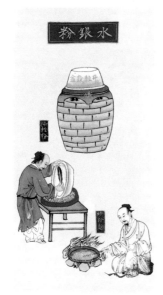

▲ 水银粉（取自《补遗雷
公炮制便览》）

汞就是水银，汞及其化合物是中药的重要组成部分。我国在运用汞制品方面有很多出色的化学成就。古代的炼丹术经常要涉及到汞。有关这方面的研究甚多，无法一一列举。对汞的毒性，历代医家也多有论述，但以李时珍的讲述最为清晰有据。

例如银朱，即升华硫化汞，色泽艳丽，是名贵颜料，也是炼丹中经常提到的"灵砂"。此物虽然用途很广，但李时珍指出其性燥烈，能腐烂齿龈，使人筋骨挛缩。他特别指出，明代有的厨师往往用此银朱给食品染色，应该坚决废除这样的食品添加剂。

在轻粉（即氯化亚汞）条下，李时珍指出，水银乃至阴毒物，通过火煅丹砂可以提炼水银，再经过与盐、矾炼而为轻粉，加硫黄升而为银朱，这就"化纯阴为燥烈"，既可以治疗某些疾病，同时用得不当，也会出现众多的中毒症状。一旦水银之毒被蒸，窜入经络筋骨，那就无法让它出来了，最后导致筋挛骨痛、痈肿疮漏、手足皲裂，虫癣顽痹等许多"废痼"（肢体废用）之疾，其害无穷。他以丹客(炼丹的人)在升炼水银时，稍微不注意密封，水银可以穿透铁、石为例，提醒人们不要用血肉之躯去经受水银的毒害。

此外，李时珍还记载了煤气（一氧化碳）中毒：

"人有中煤气毒者，昏瞀至死，惟饮冷水即解。"（卷9，石炭）

石炭就是现在的煤炭。李时珍在石炭"集解"里提到："石炭南北诸山产处亦多，昔人不用，故识之者少。今则人以代薪炊爨，煅炼铁石，大为民利。"但同时也指出煤气会引起中毒，其表现是"昏瞀至死"（昏迷不省人事）。这是我国最早的煤气中毒的记载。

除以上所举中毒之例以外，李时珍还在许多矿物药和其他有毒物品下记载了它们的毒性，这些记载为保证用药与日常生活的安全都是大有好处的。

2. 降温退热新法

夏冰《拾遗》

[释名] 凌去声。〔时珍曰〕冰者，太阴之精，水极似土，变柔为刚，所谓物极反兼化也。故字从水，从仌。《周礼》：凌人掌冰，以供祭祀宾客。《左传》：古者日在北陆而藏冰，西陆朝觌而出之。其藏之也，深山穷谷，涸阴沍寒；其用之也，禄位宾客丧祭。郎顗曰：藏冰以时，则雷出不震；弃冰不用，则雷不发而震。今人冬月藏冰于窖，登之以盐，是也。《淮南万毕术》有凝水石作冰法，非真也。

[气味] 甘，冷，无毒。

[主治] 去热烦，熨人乳石发热肿。藏器。解烦渴，消暑毒。吴瑞。伤寒阳毒，热盛昏迷者，以冰一块置于膻中，良。亦解烧酒毒。时珍。

[发明]〔藏器曰〕夏暑盛热食冰，应与气候相反，便作宜人，诚恐入腹冷热相激，却致诸疾也。《食谱》云：凡夏用冰，止可隐映饮食，令气凉尔，不可食之。虽当时暂快，久皆成疾也。〔时珍曰〕宋徽宗食冰太过，病脾疾，国医不效，召杨介诊之。介用大理中丸。上曰：

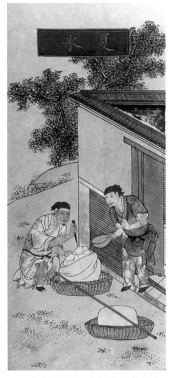

▲ 夏冰（取自《食物本草》）

服之屡矣。介曰：疾因食冰，臣因以冰煎此药，是治受病之原也。服之果愈。若此，可谓活机之士矣。

〔附方〕新一。灭瘢痕。以冻凌频熨之，良。《千金方》。

【解说】本条看点除了解古代对冰的运用之外，最需要注意的是李时珍提出了用冰来外敷退热的新方法。

发高烧用冰外敷以降温，这在现代已经司空见惯的事，能算得上新吗？如果审视历史，确实这一表述是前所未有。李时珍介绍的外敷降温，使用在"伤寒阳毒，热盛昏迷"者。但在古代的伤寒书中，从来没有提到使用冰敷降温，只是强调用寒凉之药清利内热。对伤寒发热，因为是寒邪引起的发烧，强调的是"体如燔炭，汗出而散"，要用辛温解表的药物发汗退热。李时珍在临床实践中，体会到"伤寒阳毒"是可以用冰外敷退热降温的，所以他提出要将冰一块，放在膻中（相当于心窝的位置）。

附带一提的是，我国用冰的历史非常悠久。早在《周礼》产生的时代，就有专门掌管用冰的官员，负责在祭祀、待客时提供冰块。夏天无冰，因此古代在冬天藏冰于深山，至夏取用。明代则在冬天把冰藏在地窖，冰中要事先放点盐。所以自古以来，夏天盛热之时，都能有冰块可供食用，或用于室内降温。明代还有夏天沿街叫卖冰块的小贩，可见当时夏令防暑经常要用到冰。

3. 空气消毒与提炼樟脑

樟《拾遗》

〔释名〕〔时珍曰〕其木理多文章，故谓之樟。

〔集解〕〔藏器曰〕江东舸船多用樟木。县名豫章，因木得名。〔时珍曰〕西南处处山谷有之。木高丈余。小叶似楠而尖长，背有黄赤茸毛，四时不凋。夏开细花，结小子。木大者数抱，肌理细而错纵有文，宜于雕刻，气甚芬烈。豫、章乃二木名，一类二种也。豫即钓樟，见下条。

樟材。〔气味〕辛，温，无毒。

〔主治〕恶气中恶，心腹痛鬼疰，霍乱腹胀，宿食不消，常吐酸臭水，酒煮服，无药处用之。煎汤，浴脚气疥癣风痒。作履，除脚气。藏器。

〔发明〕〔时珍曰〕霍乱及干霍乱须吐者，以樟木屑煎浓汁吐之，甚良。又中恶、鬼气卒死者，以樟木烧烟熏之，待苏乃用药。此物辛烈香窜，能去湿气、辟邪恶故也。

〔附方〕新一。手足痛风。冷痛如虎咬者。用樟木屑一斗，急流水一石，煎极滚泡之，乘热安足于桶上熏之。以草荐围住，勿令汤气入目。其功甚捷，此家传经验方也。

虞抟《医学正传》。

瘿节。[主治]风痓鬼邪。时珍。

[附方]新一。三木节散。治风痨，面色青白，肢节沉重，膂间痛，或寒或热，或躁或嗔，思食不能食，被虫侵蚀，证状多端。天灵盖酥炙研二两，牛黄、人中白焙各半两，麝香二钱，为末。别以樟木瘤节、皂荚木瘤节、槐木瘤节各为末五两，每以三钱，水一盏，煎半盏，去滓，调前末一钱，五更顿服，取下虫物为妙。《圣惠方》。

【解说】本条"樟"是乔木的名字。下条"樟脑"是从樟树中提炼出来的结晶。樟树是南方多见的一种乔木，李时珍详细描述了它的形态，并指出其"气甚芬烈"，辛，温，无毒。利用该特性可以用来治霍乱及干霍乱须吐者。此外李时珍首次提到："又中恶、鬼气卒死者，以樟木烧烟熏之，待苏乃用药。此物辛烈香窜，能去湿气、辟邪恶故也。"中恶、鬼气卒死，并非真是遇到恶鬼了，这是古代对某些突发不明原因疾病的称呼，其中包括急性传染病或者中毒等。使用樟木烧烟熏之，是利用该木芳香的烟气来消毒空气，驱除污浊或具有传染原的不洁之气。这种烧樟木烟的方法在当时属于新法。当然，烧烟清洁空气使用的药材还有其他种类，有的种类烧烟清洁空气的记载比樟树还要早。

关于樟树中提炼的樟脑，涉及的新知识更多，见下条。

樟脑《纲目》

[释名]韶脑。

[集解]〔时珍曰〕樟脑出韶州、漳州。状似龙脑，白色如雪，樟树脂膏也。胡演《升炼方》云：煎樟脑法：用樟木新者切片，以井水浸三日三夜，入锅煎之，柳木频搅。待汁减半，柳上有白霜，即滤去滓，倾汁入瓦盆内。经宿，自然结成块也。他处虽有樟木，不解取脑。又炼樟脑法：用铜盆，以陈壁土为粉糁之，却糁樟脑一重，又糁壁土，如此四五重。以薄荷安土上，再用一盆覆之，黄泥封固，于火上款款炙之。须以意度之，不可太过、不及。勿令走气。候冷取出，则脑皆升于上盆。如此升两三次，可充片脑也。

[修治]〔时珍曰〕凡用，每一两以二碗合住，湿纸糊口，文武火燫之。半时许取出，冷定用。又法：每一两，用黄连、薄荷六钱，白芷、细辛四钱，

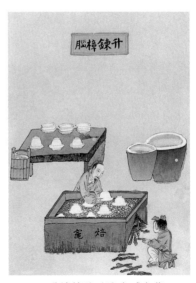

▲ 升炼樟脑（取自《本草品汇精要》）

荆芥、密蒙花二钱，当归、槐花一钱。以新土碗铺杉木片于底，安药在上，入水半盏，洒脑于上，再以一碗合住，糊口，安火煨之。待水干取开，其脑自升于上。以瓴扫下，形似松脂，可入风热眼药。人亦多以乱片脑，不可不辨。

［气味］辛，热，无毒。

［主治］通关窍，利滞气，治中恶邪气，霍乱心腹痛，寒湿脚气，疥癣风瘙，龋齿，杀虫辟蠹。着鞋中，去脚气。时珍。

［发明］〔时珍曰〕樟脑纯阳，与焰消同性，水中生火，其焰益炽，今丹炉及烟火家多用之。辛热香窜，禀龙火之气，去湿杀虫，此其所长。故烧烟熏衣筐席簟，能辟壁虱、虫蛀。李石《续博物志》云：脚弱病人，用杉木为桶濯足，排樟脑于两股间，用帛绷定，月余甚妙。王玺《医林集要方》治脚气肿痛。用樟脑二两，乌头三两，为末，醋糊丸弹子大。每置一丸于足心踏之，下以微火烘之，衣被围覆，汗出如涎为效。

［附方］新三。小儿秃疮。韶脑一钱，花椒二钱，脂麻二两，为末。以退猪汤洗后，搽之。《简便方》。牙齿虫痛。《普济方》用韶脑、朱砂等分，擦之神效。余居士《选奇方》用樟脑、黄丹、肥皂去皮核等分，研匀蜜丸。塞孔中。

【解说】樟脑对民众来说并不陌生，但可能很少有人知道樟脑是我国医药最早制取并广泛应用。一直到近代，西方医学中还曾用樟脑作为呼吸和心脏的兴奋药。许多西方医药书都记载是1271—1295年来我国的意大利旅行家马可·波罗首先将中国的樟脑介绍到西方。

据考证[1]，樟脑在医药书中最早见于宋·洪遵《洪氏集验方》（1170）。而在《宋史·五行志》中记载："熙宁九年（1076），英州雷震，一山樟树尽枯，中皆龙脑。"其中的龙脑，乃是误解，实为樟脑。

在本草书中正式将樟脑立条，应该算《本草品汇精要》（1505）最早。但此书成书以后一直束之高阁，不被医药界所知。因此从实际发挥作用来看，应该是《本草纲目》记载的樟脑流传最广，影响也最大。李时珍准确地描述了本品的性状："状似龙脑，白色如雪，樟树脂膏也。"并引用了胡演《升炼方》介绍的煎樟脑法。本品的性味功效也是李时珍第一次将其归纳总结。本品除具有"通关窍，利滞气"的作用之外，还可用于杀虫辟蠹。着鞋中，去脚气。尤其是"杀虫辟蠹"，使用最为广泛。本品不仅可以作为药用，在丹炉（炼丹）及烟火家（制造爆竹、焰火及火药的人）多用之。李时珍认为，本品辛热香窜，可以去湿杀虫，此其所长。故烧烟熏衣筐席簟，能辟壁虱、虫蛀。樟脑的这一作用一直被人们采用。

1. 朱晟，何端生. 中药简史. 桂林：广西师范大学出版社，2007：295

4. 辨方、论药，屡出新见

【导言】李时珍在《本草纲目》中经常讨论方剂的作用与用法，药物的性味功能等问题。这方面的论说可以说是数不胜数。但作为选读内容，对缺乏中医基础理论知识的读者来说，可能比较陌生，难于理解。要对此进行解说，必然也要牵枝带蔓，花费很多的笔墨。下面节选李时珍辨方、论药各一例，以展示李时珍的治学精神与说理方式。

麻黄（节选）

［发明］〔时珍曰〕麻黄乃肺经专药，故治肺病多用之。张仲景治伤寒无汗用麻黄，有汗用桂枝。历代明医解释，皆随文傅会，未有究其精微者。时珍常绎思之，似有一得，与昔人所解不同云。津液为汗，汗即血也。在营[1]则为血，在卫则为汗。夫寒伤营，营血内涩，不能外通于卫，卫气闭固，津液不行，故无汗发热而憎寒。夫风伤卫，卫气外泄，不能内护于营，营气虚弱，津液不固，故有汗发热而恶风。然风寒之邪，皆由皮毛而入。皮毛者，肺之合也。肺主卫气，包罗一身，天之象也。是证虽属乎太阳，而肺实受邪气。其证时兼面赤怫郁，咳嗽有痰，喘而胸满诸证者，非肺病乎？盖皮毛外闭，则邪热内攻，而肺气膹郁。故用麻黄、甘草同桂枝，引出营分之邪，达之肌表，佐以杏仁泄肺而利气。汗后无大热而喘者，加以石膏。朱肱《活人书》，夏至后加石膏、知母，皆是泄肺火之药。是则麻黄汤虽太阳发汗重剂，实为发散肺经火郁之药也。腠理不密，则津液外泄，而肺气自虚。虚则补其母。故用桂枝同甘草，外散风邪以救表，内伐肝木以防脾。佐以芍药，泄木而固脾，泄东所以补西也。使以姜枣，行脾之津

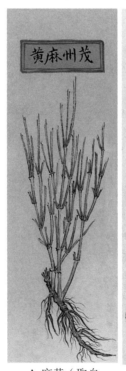

▲ 麻黄（取自《本草品汇精要》）

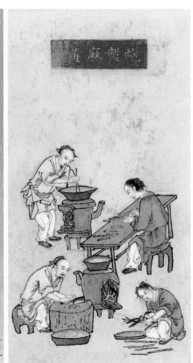

▲ 炮制麻黄（取自《补遗雷公炮制便览》）

171

液而和营卫也。下后微喘者加厚朴、杏仁，以利肺气也。汗后脉沉迟者加人参，以益肺气也。朱肱加黄芩为阳旦汤，以泻肺热也。皆是脾肺之药。是则桂枝虽太阳解肌轻剂，实为理脾救肺之药也。此千古未发之秘旨，愚因表而出之。

【注释】（1）营：中医生理术语。"营"和"卫"是一组对立统一体。两者都是人体营养物质（津液）转化而成。不同点是"营"表现为血液，仅在脉管中运行，具有营养周身的作用；"卫"则表现为运行于脉管之外各种组织中的液体，起着温养内外、护卫肌表、抵抗外邪的作用。源于"卫"而发泄的液体叫做汗。据此推导，汗和血也是同一来源。

【解说】以上是见于麻黄条中的一段"发明"。李时珍在其中辨析麻黄汤、桂枝汤的作用机理。

麻黄汤由四味药组成，即麻黄、桂枝、杏仁、甘草；桂枝汤由桂枝、芍药、甘草、生姜、大枣五味药物组成。这两方最早见于汉张仲景《伤寒论》，是两首非常著名的中医方剂。张仲景使用麻黄汤治伤寒初起，头痛发热、身疼、恶寒无汗而喘；桂枝汤的适应症是伤寒初起，头痛发热、汗出怕风等症。因此有人用"伤寒无汗用麻黄（汤），有汗用桂枝（汤）"来归纳两方的差异。后世很多医家解释这两个方剂的作用原理，但多数是顺着原文敷衍附会，没有讲清楚它们作用的机理。

李时珍对此考虑过很久，提出了一个见解。他首先从人体生理及伤寒病理入手，认为人体内的津液（人体内的营养液）处在营分就表现为血，处在卫分就表现为汗。当寒邪侵犯了"营"，营血就运行不流畅，不能和脉外的卫气沟通。卫气被外来的寒邪（属于阴邪）束缚闭固，则津液也就不能正常运行，所以无法排汗，引起发热、怕冷。而风邪（属于阳邪）侵犯了"卫"，扰动卫气，促使其外泄（出汗），不能护卫脉内的营气，使得营气虚弱。卫分的津液不能固，所以症状为有汗、发热而怕风。

但是无论是风、是寒，其邪气都由皮毛而进入人体。体表的皮毛，是与体内的肺脏有对应关系。所以肺能掌管全身的卫气。伤寒证虽然把风寒初起归于"太阳证"（伤寒病六经辨证的一个类型），但从脏腑受病的角度，实际上是肺受到邪气的侵犯。从病人的症状有面赤怫郁，咳嗽有痰，喘而胸满等证，这都是属于肺病。这是因为皮毛被外邪束闭，邪热往里攻，肺气被郁遏，所以麻黄汤要用麻黄、甘草、桂枝，把进入营分的邪气引出来，从肌表发散出去。再配合杏仁宣泄肺气，使之通利。所以麻黄汤虽然是发汗很强烈的方剂，但实际上其作用就是发散肺经的郁火。——这是麻黄汤作用的机理。

当皮肤肌理不固密的时候，体内的津液就外泄，其表现就是出汗，肺气也就随之变虚。按中医五行生克规律，"虚则补其母"，肺属金，土生金，脾胃属土，乃肺之母，因此也就要补脾胃（土）了。所以桂枝汤用桂枝同甘草，对外发散风邪，挽救表虚；对内抑制肝木，以防脾受肝的克制，则需要配合芍药，泄肝木而固脾土，这就是"泄东"（肝木）以"补西"（肺金）的方法。又加上姜、枣作为佐使药，帮助脾运行津液，调和营卫。——这是桂枝汤作用的机理。

从方剂的加减来看，如果泻下之后微微喘息，可加厚朴、杏仁，目的是以通利肺气。发汗之后脉沉迟，可加人参，旨在补益肺气。宋代的朱肱在桂枝汤中加黄芩，就成为阳旦汤，其作用是泻肺中之热。——总而言之都是脾、肺的药。因此桂枝汤虽然被认为太阳病解肌的轻剂，实际上是调理脾胃，补救肺虚的方剂。

以上对麻黄汤、桂枝汤的机理解说，把属于外感的伤寒病，用脏腑病机去予以解释。这样的解释对中医来说，确实是"千古未发之秘旨"。李时珍重视脏腑辨证，于此可见一斑。

鹅《别录》上品（节选）

［释名］家雁《纲目》、舒雁。〔时珍曰〕鹅鸣自呼。江东谓之舒雁，似雁而舒迟也。

［集解］〔时珍曰〕江淮以南多畜之。有苍、白二色，及大而垂胡者。并绿眼黄喙红掌，善斗，其夜鸣应更。师旷《禽经》云脚近臎者能步，鹅、鹜是也。又云鹅伏卵则逆月，谓向月取气助卵也。性能啖蛇及蚓，制射工，养之能辟虫虺，或言鹅性不食生虫者，不然。

白鹅膏。腊月炼收。［气味］甘，微寒，无毒。

［主治］灌耳，治卒聋。《别录》。润皮肤，可合面脂。日华。涂面急，令人悦白。唇渖，手足皲裂，消痈肿，解砮石毒。时珍。

肉。［气味］甘，平，无毒。〔日华曰〕白鹅：辛凉，无毒。苍鹅：冷，有毒。发疮肿。〔诜曰〕鹅肉性冷，多食令人霍乱，发痼疾。〔李鹏飞曰〕嫩鹅毒，老鹅良。

［主治］利五脏。《别录》。解五脏热，服丹石人宜之。孟诜。煮汁，止消渴。藏器。

［发明］〔藏器曰〕苍鹅食虫，主射工毒为良；白鹅不食虫，止渴为胜。〔时珍曰〕鹅气味俱厚，发风发疮，莫此为甚，火熏者尤毒。曾目击其害，而《本草》谓其性凉利五脏，韩悆《医通》谓其疏风，岂其然哉？又葛洪《肘后方》云：人家养白鹅、白鸭，可辟、食射工。则谓白鹅不食、不发病之说，亦非矣。但比苍鹅薄乎云耳。若夫止渴，

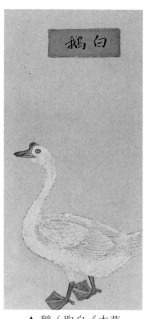
▲ 鹅（取自《本草品汇精要》）

凡发胃气者皆能生津，岂独止渴者便曰性凉乎？参苓白术散乃治渴要药，何尝寒凉耶？

（下略）

【解说】鹅是家禽，其肉、脂、膍（尾部的肉）、血、胆、卵、涎、毛等都可以入药。家禽、家畜，可供食用，一般都没有毒性。尽管如此，在中医看来，牛、羊、猪、狗、鸡、鸭、鹅等，它们的肉在性质、功效等方面或多或少还是会有区别。对鹅来说，其性究竟是凉，还是平？它有副作用吗？这在古代本草中是有争议的问题。

在李时珍以前，《日华子本草》《食疗本草》都说鹅肉冷或凉。关于其功效，《名医别录》认为可以"利五脏"，但后世本草却说它可以引发疮肿、痼疾。究竟谁对谁错，李时珍根据临床经验提出了自己的看法。他认为鹅的气、味都比较浓厚，确实有发风发疮（即引发风症、疮疡）的作用。在家禽中，鹅这方面的副作用最厉害。用火熏过的鹅还会表现出一定的火毒。李时珍因为曾经亲眼目睹过鹅在这方面的副作用，所以敢于白纸黑字地把意见写下来。

中药的四性（多称四气）乃寒、热、温、凉。如何来确定鹅的性，在本草早期存在很多不同的意见。有说有毒的，也有说是性寒的。李时珍认为说鹅性凉、利五脏、疏风，都是不对的，应该根据实际情况来确定其性与副作用。有人认为鹅可以"止渴"，所以性凉。但李时珍反驳说：凡是能生发胃气的东西都能止渴，也就是说，渴不一定是体内有热，胃不能生津、升津也能导致口渴。他举出著名的参苓白术散为例，这个方剂能升发胃气，因此是治消渴的名方。其中所用都是甘、温的药物。

李时珍在这里表达了一个很重要的思想：确定药物的性（或气），一定要根据其主治和实际疗效。即便某药对某一症状能产生作用，也要分析导致该症状的原因，不能简单做出结论。这就为确定药物的性能指明方向。

七、药物、药效的发现与实验

导言

　　药物是怎样发现的？这是一个很大的题目。最古老的"神农尝百草"传说，提供了一个解释：药物源于人们寻求食物的过程之中——但这并不是最终的答案。因为数以千计的药物，并非都是从寻找食物过程发现的，其中也有不能食用的矿物。药物的来源很多，除寻找食物过程的甄别经验之外，治疗实践中的经验、理论医学、哲理或各种思维方式指导下的用药，偶然的事件、生活中的体验、人类某些本能的延伸、乃至古代巫药的残余……都是药物得以发现的原因。统观《本草纲目》1892种药物，都各有自己被发现、被使用的历史。到李时珍所处的时代，新的药物和药效仍在不断地发现，过去的药效也有待通过临床或实验来验证。李时珍《本草纲目》中新增的药物374种（或考实际新药365条），其中有很多实用有效之药。本节选取的原文，既涉及到李时珍在某些新药或新效的发现中所起到的积极作用，也包括在李时珍以前中药发展史上一些发现与验证药效的例子。

1. 访求民间实用有效新药

　　三七《纲目》

　　[释名]山漆《纲目》、金不换。〔时珍曰〕彼人言其叶左三右四，故名三七，盖恐不然。或云本名山漆，谓其能合金疮，如漆粘物也，此说近之。金不换，贵重之称也。

　　[集解]〔时珍曰〕生广西南丹诸州番峒深山中，采根暴干，黄黑色。团结者，状略似白及；长者如老干地黄，有节。味微甘而苦，颇似人参之味。或云：试法，以末掺猪血中，血化为水者乃真。近传一

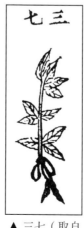

▲ 三七（取自《本草纲目》金陵本）

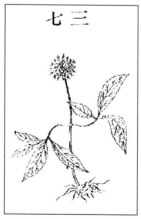

▲ 三七（取自《本草纲目》张绍棠本）

种草，春生苗，夏高三四尺。叶似菊艾而劲厚，有岐尖。茎有赤棱。夏秋开黄花，蕊如金丝，盘纽可爱，而气不香，花干则絮如苦荬絮。根叶味甘，治金疮折伤出血，及上下血病甚效。云是三七，而根大如牛蒡根，与南中来者不类，恐是刘寄奴之属，甚易繁衍。

根。〔气味〕甘，微苦，温，无毒。

〔主治〕止血散血定痛，金刃箭伤跌扑杖疮血出不止者，嚼烂涂，或为末掺之，其血即止。亦主吐血衄血，下血血痢，崩中经水不止，产后恶血不下，血运血痛，赤目痈肿，虎咬蛇伤诸病。时珍。

〔发明〕〔时珍曰〕此药近时始出，南人军中用为金疮要药，云有奇功。又云：凡杖扑伤损，瘀血淋漓者，随即嚼烂，罨之即止，青肿者即消散。若受杖时，先服一二钱，则血不冲心，杖后尤宜服之，产后服亦良。大抵此药气温、味甘微苦，乃阳明、厥阴血分之药，故能治一切血病，与骐驎竭、紫矿相同。

〔附方〕新八。吐血衄血。山漆一钱，自嚼米汤送下。或以五分，加入八核汤。《濒湖集简方》。赤痢血痢。三七三钱，研末，米泔水调服，即愈。同上。大肠下血。三七研末，同淡白酒调一二钱服，三服可愈。加五分入四物汤，亦可。同上。妇人血崩。方同上。产后血多。山漆研末，米汤服一钱。同上。男妇赤眼。十分重者，以山漆根磨汁涂四围甚妙。同上。无名痈肿。疼痛不止，山漆磨米醋调涂即散。已破者，研末干涂。虎咬蛇伤。山漆研末，米饮服三钱，仍嚼涂之。并同上。

叶。〔主治〕折伤跌扑出血，傅之即止，青肿经夜即散，余功同根。时珍。

【解说】三七是当今非常有名的中药。它不仅是伤外科的常用药物，也是内科用于活血化瘀、可用于治疗多种疑难病症的妙药。但是这味药物见诸记载的历史才不过400多年，和许多使用了几千年的药物相比，这真算是药中后起之秀了。

李时珍最早记载了三七。从《本草纲目》所载三七条的语气来看，李时珍是根据采访得到的资料，很可能他根本没有见过该药的原植物。例如关于三七的形态与命名，李时珍说："彼人言其叶左三右四，故名三七，盖恐不然。或云本名山漆，谓其能合金疮，如漆粘物也，此说近之。"从中可以看出，李时珍对听"彼人言"的原植物形态与药品命名是有些怀疑，但也不敢轻易否定，可能就是因为他没有亲眼见过三七的原植物。其实"彼人言"三七叶左三右四确实不大精确，但据现代研究，三七的二年生以上植株中有具三片复叶，每片复叶具小叶七枚，这应当是三七之名的原始意义[1]。

---

1. 宋立人，洪恂，丁绪亮等. 现代中药学大辞典. 北京：人民卫生出版社，2001：65

不过李时珍应当见过三七的药材，因为他对三七药材的描述非常到位，如"黄黑色，团结者状略似白及，长者如老干地黄，有节。味微甘而苦。"这些都符合当今五加科三七的特征。尤其是他提到三七"颇似人参之味"，说明李时珍亲自尝试过该药的性与味，而且能意识到三七与人参有某种联系，确实令人惊叹。因为三七是五加科的三七［*Panax notoginseng*（Burk）F. H. Chen］，与人参同为*Panax*属的植物，亲缘关系比较近。

三七这味药的性味功能，都是李时珍最早给确定下来的。事实证明，李时珍确定的这些内容，至今被临床实践证明是完全准确的。本品具有非常良好的止血、散血、定痛作用，对外伤出血、以及吐血、衄血，便血、血痢、崩中、恶露等出血也有良好的止血效果。这些记载的翔实，说明李时珍不仅是采访了三七的运用，而且可能有切实的运用体会。

据李时珍说，三七是明代万历年间刚问世不久，最早在南方的军队里使用，作为金疮（多指刃器伤）的要药，据说有"奇功"。他还听说此药可用于杖扑伤损，瘀血淋漓者，以及妇女产后。因此李时珍断言："此药气温、味甘微苦，乃阳明、厥阴血分之药，故能治一切血病，与骐驎竭、紫矿相同。""阳明"是指胃经、"厥阴"是指肝经，也就是说，三七属于肝、胃血分药。李时珍说三七的效果与血竭、紫矿相同，其实三七的效力还要胜过这两味药，并且具有一定的补益作用。

三七是李时珍增补的新药中最重要的一味药。很有意思的是，真品三七才刚冒头，仿冒之名就出现了。李时珍介绍当时有一种叶似菊艾的植物，治金疮折伤出血及上下血病也很有效，人们说它也是三七，不过那根可是大如牛蒡根。李时珍准确地判断此药不是南方真三七，应该是刘寄奴之属。不错，现代鉴定此药就是菊科植物三七草［*Gynura segetum*（Lour）Merr.］。三七从明代出现之后，民间具有活血化瘀作用的草药都纷纷也以三七命名，足见三七影响之大。

附带一述的是《本草纲目》所附的三七图非常粗糙，难以考定原植物。到清末张绍棠重刻《本草纲目》时，从清·吴其浚《植物名实图考》中借用了正品五加科三七的图。但这已经不属于李时珍的成就了（参见三七图）。

半边莲《纲目》

［集解］〔时珍曰〕半边莲，小草也。生阴湿塍堑边。就地细梗引蔓，节节而生细叶。秋开小花，淡红紫色，止有半边，如莲花状，故名。又呼急解索。

［气味］辛，平，无毒。

［主治］蛇虺伤，捣汁饮，以滓围涂之。又治寒齁气喘，及疟疾寒

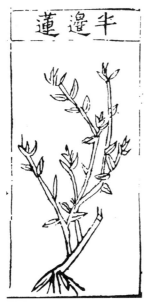

▲ 半边莲（取自《本草纲目》金陵本）

热，同雄黄各二钱，捣泥，碗内覆之，待色青，以饭丸梧子大。每服九丸，空心盐汤下。时珍。《寿域方》。

【解说】"家有半边莲，可以共蛇眠。"半边莲是民间治疗蛇伤多用的一种草药。但这种在民间多用的草药一直未见于明以前的本草著作记载。李时珍第一次将其作为药物正式收入了主流本草。他对本品的描述简要而准确："小草也。生阴湿塍堑边。就地细梗引蔓，节节而生细叶。秋开小花，淡红紫色，止有半边，如莲花状，故名。"根据这一描述，可知道本品即桔梗科植物半边莲（*Lobelis chinensis* Lour）。现代研究本品的全草含生物碱、黄酮苷、皂苷和氨基酸、多糖等成分，实验研究的确对某些蛇伤有治疗作用。它的作用也已不限于治蛇伤，已成为具有良好清热解毒，利水消肿作用的民间草药。

2. 发掘文献，亲身验证

曼陀罗花《纲目》

［释名］风茄儿《纲目》、山茄子。〔时珍曰〕《法华经》言佛说法时，天雨曼陀罗花。又道家北斗有陀罗星使者，手执此花，故后人因以名花。曼陀罗，梵言杂色也。茄乃因叶形尔。姚伯声《花品》呼为恶客。

［集解］〔时珍曰〕曼陀罗生北土，人家亦栽之。春生夏长，独茎直上，高四五尺，生不旁引，绿茎碧叶，叶如茄叶。八月开白花，凡六瓣，状如牵牛花而大，攒花中坼，骈叶外包，而朝开夜合。结实圆而有丁拐，中有小子。八月采花，九月采实。

花、子。［气味］辛，温，有毒。

［主治］诸风及寒湿脚气，煎汤洗之。又主惊痫及脱肛，并入麻药。时珍。

［发明］〔时珍曰〕相传此花笑采酿酒饮，令人笑；舞采酿酒饮，令人舞。予尝试之，饮须半酣，更令一人或笑或舞引之，乃验也。八月采此花，七月采火麻子花，阴干，等分为末。热酒调服三钱，少顷昏昏如醉。割疮灸火，宜先服此，则不觉苦也。

［附方］新三。面上生疮。曼陀罗花，晒干研末。少许贴之。《卫生易简方》。小儿慢惊。曼陀罗花七朵，重一字，天麻二钱半，全蝎炒十枚，天南星炮、丹砂、乳香各二钱半，为末。每服半钱，薄荷汤调下。《御药院方》。大肠脱肛。曼陀罗子

连壳一对，橡斗十六个，同剉，水煎三五沸，入朴消少许，洗之。《儒门事亲》。

【解说】古代的药物进入本草，最多见的情况是在民间运用一段时期以后，被收入某一临床医书或方书，经过一段时间验证之后，再由某本草将其采入，正式作为药物立条。《本草纲目》中记载的许多新药也经历了这么一段历程。例如《本草纲目》新增药曼陀罗花，最晚在宋代已见于几种医方书记载，并被用于麻醉止痛。南宋官军还曾使用曼陀罗酒来迷闷"五溪蛮"（西南少数民族）。其时盗贼也曾用本品来醉闷人，盗窃财物。南宋画家王介在《履巉岩本草》（1220）中第一次描绘了曼陀罗的彩色图，但没有将它用于麻醉，而是用在贴疮口。尽管本品在民间运用已经如此广泛，但它被主流本草正式收录，还是在《本草纲目》。

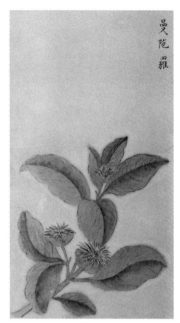

▲ 曼陀罗（取自《履巉岩本草》）

李时珍收集了前人有关本品的各种记载，非常准确地描述了本品原植物的形态，包括其"结实圆而有丁拐"（即近球形的蒴果表面生有疏生短硬刺）。现代学者据李时珍所述，鉴定本品即茄科植物白曼陀罗（*Datura metel* L.）。

由于在明代以前，本品就被作为麻醉药使用，因此李时珍也记载了本品"入麻药"的作用。当时传说"此花笑采酿酒饮，令人笑；舞采酿酒饮，令人舞"。曼陀罗酒服后的反应，居然取决于采摘时的表情和动作，这当然是很奇怪的现象。李时珍的好奇心促使他决计要进行一次试验。试验后的结论是：饮用曼陀罗酒到半醉的时候，如果让一个人来引导他，那么笑着引导，喝酒的人就会笑；舞着引导，喝酒的人就会舞，与采花时的表现没有关系。李时珍明知曼陀罗花有毒，但还是做了这个试验，可见为了验证某一药的功效，李时珍是不怕牺牲的。

李时珍还说，八月采曼陀罗花，七月采火麻子花（即大麻花），阴干，等分为末。热酒调服三钱，不要多久，就会使患者昏昏如醉。这个时候来切开疮肿，或者进行火灸，病人是感觉不到痛苦的。从文字表述来看，不能排除李时珍亲自试验过的可能性。但可以肯定的，我国早在宋代就有用本品和大麻花同服作麻醉药的记载。

胡椒《唐本草》

[释名] 昧履支。〔时珍曰〕胡椒，因其辛辣似椒，故得椒名，实非椒也。

[集解]〔恭曰〕胡椒生西戎。形如鼠李子，调食用之，味甚辛辣。〔慎微曰〕按段成式《酉阳杂俎》云：胡椒出摩伽陁国，呼为昧履支。其苗蔓生，茎极柔弱，叶长寸半。有细条与叶齐，条条结子，两两相对。其叶晨开暮合，合则裹其子于叶中。形似汉椒，至辛辣，六月采，今食料用之。〔时珍曰〕胡椒，今南番诸国及交趾、滇南、海南诸地皆有之。蔓生附树及作棚引之。叶如扁豆、山药辈。正月开黄白花，结椒累累，缠藤而生，状如梧桐子，亦无核，生青熟红，青者更辣。四月熟，五月采收，曝干乃皱。今遍中国食品，为日用之物也。

实。[气味] 辛，大温，无毒。〔时珍曰〕辛热纯阳，走气助火，昏目发疮。〔珣曰〕多食损肺，令人吐血。

[主治] 下气温中去痰，除脏腑中风冷。《唐本》。去胃口虚冷气，宿食不消，霍乱气逆，心腹卒痛，冷气上冲。李珣。调五脏，壮肾气，治冷痢，杀一切鱼、肉、鳖、蕈毒。大明。去胃寒吐水，大肠寒滑。宗奭。暖肠胃，除寒湿，反胃虚胀，冷积阴毒，牙齿浮热作痛。时珍。

[发明]〔宗奭曰〕胡椒去胃中寒痰，食已则吐水甚验。大肠寒滑亦可用，须以他药佐之，过剂则走气也。

〔震亨曰〕胡椒属火而性燥，食之快膈，喜之者众，积久则脾胃肺气大伤。凡病气疾人，益大其祸也。牙齿痛必用胡椒、荜茇者，散其中浮热也。

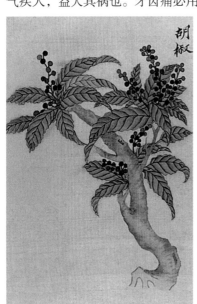

▲ 胡椒（取自《本草图绘》）

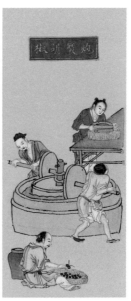

▲ 炮制胡椒（取自《补遗雷公炮制便览》）

〔时珍曰〕胡椒大辛热，纯阳之物，肠胃寒湿者宜之。热病人食之，动火伤气，阴受其害。时珍自少嗜之，岁岁病目，而不疑及也。后渐知其弊，遂痛绝之，目病亦止。才食一二粒，即便昏涩。此乃昔人所未试者。盖辛走气，热助火，此物气味俱厚故也。病咽喉口齿者，亦宜忌之。近医每以绿豆同用，治病有效。盖豆寒椒热，阴阳配合得宜，且以豆制椒毒也。按张从正《儒门事亲》云：噎膈之病，或因酒得，或因气得，或因胃火。医氏不察，火里烧姜，汤中煮桂；丁香未已，豆蔻继之；荜茇未已，胡椒继之。虽曰和胃，胃本不寒；虽曰补胃，胃本不虚。况三阳既结，食必上潮，止宜汤丸小小润之可也。时珍窃谓此说虽是，然亦有食入反出、无火之证，又有痰气郁结、得辛热暂开之证，不可执一也。

[附方] 旧二，新二十一。**心腹冷痛**。胡椒三七枚，清酒吞之。或云一岁一粒。孟诜《食疗》。**心下大痛**。《寿域方》用椒四十九粒，乳香一钱，研匀。男用生姜、女用当归酒下。又方：用椒五分，没药三钱，研细。分二服，温酒下。又方：胡椒、绿豆各四十九粒研烂，酒下神效。（下略）

【解说】胡椒既是一味常用的调味品，又是一味药物。从本品有一个"胡"字，可以得知它是一味外来的药物；一个"椒"字，可知其味辛辣而性温。因为中国本土传统的调味品中，多用花椒（古人称蜀椒、秦椒），故外来的同性味的调味品或蔬菜，也常以"椒"为名。唐代进入本草的胡椒，明后期传入我国的辣椒（又有海椒之名），都是因此而名为"椒"。

胡椒的品种和功效都是明确的，但其副作用却很少有人提到。李时珍对本品有所研究，他第一个记载胡椒"辛热纯阳，走气助火，昏目发疮"。这一副作用并非纯属推导，而是李时珍个人的切身体验。

对这样一味食、药两用之品，李时珍没有只说好话。他用自己的亲身体验，来说明胡椒久服后的副作用。他说自小好吃胡椒，但是年年患眼病，却从来没有怀疑着是胡椒引起的。后来渐渐知道胡椒的副作用，才下决心不再吃胡椒，眼病也就随之而止。如果再吃，只要一二粒下肚，立马觉得眼睛又开始昏涩。李时珍说："此乃昔人所未试者。"过去的人都没有在人体上做过这样的试验，李时珍用其亲身的经历，得出了"肠胃寒湿者宜之。热病人食之，动火伤气，阴受其害"的结论。这是因为本品味辛扰动人体内的气，性热有助于体内的火，所以不仅眼病，就是咽喉、口齿具有热病征象的人都不应该多吃胡椒。

鲮鲤《别录》下品

[释名] 龙鲤郭璞、穿山甲《图经》、石鲮鲤。〔时珍曰〕其形肖鲤，穴陵而居，故曰鲮鲤，而俗称为穿山甲，郭璞赋谓之龙鲤。《临海记》云：尾刺如三角菱。故谓石鲮。

[集解]〔颂曰〕鲮鲤即今穿山甲也。生湖广、岭南，及金、商、均、房诸州，深山大谷中皆有之。

〔弘景曰〕形似鼍而短小，又似鲤而有四足，黑色，能陆能水。日中出岸，张开鳞甲如死状，诱蚁入甲，即闭而入水，开甲蚁皆浮出，因接而食之。

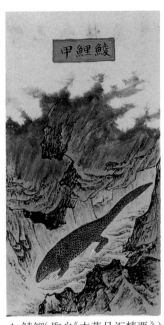

▲ 鲮鲤（取自《本草品汇精要》）

〔时珍曰〕鲮鲤状如鼍而小，背如鲤而阔，首如鼠而无牙，腹无鳞而有毛，长舌尖喙，尾与身等。尾鳞尖厚，有三角，腹内脏腑俱全，而胃独大，常吐舌诱蚁食之。曾剖其胃，约蚁升许也。

甲。〔修治〕〔时珍曰〕方用或炮、或烧，或酥炙、醋炙、童便炙，或油煎、土炒、蛤粉炒，当各随本方，未有生用者。仍以尾甲乃力胜。

〔气味〕咸，微寒，有毒。

〔主治〕五邪，惊啼悲伤，烧灰，酒服方寸匕。《别录》。小儿惊邪，妇人鬼魅悲泣，及疥癣痔漏。大明。疗蚁瘘疮癞，及诸痊疾。弘景。烧灰傅恶疮。又治山岚瘴疟。甄权。除痰疟寒热，风痹强直疼痛，通经脉，下乳汁，消痈肿，排脓血，通窍杀虫。时珍。

（下略）

【解说】鲮鲤就是穿山甲，一种哺乳动物。只因为满身披甲，且形状像鼍龙（扬子鳄），所以被放在鳞部的龙类。目前该动物已经属于国家的保护动物，虽然国家还没有明令禁止使用其甲片，但从保护动物的长远来看，还是尽量少用为好。

本书之所以选鲮鲤一药，是因为李时珍为了验证该动物的食性，亲自将穿山甲进行了剖腹观察。在李时珍之前，梁·陶弘景曾记载鲮鲤是一种以蚂蚁为食的动物。说鲮鲤白天在岸上张开鳞甲装死，引诱蚂蚁钻入它的甲壳中，然后将甲闭上，钻进水里，再张开甲，蚂蚁都浮起来，鲮鲤就在水中吃浮在水上的蚂蚁。李时珍详细描述了鲮鲤的形态，尤其是对本品进行了剖腹探查，发现该动物腹内脏腑俱全，胃特别大。鲮鲤常吐出舌头来引诱蚂蚁，然后吃掉它们。李时珍剖开它的胃，发现了蚂蚁约有一升多。这是一个著名的动物解剖试验，用来探查动物的食性。虽然这样的探查对临床用药并无太大的好处，但从科学研究来说，这样的试验是决不会嫌多的。

本药在后世颇多用。但考虑到一般民众无须多了解本品的使用。因此在"主治"以后的内容尽行删去。

3. 兼收并蓄外来药物

番木鳖《纲目》

〔释名〕马钱子《纲目》、苦实把豆《纲目》、火失刻把都。〔时珍曰〕状似马之连钱，故名马钱。

[集解]〔时珍曰〕番木鳖生回回国，今西土邛州诸处皆有之。蔓生，夏开黄花。七八月结实如栝楼，生青熟赤，亦如木鳖。其核小于木鳖而色白。彼人言治一百二十种病，每证各有汤引。或云以豆腐制过用之良。或云能毒狗至死。

仁。[气味]苦，寒，无毒。

[主治]伤寒热病，咽喉痹痛，消痞块。并含之咽汁，或磨水嚼咽。时珍。

[附方]新四。喉痹作痛。番木鳖、青木香、山豆根等分，为末吹之。杨拱《医方摘要》。缠喉风肿。番木鳖仁一个，木香三分，同磨水，调熊胆三分，胆矾五分。以鸡毛扫患处取效。唐瑶《经验方》。癍疮入目。苦实把豆儿即马钱子半个，轻粉、水花、银朱各五分，片脑、麝香、枯矾少许为末。左目吹右耳，右目吹左耳，日二次。田日华《鸿飞集》。病欲去胎。苦实把豆儿研膏，纳入牝户三四寸。《集简方》。

【解说】番木鳖就是马钱子，是一味剧毒药。其原植物为马钱科植物番木鳖（*Strychnos nux-vomica* L.），药用种子。李时珍说此物产"回回国"，并记载了"火失刻把都"这一外来名音译。但现代认为本品原产印度、缅甸、越南及澳大利亚等国。李时珍描述其形态为"蔓生，夏开黄花。七八月结实如栝楼，生青熟赤，亦如木鳖"。实际上本品是乔木，开白花，结实也并不是像栝楼。可见李时珍对番木鳖的形态描述，可能是根据听来的材料，也可能是顾名思义，把木鳖子的形态套在番木鳖身上，不一定确实见到过原植物。但李时珍说"其核小于木鳖而色白"，却符合番木鳖种子的特征。这有可能是根据药材进行的描述。

关于番木鳖的功用，李时珍说："彼人言治一百二十种病"，可见也是采访所得，未必经过他自己的临床验证。有人曾经对李时珍说过，马钱子可以"毒狗至死"，但他没有予以重视。所以在记载本品的良毒时，李时珍仍想当然地定为"无毒"，这是一大错误。该条附方也都是引证前人的文献，并无时珍自己运用的经验。

综合多方面的情况来看，李时珍不仅没有见过该药的原植物，也似乎没有使用过该药。但李时珍没有因为自己的不了解，而放弃记载这味外来新药的机会。此药进入《本草纲目》后，引导着后世学者继续研究和运用该药。

马钱子在近现代研究得比较多。本品含有多种生物碱，其中最重要的是番木鳖碱（Strychnine），也就是著名的中枢神经系统兴奋药士的年。此碱约占其生物碱总量的35%—50%。虽然马钱子是一味剧毒药，但经过后世医家的不断实践，已被用于治疗风湿痹痛、肢体麻痹、跌打损伤、痈疽肿毒以及某些疑难杂症。

番红花《纲目》

［释名］泪夫蓝《纲目》、撒法郎。

［集解］〔时珍曰〕番红花出西番回回地面及天方国，即彼地红蓝花也。元时以入食馔用。按张华《博物志》言，张骞得红蓝花种于西域，则此即一种，或方域地气稍有异耳。

［气味］甘，平，无毒。

［主治］心忧郁积，气闷不散，活血。久服令人心喜。又治惊悸。时珍。

［附方］新一。伤寒发狂，惊怖恍惚。用撒法郎二分，水一盏，浸一夕服之。天方国人所传。王玺《医林集要》。

【解说】番红花最早见于元代《饮膳正要》记载。但《饮膳正要》并非是主流本草，而是以食疗、营养膳食为主的一本书，对医药界的影响不是太大。在李时珍以前成书的《本草品汇精要》也记载了这味药，但因此书一直深藏在宫廷，直到民国初才为医药界所知。因此，后世学者仍然把首载番红花的功绩算在李时珍名下。

李时珍对番红花的了解，可能与番木鳖一样，是从文献到文献，所以没有详尽的植物形态记载。如果李时珍得见该药或其原植物，按《本草纲目》的惯例，李时珍会准确地描述其形态。但在本条中，李时珍只简单地介绍产地："出西番回回地面及天方国……元时以入食馔用。"显然这是从《饮膳正要》中得到的资料。李时珍又顾名思义地推测："即彼地红蓝花也。"这也是一种误解。

番红花属于鸢尾科植物（*Crocus sativus* L.），药用花柱的上部及柱头。与中医传统的红花（菊科植物的花）相差很大。在形态描述上，《本草品汇精要》的记载更为详细。这是一味原产西班牙、希腊、法国及中亚西亚一带的植物，现在我国也有栽培，多称为"藏红花"。本品现在是一味强有力的活血化瘀药，可用于血瘀所致的妇女痛经、经闭、月经不调等症，并具有凉血解毒的作用。

以上两种药都属于外来药物。它们进入中国以后，经过一段时间的传播，最终得以被收入《本草纲目》，从而扩大了它们的影响，有利于后世不断地进行临床验证和研究。

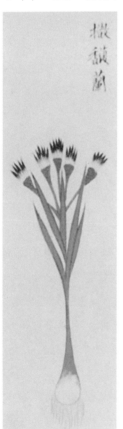

▲ 番红花（取自《金石昆虫草木状》）

八、对古代错误用药的批评

中国古代药物的使用者，是不同时代、不同地域以及不同背景的行医之人。从医药起源发展来看，中国医学经历了漫长的经验积累阶段。传说中"神农尝百草"，而后知医药，就是反映先民在寻找食物、水源的过程中，逐渐认识到某些药物的作用。这一时期只有民间凭借经验使用药物的治疗者。随后在原始部落出现了"巫"，他们扮演着与神灵沟通的角色，掌管着天文历算、礼乐文字、医药卫生等。到夏、商时期（约4000多年前），巫的活动逐渐频繁，分工也逐渐明显。在医疗方面，巫医是当时治疗者的主流。巫医主要的手段是占卜、祝由，但也使用巫药。因此在很长的历史时期内，巫、医混杂，民间既有凭经验的治疗者，也有占据主要地位的巫医。一直到春秋战国时期（公元前772—前221年），巫、医开始分道扬镳，民间经验医学者群队里，出现了一批理论医学者。到战国后期与秦汉之间，巫医日渐衰落，理论医学占据了上风，并发展成为中国古代的主流医学。

古代民间经验医学、巫医、理论医学在历史上虽然此消彼长，但这三种医仍然各有自己影响的地域与人群。它们在互相排斥的过程中互相渗透，互相汲取对自己生存有用的东西。因此古代的药物文字记载，也存在来自上述各方面的影响。换言之，在流传下来的药学资料中，既有民间的经验用药，也有巫医用的巫方巫药，更多的则是理论医学指导下的用药经验。这还只是就大的方面而言。仔细考究，还会发现三教九流，都会对药物学产生影响。例如中国本土的道教，对中国药物学的影响尤其深远。

李时珍既然确定了《本草纲目》取材"不厌详悉"的编纂思想，立志要完成中国药物学集大成的任务，那么，他必然要面临整个历史积淀下来的庞杂资料。这些资料多数是有益的治疗经验，但也有少数是古代巫医、方士，乃至邪术家留下的文字。若以一己之见决定资料取舍，固然方便，但却无法反映古代用药的真实历史。如果不加选择、不加批判地良莠兼收，那么必然会误导后人。对此，李时珍又明确了"立言破惑"的编纂思想，即为了尊重历史而收载某些曾被作为药物使用的物品，但同时要予以批判，解除人们思想的惑乱。对错误用药的具体方法，一般不予采收，以免谬种流传。

李时珍批评古代错误用药的例子非常多，见丹砂、水银、阿芙蓉（鸦片）、蝙蝠等许多药物条下。本节所举三药之原文，可以看出李时珍在记载古代错误用药的同时，如何进行批判并决定资料的取舍。

1. 人肉疗瘵实愚昧

人肉《拾遗》

［主治］瘵疾。藏器。

［发明］〔时珍曰〕张杲《医说》言：唐开元中，明州人陈藏器著《本草拾遗》，载人肉疗羸瘵。自此闾阎有病此者，多相效割股。按陈氏之先，已有割股割肝者矣，而归咎陈氏，所以罪其笔之于书，而不立言以破惑也。本草可轻言哉！呜呼！身体发肤，受之父母，不敢毁伤。父母虽病笃，岂肯欲子孙残伤其支体，而自食其骨肉乎？此愚民之见也。按何孟春《余冬序录》云：江伯儿母病，割胁肉以进。不愈，祷于神，欲杀子以谢神。母愈，遂杀其三岁子。事闻太祖皇帝，怒其绝伦灭理，杖而配之。下礼部议曰：子之事亲，有病则拜托良医，至于呼天祷神，此恳切至情不容已者。若卧冰割股，事属后世。乃愚昧之徒，一时激发，务为诡异，以惊世骇俗，希求旌表，规避徭役。割股不已，至于割肝，割肝不已，至于杀子。违道伤生，莫此为甚。自今遇此，不在旌表之例。呜呼！圣人立教，高出千古，韪哉如此。又陶九成《辍耕录》载：古今乱兵食人肉，谓之想肉，或谓之两脚羊。此乃盗贼之无人性者，不足诛矣。

【解说】盛行于中国古代的割股疗亲，鲁迅先生小说中的用人血馒头治病，都反映了古代一种愚昧的陋俗，以为人肉、人血可以治疗疾病。在中国古代本草中，最早记载人肉可以疗瘵（可传染的恶疾）的是唐·陈藏器《本草拾遗》。这条记载在宋开宝、嘉祐两次官修本草时都被舍弃，最后被北宋末唐慎微《证类本草》中收录。李时珍《本草纲目》是以《证类本草》为蓝本，自然也要转载人肉疗瘵这一条。

李时珍的处理方法是：转引原文，注明出处，立言破惑，不载用法。其"立言破惑"的表现，是在"发明"中表达了如下几个观点：

① 陈藏器之前已经割股疗亲的陋俗。宋·张杲《医说》把历史上的割股疗亲之风归咎于陈藏器《本草拾遗》中的记载。李时珍客观地指出，"陈氏之先，已有割股割肝者"。因此把割股疗亲风源归结到陈藏器是不对的。

② 明确指出陈藏器的罪过是记载了陋习，却不立言破惑。由此李时珍发出了"本草可轻言哉"的感叹，并因此而确定了《本草纲目》处理这类资料的总原则是

要立言破惑。

③ 分析割股疗亲乃愚昧之俗，不值得仿效。理由是：其一，病中的父母绝不会同意子孙自残来为他们疗病。其二，违道伤生，为伦理所不容。其三，只有愚昧的人才相信割股可以疗亲，社会上某些人只不过是以此为借口，达到"惊世骇俗，希求旌表，规避徭役"等不可告人的目的。用现在的话来说，他们割股是为了"作秀"。李时珍引明·何孟春《余冬序录》的记载，其中提到明太祖规定凡属违道伤生，不在旌表之例。也就是，这样的事官府并不提倡，而且要重惩。

通过以上"发明"，李时珍既收载了历史上曾用人肉疗疗的史料，同时又立言破惑，抨击了历史上割股疗亲的恶俗。

2. 服食红铅乃邪术

妇人月水宋《嘉祐》附月经衣

［释名］月经《素问》、天癸《素问》、红铅。〔时珍曰〕女子，阴类也，以血为主。其血上应太阴，下应海潮。月有盈亏，潮有朝夕，月事一月一行，与之相符，故谓之月水、月信、月经。经者，常也，有常轨也。天癸者，天一生水也。邪术家谓之红铅，谬名也。女人之经，一月一行，其常也；或先或后，或通或塞，其病也。复有变常而古人并未言及者，不可不知。有行期只吐血衄血，或眼出血者，是谓逆行。有三月一行者，是谓居经，俗名按季。有一年一行，是谓避年，有一生不行而受胎者，是谓暗经。有受胎之后，月月行经而产子者，是谓盛胎，俗名垢胎，有受胎数月，血忽大下而胎不陨者，是谓漏胎，此虽以气血有余不足言，而亦异于常矣。女子二七天癸至，七七天癸绝，其常也。有女年十二、十三而产子，如《楮记室》所载，平江达卿女，十二受孕者。有妇年五十、六十而产子，如《辽史》所载，巫普妻六十余，生二男一女者，此又常之尤者也。学医者之于此类，恐亦宜留心焉。

［气味］咸，平，无毒。

［主治］解毒箭并女劳复。弘景。

月经衣。［主治］金疮血涌出，炙热熨之。又主虎狼伤及箭镞入腹。藏器。

［发明］〔时珍曰〕女人入月，恶液腥秽，故君子远之，为其不洁，能损阳生病也。煎膏治药，出痘持戒，修炼性命者，皆避忌之，以此也。《博物志》云：扶南国有奇术，能令刀斫不入，惟以月水涂刀便死。此是秽液坏人神气，故合药异触之。此说甚为有据。今有方士邪术，鼓弄愚人，以法取童女初行经水服食，谓之先天红铅，巧立名色，多方配合，谓《参同契》之金华，《悟真篇》之首经，皆此物也。愚人信之，吞咽秽

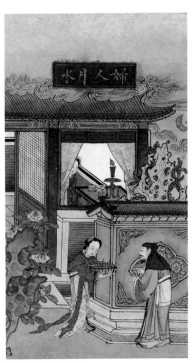

▲ 妇人月水（取自《补遗雷公炮制便览》）

滓，以为秘方，往往发出丹疹，殊可叹恶。按萧了真《金丹诗》云：一等旁门性好淫，强阳复去采他阴。口含天癸称为药，似恁洳沮枉用心。呜呼！人观此，可自悟矣。凡红铅方，今并不录。

［附方］旧七，新五。**热病劳复**。丈夫热病后，交接复发，忽卵缩入肠，肠痛欲死。烧女人月经赤衣为末，熟水服方寸匕，即定。《扁鹊方》。**女劳黄疸**，气短声沉。用女人月经和血衣烧灰，酒服方寸匕，一日再服，三日瘥。孟诜《必效方》。**霍乱困笃**。童女月经衣和血烧灰，酒服方寸匕。百方不瘥者用之。《千金方》。**小儿惊痫**、发热。取月候血和青黛水调服一钱，入口即瘥。量儿加减。《圣惠方》。**令妇不妒**。取妇人月水布裹蛤蟆，于厕前一尺，入地五寸埋之。张华《博物志》。**痈疽发背**，一切肿毒，用胡燕窠土、鼠坌土、榆白皮、栝楼根，等分为末，以女人月经衣，水洗取汁和傅肿上，干即易之。溃者封其四围。五日瘥。《千金方》。

男子阴疮。因不忌月事行房，阴物溃烂，用室女血衲，瓦上烧存性，研末，麻油调，傅之。**解药箭毒**。交州夷人，以焦铜为镝，涂毒药于镞锋上，中人即沸烂，须臾骨坏，但服月水、屎汁解之。《博物志》。**箭镞入腹**，或肉中有聚血。以妇人月经衣烧灰，酒服方寸匕。《千金方》。**马血入疮**、剥马刺伤。以妇人月水涂之，神效。姚僧坦《集验方》。**虎狼伤疮**。月经衣烧末，酒服方寸匕，日三。陈藏器。

【解说】妇人月水就是月经。在古人看来，月经是一种不干净的"恶液腥秽"，能"损阳生病"。所以古代很多需要清洁的场合（如制药、出痘、斋戒、修炼等）都不允许来月经的女人接近。正因为把月经视为秽物，所以巫方中用它来破解某些法术，或者用它来以毒攻毒、以秽制秽，传说它可以治疗箭毒、疮疡等病。

明嘉靖至万历年间，社会上出现了影响较大的"以人补人"用药风气。这股"以人补人"用药风气是方士邪术掀起的用药史上的逆流。其中最不可思议的是，把年轻处女初次月经制成所谓"红铅"。这种"红铅"的制取方法非常残忍，变着法子折磨童女，收集她们的初次月经，然后巧立名目，配合一些其他的药物，吹嘘"红铅"能补养人体。尽管这股邪术来自朝廷的上层人士，甚至皇帝也沉溺其中，但李时珍仍然毫无顾忌地予以抨击。他指出红铅是邪术家的谬名，属于"方士邪术，鼓弄愚人"。也只有"愚人信之"，吞咽着肮脏的渣滓，还以为是秘方，引起发丹疹等副作用而不自知。所以李时珍宣称："凡红铅方，今并不录"。

与"红铅"并行的是所谓"蟠桃酒"，这也是方士以人补人的所谓神品之一。其方法是用匪夷所思的方法榨取未婚童女的乳汁。李时珍指出："邪术家乃以童女娇揉取乳，及造反（返）经为乳诸说，巧立名谓，以弄贪愚。此皆妖人所为，王法所诛，君子当斥之可也。"（卷52，乳汁）李时珍把提倡"红铅"、"蟠桃酒"的人称之为"邪术家"、"妖人"，诅咒他们应该受到王法惩处、君子斥责，可见李时珍对当时的这股邪风深恶痛绝。

在"妇人月水"这一条中，李时珍没有收所谓"红铅"方，但收载了一些用于治疗的民间方及巫方。更为可贵的是，李时珍在这一条中，除介绍月经的"常"（正常规律的月经）与"病"（病态时的表现）之外，还提到"变常"（变异）的多种情况，如"逆行"（又叫倒经或逆经）、"居经"（三月一行的月经，又名按季）、"避年"（一年一行）、"暗经"（终生无月经但能怀孕）、"盛胎"（受胎之后还正常来月经，又名"垢胎"），等等。这些都是通过细致地观察得来的经验。在产育年龄方面，李时珍提到有十二、十三岁生孩子的，也有五十、六十岁生孩子的。李时珍把这些现象归结为"常之尤者"（正常中的特例），并提醒学医的人应该留心观察。

3. 灵芝瑞草为迂谬

芝《本经》上品

［校正］并入《本经》青、赤、黄、白、黑、紫六芝。

［释名］茵音因。〔时珍曰〕芝本作之，篆文象草生地上之形。后人借之字为语辞，遂加草以别之也。《尔雅》云：茵，芝也。注云：一岁三华瑞草。或曰生于刚处曰菌，生于柔处曰芝。昔四皓采芝，群仙服食，则芝亦菌属可食者，故移入菜部。

［集解］〔《别录》曰〕青芝生泰山，赤芝生霍山，黄芝生嵩山，白芝生华山，黑芝生常山，紫芝生高夏山谷。六芝皆六月、八月采。〔弘景曰〕南岳本是衡山，汉武帝始以小霍山代之，此赤芝当生衡山也。郡县无高夏名，恐是山名也。此六芝皆仙草之类，俗所稀见，族类甚多，形色环异，并载《芝草图》中。今俗所用紫芝，乃是朽木株上所生，状如木㭴，名为紫芝，止疗痔，不宜合诸补丸药也。凡得芝草，便正尔食之，无余节度，故皆不云服法也。〔恭曰〕《五芝经》云：皆以五色生于五岳。诸方所献，白芝未必华山，黑芝又非常岳。且多黄、白，稀有黑、青者。然紫芝最多，非五芝类。但芝自难得，纵获一二，岂得终久服耶？〔禹锡曰〕王充《论衡》云：芝生于土。土气和，故芝草生。《瑞命礼》云：王者仁慈，则芝草生。是也。〔时珍曰〕芝

类甚多，亦有花实者。《本草》惟以六芝标名，然其种属不可不识。《神农经》云：山川云雨、四时五行、阴阳昼夜之精，以生五色神芝，为圣王休祥。《瑞应图》云：芝草常以六月生，春青夏紫，秋白冬黑。葛洪《抱朴子》云：芝有石芝、木芝、草芝、肉芝、菌芝，凡数百种也。石芝石象，生于海隅石山岛屿之涯。肉芝状如肉，附于大石，头尾具有，乃生物也。赤者如珊瑚，白者如截肪，黑者如泽漆，青者如翠羽，黄者如紫金，皆光明洞彻如坚冰也。大者十余斤，小者三四斤。凡求芝草，入名山，必以三月、九月，乃山开出神药之月。必以三辅时，出三奇吉门。到山须六阴之日，明堂之时。带灵宝符，牵白犬，抱白鸡，包白盐一斗，及开山符檄，着大石上。执吴唐草一把入山，山神喜，必得见芝。须禹步往采。以王相专和、支干相生之日，刻以骨刀，阴干为末服，乃有功效。若人不致精久斋，行秽德薄，又不晓入山之术，虽得其图，鬼神不以与，人终不可得见也。曰菌芝，生深山之中，大木之下，泉水之侧。其状或如宫室，如龙虎，如车马，如飞鸟，五色无常。凡百二十种，自有图也。曰木威喜芝，乃松脂沦地，千年化为茯苓，万岁其上生小木，状似莲花，夜视有光，持之甚滑，烧之不焦，带之辟兵，服之神仙。曰飞节芝，生千岁老松上，皮中有脂，状如飞形，服之长生。曰木渠芝，寄生大木上，状如莲花，九茎一丛，味甘而辛。曰黄檗芝，生于千岁黄檗根下，有细根如缕，服之地仙。曰建木芝，生于都广，其皮如缨，其实如鸾。曰参成芝，赤色有光，扣其枝叶，如金石之音。曰樊桃芝，其木如笼，其花如丹萝，其实如翠鸟，并可服食。曰千岁芝，生枯木下，根如坐人，刻之有血，血涂二足，可行水隐形，又可治病。已上皆木芝也。曰独摇芝，无风自动，其茎大如手指，叶似苋，根有大魁如斗，周绕有细子十二枚绕之，相去丈许，生高山深谷，服之神仙。曰牛角芝，生虎寿山及吴陵上，状似葱而特出如牛角，长三四尺，青色。曰龙仙芝，似升龙相负之形。曰紫珠芝，茎黄叶赤，实如李而紫色。曰白符芝，似梅，大雪而花，季冬而实。曰朱草芝，九曲三叶，叶有实也。其茎如针。曰五德芝，状似楼殿，五色各具，方茎紫气。已上皆草芝也，有百二十种，人得服之神仙。曰玉脂芝，生于有玉之山，状似鸟兽，色无常彩，多似山水苍玉，亦如鲜明水晶。曰七明九光芝，生于临水石崖之间，状如盘碗，有茎叶，此芝叶有七孔，夜见其光，食至七枚，七孔洞彻，一名萤火芝。曰石蜜芝，生少室石户中石上，终难得。曰桂芝，生石穴中，似桂树，乃石也，光明味辛。曰石脑芝、石中黄，皆石芝类也。千岁燕、千岁蝙蝠、千岁龟、万岁蟾蜍、山中见小人，皆肉芝类也。凡百二十种。又按《采芝图》云：凤凰芝，生名山金玉间，服食一年，与凤凰俱也。曰燕胎芝，形如葵，紫色，有燕象。曰黑云芝，生山谷之阴，黑盖赤理黑茎，味咸苦。又有五色龙芝、五方芝、天芝、地芝、人芝、山芝、土芝、石芝、金芝、水芝、火芝、雷芝、甘露芝、青云芝、云气芝、白虎芝、车马芝、太一芝等，名状不一。张华《博物志》云：名山生神芝不死之草。上芝为车马，中芝人形，下芝六畜形。又按段成式《酉阳杂俎》云：屋柱无故生芝者：白主丧，赤主血，黑主贼，黄主喜；形如人面者亡财，如牛马者远役，如龟蛇者蚕耗。时珍尝疑：芝乃腐朽余气所生，正如人生瘤赘，而古今皆以为瑞草，又云服食可仙，诚为迂谬。近读成式之言，始知先得我所欲言，其撰一也。又方士以木积湿处，用药傅之，即生五色芝。嘉靖中王金尝生以献世宗。此昔人所未言者，不可不知。

青芝，一名龙芝《别录》。

［气味］酸，平，无毒。〔时珍曰〕五色之芝，配以五行之味，盖亦据理而已，未必其味便随五色也。即如五畜以羊属火，五果以杏配心，皆云味苦之义。〔之才曰〕青、赤、黄、白、黑、紫六芝，并以薯蓣为之使，得发良，得麻子仁、白瓜子、牡桂甚益人，恶常山，畏扁青、茵陈蒿。

［主治］明目，补肝气，安精魂，仁恕。久食，轻身不老，延年神仙。《本经》。不忘强志。《唐本》。

赤芝，一名丹芝《本经》。

［气味］苦，平，无毒。

［主治］胸中结，益心气，补中，增智慧，不忘。久食，轻身不老，延年神仙。《本经》。

黄芝，一名金芝《本经》。

［气味］甘，平，无毒。

［主治］心腹五邪，益脾气，安神，忠信和乐。久食，轻身不老，延年神仙。《本经》。

白芝，一名玉芝《本经》、素芝。

［气味］辛，平，无毒。

［主治］咳逆上气，益肺气，通利口鼻，强志意，勇悍，安魄。久食，轻身不老，延年神仙。《本经》。

黑芝，一名玄芝《本经》。

［气味］咸，平，无毒。

［主治］癃，利水道，益肾气，通九窍，聪察。久食，轻身不老，延年神仙。《本经》。

紫芝，一名木芝《本经》。

［气味］甘，温，无毒。〔甄权曰〕平。

［主治］耳聋，利关节，保神，益精气，坚筋骨，好颜色。久服，轻身不老延年。《本经》。疗虚劳，治痔。时珍。

［附方］新一。紫芝丸。治虚劳短气，胸胁苦伤，手足逆冷，或时烦躁口干，

八·对古代错误用药的批评

191

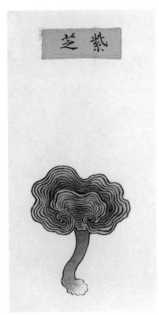

▲ 紫芝（取自《本草品汇精要》）

目视眈眈，腹内时痛，不思饮食，此药安神保精也。紫芝一两半，山芋焙，天雄炮去皮、柏子仁炒、巴戟天去心、白茯苓去皮、枳实去瓤麸炒各三钱五分，生地黄焙、麦门冬去心焙、五味子炒、半夏制炒、附子炒去皮、牡丹皮、人参各七钱五分，远志去心、蓼实各二钱五分，瓜子仁炒、泽泻各五钱，为末，炼蜜丸梧子大。每服十五丸，渐至三十丸，温酒下，日三服。《圣济总录》。

【解说】灵芝是古代传说中的仙草。《白蛇传》里白娘子舍身盗灵芝的神话故事更为灵芝增添了几分仙气。我国古代曾经有一段时间非常崇信芝草。早在《神农本草经》中就记载了六种芝，并被列为上品药。从秦汉到唐代，芝是显耀一时的仙药，有关芝草的记载及图谱非常多。汉武帝元封二年（前109）的时候，甘泉宫内中产芝，九茎连叶。于是视为大吉，下诏赦天下，还作了一首"芝房之歌"。但古代的芝，并不都是现在人们所知的菌芝类植物，也包括石芝、木芝、草芝、肉芝、菌芝，不下百种，其中可能还包括化石类的东西，是含矿物、动物、植物在内的一类奇形怪状之物的总称。当然植物类的芝占了多数。关于这些历史记载，本条"芝"中的"集解"项下，李时珍有非常详细的综述。

"芝"的功效在古代曾被夸张到了无以复加的地步，例如可令人寿三千岁、四万岁、辟兵（不受兵器伤害）、步行水上，等等。芝和甘露一样，汉魏之时也被视为瑞应吉兆。道家将芝作为仙药，认为有"轻身不老，延年神仙"的作用。现在社会上应用的灵芝，古代被称为"紫芝"。在道家眼中，反而不是补药，只是俗人用来治痔疮的药品。只有按五行学说归纳的青、赤、黄、白、黑五芝才是上品仙药。

"芝"崇拜到唐代已渐衰落了。唐·段成式（？—863）《酉阳杂俎》的记载更是击破了古代服芝者的美梦。他认为屋柱子上无故生芝者，白芝主丧，赤芝主血，黑芝主贼，黄芝主喜。形如人面者破财，如牛马者远走服役，如龟蛇者蚕耗。这段记载引起了李时珍的共鸣。因为李时珍一直在思索：芝生长在腐木之上，乃是腐朽余气所生，好像是人长了瘤赘之物。可是从古到今，都把芝作为瑞草，又说服食后可成仙。李时珍认为，这真是太迂腐、荒谬了。所以李时珍读了唐代段成式的话以后，发出了"知先得我所欲言，其揆一也"的感叹。意思是段成式先说了我想说的话，道理都是一样的。所以李时珍把上品的芝，归到了日常食用的"菜部"，认为它不过是"菌属可食者"，和香菇、木耳同列。

李时珍虽然解除了人们对芝草的迷信，但他还是很重视菌类人工培育的新技术。他在"集解"的最后提到："又方士以木积湿处，用药傅之，即生五色芝。"这是我国古代人工培育菌芝类的史料。我国南宋时已经能人工培育茯苓，明代又能培育五色芝，说明古人对菌类植物的培育已经具有较高的技术。

九、李时珍及其父妙手回春案

导言

　　李时珍出身于世医家庭，以医为业。虽然他写出了伟大的科技经典《本草纲目》，但其职业是医生，因此在《本草纲目》中，经常可以见到他的临床治疗心得和医案。这些治疗经验为读者了解药物的运用有很大的帮助。

　　《本草纲目》收集了数十例医案，有前人的，也有李时珍自己的治疗记录。本节选取李时珍及其父的几例医案，展示他们的高超医技。

1. 一味黄芩救必死

黄芩《本经》中品

〔释名〕腐肠《本经》、空肠《别录》、内虚《别录》、妒妇《吴普》、经芩《别录》、黄文《别录》、印头《吴普》、苦督邮《记事》。内实者名子芩弘景、条芩《纲目》、独尾芩《唐本》、鼠尾芩。

〔弘景曰〕圆者名子芩，破者名宿芩，其腹中皆烂，故名腐肠。〔时珍曰〕芩，《说文》作菳，谓其色黄也。或云芩者黔也，黔乃黄黑之色也。宿芩乃旧根，多中空，外黄内黑，即今所谓片芩，故又有腐肠、妒妇诸名。妒妇心黯，故以比之。子芩乃新根，多内实，即今所谓条芩。或云西芩多中空而色黔，北芩多内实而深黄。

〔集解〕〔《别录》曰〕黄芩生秭归川谷及冤句，三月三日采根阴干。〔弘景曰〕秭归属建平郡。今第一出彭城，郁州亦有之。惟深色坚实者好。俗方多用，道家不须。〔恭曰〕今出宜州、赟州、泾州者佳。兖州大实亦好，名独尾芩。〔颂曰〕今川蜀、河东、陕西近郡皆有之。苗长尺余，茎干粗如箸，叶从地四面作丛生，类紫草，高一尺许，亦有独茎者，叶细长青色，两两相对，六月开紫花，根如知母粗细，长四五寸，二月、八月采根暴干。《吴普本草》云：二月生亦黄叶，两两四四相值。其茎空中，或方圆，高三四尺。四月花紫红赤。五月实黑根黄。二月至九月采。与今所说有小异也。

根。〔气味〕苦，平，无毒。〔《别录》曰〕大寒。〔普曰〕神农、桐君、雷公：苦，无毒。李当之：小温。〔杲曰〕可升可降，阴也。〔好古曰〕气寒，味微苦而甘，阴中微阳，入手太阴血分。〔元素曰〕气凉，味苦、甘，气厚味薄，浮而升，阳中阴也，入手少阳、阳明经。酒炒则上行。〔之才曰〕山茱萸、龙骨为之使，恶葱实，畏丹砂、牡丹、藜芦。得厚朴、黄连，止腹痛。得五味子、牡蛎，令人有子。得黄芪、白敛、赤小豆，疗鼠瘘。〔时珍曰〕得酒，上行。得猪胆汁，除肝胆火。得柴胡，退寒热。得芍药，治下痢。得桑白皮，泻肺火。得白术，安胎。

〔**主治**〕诸热黄疸，肠澼泄痢，逐水，下血闭，恶疮疽蚀火疡。《本经》。疗痰热胃中热，小腹绞痛，消谷，利小肠，女子血闭淋露下血，小儿腹痛。《别录》。治热毒骨蒸，寒热往来，肠胃不利，破拥气，治五淋，令人宣畅，去关节烦闷，解热渴。甄权。下气，主天行热疾，丁疮排脓，治乳痈发背。大明。凉心，治肺中湿热，泻肺火上逆，疗上热，目中肿赤，瘀血壅盛，上部积血，补膀胱寒水，安胎，养阴退阳。元素。治风热湿热头疼，奔豚热痛，火咳肺痿喉腥，诸失血。时珍。

〔**发明**〕〔杲曰〕黄芩之中枯而飘者，泻肺火，利气，消痰，除风热，清肌表之热；细实而坚者，泻大肠火，养阴退阳，补膀胱寒水，滋其化源。高下之分与枳实、枳壳同例。

〔元素曰〕黄芩之用有九：泻肺热，一也；上焦皮肤风热风湿，二也；去诸热，三也；利胸中气，四也；消痰膈，五也；除脾经诸湿，六也；夏月须用，七也；妇人产后养阴退阳，八也；安胎，九也。酒炒上行，主上部积血，非此不能除。下痢脓血，腹痛后重，身热久不能止者，与芍药、甘草同用之。凡诸疮痛不可忍者，宜芩、连苦寒之药，详上下分身梢及引经药用之。

〔震亨曰〕黄芩降痰，假其降火也。凡去上焦湿热，须以酒洗过用。片芩泻肺火，须用桑白皮佐之。若肺虚者，多用则伤肺，必先以天门冬保定肺气而后用之。黄芩、白术乃安胎圣药，俗以黄芩为寒而不敢用，盖不知胎孕宜清热凉血，血不妄行，乃能养胎。黄芩乃上中二焦药，能降火下行，白术能补脾也。

〔罗天益曰〕肺主气，热伤气，故身体麻木。又五臭入肺为腥，故黄芩之苦寒，能泻火补气而利肺，治喉中腥臭。

〔颂曰〕张仲景治伤寒心下痞满泻心汤，凡四方皆用黄芩，以其主诸热、利小肠故也。又太阳病下之利不止，喘而汗出者，有葛根黄芩黄连汤，及主妊娠安胎散，亦多用之。

〔时珍曰〕洁古张氏言黄芩泻肺火，治脾湿；东垣李氏言片芩治肺火，条芩治大肠火；丹溪朱氏言黄芩治上中二焦火；而张仲景治少阳证小柴胡汤，太阳少阳合病下利黄芩汤，少阳证下后心下满而不痛泻心汤，并用之；成无己言黄芩苦而入心，泄痞热。是黄芩能入手少阴阳明、手足太阴少阳六经矣。盖黄芩气寒味苦，色黄带绿，苦入心，寒胜热，泻心火，治脾之湿热，一则金不受刑，一则胃火不流入肺，即所以救肺也。肺虚不宜者，苦寒伤脾胃，损其母也。少阳之证，寒热胸胁痞满，默默不欲饮食，心烦呕，或渴或否，或小便不利。虽曰病在半表半里，而胸胁痞满，实兼心肺上焦之邪。

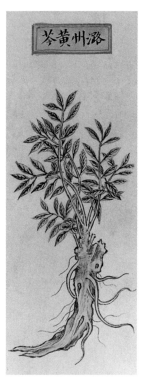

▲ 潞州黄芩（取自《本草品汇精要》）

心烦喜呕，默默不欲饮食，又兼脾胃中焦之证。故用黄芩以治手足少阳相火，黄芩亦少阳本经药也。成无己注《伤寒论》，但云柴胡、黄芩之苦，以发传邪之热，芍药、黄芩之苦，以坚敛肠胃之气，殊昧其治火之妙。杨士瀛《直指方》云：柴胡退热，不及黄芩。盖亦不知柴胡之退热，乃苦以发之，散火之标也；黄芩之退热，乃寒能胜热，折火之本也。仲景又云：少阳证腹中痛者，去黄芩，加芍药。心下悸，小便不利者，去黄芩，加茯苓。似与《别录》治少腹绞痛、利小肠之文不合。成氏言黄芩寒中，苦能坚肾，故去之，盖亦不然。至此当以意逆之，辨以脉证可也。若因饮寒受寒，腹中痛，及饮水心下悸，小便不利，而脉不数者，是里无热证，则黄芩不可用也。若热厥腹痛，肺热而小便不利者，黄芩其可不用乎。故善观书者，先求之理，毋徒泥其文。昔有人素多酒欲，病少腹绞痛不可忍，小便如淋，诸药不效。偶用黄芩、木通、甘草三味煎服，遂止。王海藏言有人因虚服附子药多，病小便闭，服芩、连药而愈。此皆热厥之痛也，学者其可拘乎？予年二十时，因感冒咳嗽既久，且犯戒，遂病骨蒸发热，肤如火燎，每日吐痰碗许，暑月烦渴，寝食几废，六脉浮洪。遍服柴胡、麦门冬、荆沥诸药，月余益剧，皆以为必死矣。先君偶思李东垣治肺热如火燎，烦躁引饮而昼盛者，气分热也。宜一味黄芩汤，以泻肺气分之火。遂按方用片芩一两，水二锺，煎一锺，顿服。次日身热尽退，而痰嗽皆愈。药中肯綮，如鼓应桴，医中之妙，有如此哉。

[附方] 旧三，新一十四。（中略）肺中有火。清金丸：用片芩炒为末，水丸梧子大。每服二三丸，白汤下。同上。（中略）安胎清热。条芩、白术等分，炒为末，米饮和丸梧子大。每服五十丸，白汤下。或加神曲。凡妊娠调理，以四物去地黄，加白术、黄芩为末，常服甚良。《丹溪纂要》。（中略）

子。[主治] 肠澼脓血。《别录》。

【解说】黄芩是中医常用药，它和大黄、黄连是中医著名的"三黄"，都有苦寒泻火的作用，但侧重点不一样。黄芩的来源很清楚，没有什么混淆品种，因此《纲目》中的黄芩没有把笔墨放在"释名"、"集解"，而是把重点集中在临床治疗方面的"发明"。

在黄芩的"发明"项下，李时珍集中了宋代的苏颂，金元时期的张元素、李杲、朱震亨、罗天益等名家的论说。苏颂分析了张仲景治伤寒心下痞满泻心汤的四个方剂都用上了黄芩，因此得出此药能"主诸热、利小肠"的结论。这种从临床用方中归纳药物主要功能的研究方法是很新颖的。日本江户时期汉方医家最喜欢采用这样的方法来研究药物的功能。

金元时期诸医家又进一步探讨了黄芩作用的部分、配合使用后的主治、产生药效的机理、炮制方法等见解。李时珍仔细分析了前人的论说，抓住前贤论说的要点，最后得出黄芩能泻心火，治脾之湿热，所以能救肺热疾病的结论。鉴于张仲景治少阳证腹中痛，要去黄芩；又治小便不利，也要去黄芩，据此，后世医家认为黄芩不能治少腹痛、利小便。但《名医别录》却记载了黄芩治少腹绞痛、利小肠，这就出现了矛盾。为此，李时珍举了两个病例，病案之一是有人因嗜酒引起少腹绞痛、小便如淋，偶用黄芩、木通、甘草三味取得效果。病案之二是王好古（海藏）记载的服附子热药过多，导致小便闭，也是用黄芩治愈。因此李时珍认为，"若热厥腹痛，肺热而小便不利者，黄芩其可不用乎？故善观书者，先求之理，毋徒泥其文。"也就是说看书不能拘泥于表面文字，要探讨其中的道理，这才叫做会读书。

为了进一步说明辨证运用黄芩所能产生的作用，李时珍举自己生的病为例。他在20岁的时候，因感冒咳嗽日子久了，又犯了不宜房事的戒律，于是病更深重，出现了骨蒸发热，肤如火燎，每日吐痰碗许等症状。那时又逢暑月，心烦口渴，几乎无法进食、睡眠。试着摸摸自己的脉象，见六脉浮洪。吃了很多柴胡、麦门冬、荆沥等药，过了一个月多，更加厉害，大家都以为李时珍要死了。这时李时珍的父亲想起元代李东垣治肺热如火燎的方法，其主治也是烦躁、大量喝水，白天更厉害，这样的病从辨证来看是属于"气分热"，可以用一味黄芩汤。于是李父只用了一味黄芩一两，第二天就身热尽退，痰嗽皆愈。所以李时珍感叹：用药如果切中要害，恰倒好处的话，就好像槌击鼓响那样见效迅速。

李时珍没有隐晦自己的病情，他用切身的经历提醒后人，使用黄芩要注意它最重要的作用是清肺热，以及由热引起的诸多病症。

2. 藜芦妙用吐风痰

藜芦《本经》下品

〔释名〕山葱《别录》、葱苒同、葱菼音毯、葱葵普、丰芦普、憨葱《纲目》、鹿葱。〔时珍曰〕黑色曰黎，其芦有黑皮裹之，故名。根际似葱，俗名"葱管藜芦"是矣。北人谓之憨葱，南人谓之鹿葱。

〔集解〕〔《别录》曰〕藜芦生太山山谷。三月采根，阴干。〔普曰〕大叶，小根相连。〔弘景曰〕近道处处有之。根下极似葱而多毛。用之止剔取根，微炙之。〔保

197

昇曰〕所在山谷皆有。叶似郁金、秦艽、蘘荷等，根若龙胆，茎下多毛。夏生冬凋，八月采根。〔颂曰〕今陕西、山南东西州郡皆有之，辽州、均州、解州者尤佳。三月生苗叶，似初出棕心，又似车前，茎似葱白，青紫色，高五六寸，上有黑皮裹茎，似棕皮。有花肉红色，根似马肠根，长四五寸许，黄白色。二月、三月采根阴干。此有二种：一种水藜芦，茎叶大同，只是生在近水溪涧石上，根须百余茎，不中药用。今用者名葱白藜芦，根须甚少，只是三二十茎，生高山者为佳，均州土俗亦呼为鹿葱。《范子计然》云：出河东，黄白者善。

根。[修治]〔雷曰〕凡采得去头，用糯米泔汁煮之。从巳至未，晒干用。

[气味]辛，寒，有毒。〔《别录》曰〕苦，微寒。〔普曰〕神农、雷公：辛，有毒。岐伯：咸，有毒。李当之：大寒，大毒。扁鹊：苦，有毒。〔之才曰〕黄连为之使。反细辛、芍药、人参、沙参、紫参、丹参、苦参。恶大黄。〔时珍曰〕畏葱白。服之吐不止，饮葱汤即止。

[主治]蛊毒咳逆，泄痢肠澼，头疡疥瘙恶疮，杀诸虫毒，去死肌。《本经》。疗哕逆，喉痹不通，鼻中息肉，马刀烂疮。不入汤用。《别录》。主上气，去积年脓血泄痢。权。吐上膈风涎，暗风痫病，小儿齁𫉼痰疾。颂。末，治马疥癣。宗奭。

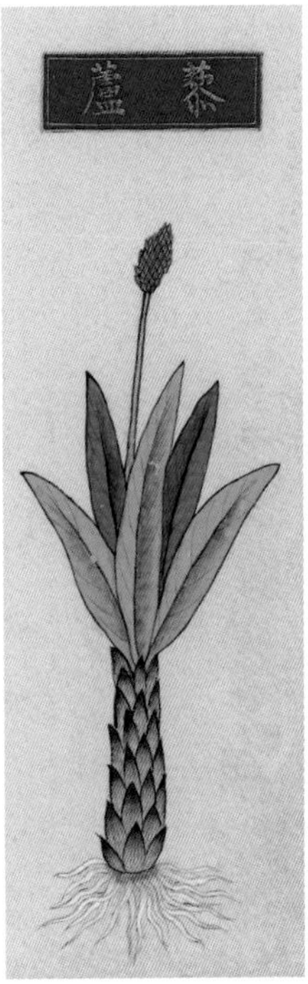

▲藜芦（取自《补遗雷公炮制便览》）

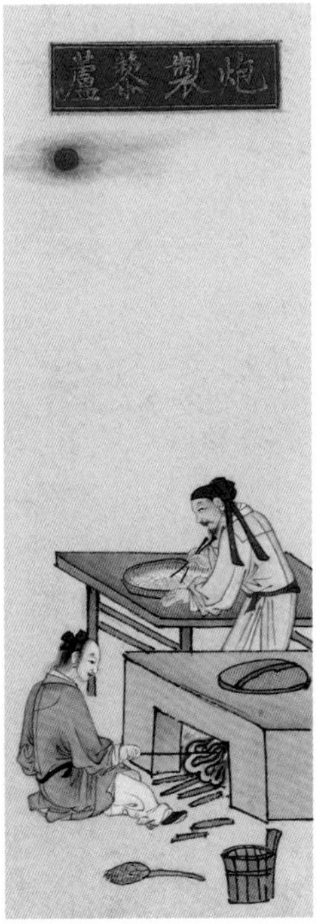

▲炮制藜芦（取自《补遗雷公炮制便览》）

[发明]〔颂曰〕藜芦服钱匕一字则恶吐人，又用通顶令人嚏，而别本云治哕逆，其效未详。

〔时珍曰〕哕逆用吐药，亦反胃用吐法去痰积之义。吐药不一：常山吐疟痰，瓜丁吐热痰，乌附尖吐湿痰，莱菔子吐气痰，藜芦则吐风痰者也。按张子和《儒门事亲》云：一妇病风痫。自六七岁得惊风后，每一二年一作；至五七年，五七作；三十岁至四十岁则日作，或甚至一日十余作。遂昏痴健忘，求死而已。值岁大饥，采百草食。于野中见草若葱状，采归蒸熟饱食。至五更，忽觉心中不安，吐涎如胶，连日不止，约一二斗，汗出如洗，甚昏困。三日后，遂轻健，病去食进，百脉皆和。以所食葱访人，乃憨葱苗也，即本草藜芦是矣。《图经》言能吐风病，此亦偶得吐法耳。我朝荆和王妃刘氏，年七十，病中风，不省人事，牙关紧闭，群医束手。先考太医吏目月池翁诊视，药不能入，自午至子。不获已，打去一齿，浓煎藜芦汤灌之。少顷，噫气一声，遂吐痰而苏，调理而安。药弗瞑眩，厥疾弗瘳，诚然。

[附方]旧六，新十三。**诸风痰饮**。藜芦十分，郁金一分，为末。每以一字，温浆水一盏和服，探吐。《经验方》。**中风不省**，牙关紧急者。藜芦一两去苗头，浓煎防风汤浴过，焙干切，炒微褐色，为末。每服半钱，小儿减半，温水调灌，以吐风涎为效。未吐再服。《简要济众》。**中风不语**，喉中如曳锯，口中涎沫。取藜芦一分，天南星一个，去浮皮。于脐上剜一坑，纳入陈醋二橡斗，四面火逼黄色，研为末，生面丸小豆大。每服三丸，温酒下。《经验》。（中略）

【解说】藜芦是一味有毒的植物药，很少有医生敢使用它。虽然历代本草记载了本品多种功能主治，但只有宋代的苏颂记载它能"吐上膈风涎"，治风痫、痰疾，只要服用很少量粉末就能令人呕吐。李时珍比较了众多具有涌吐作用的药物，指出藜芦的特点是吐风痰。他列举了两个病例来说明藜芦的运用。

病例之一见于元·张子和《儒门事亲》记载。一妇女得了风痫，起因是六七岁得过惊风，以后发风痫（癫痫一类的疾病）越来越频繁。到40岁时，病人一日发作十几次，昏痴健忘，只有等死了。后来遇上大饥荒，人们都采野草充饥。这病妇见草里有葱一样的植物，就采回来蒸熟饱食一顿，结果一连吐了几天黏胶般的痰涎，痰量大约有一二斗，汗出如洗，人也昏困不已。但过了几天，病却逐渐好了起来。病人拿着那葱样的植物去问人，才知道就是吐风痰的藜芦。这是一个偶然用藜芦获得效果的例子。

病例之二是李时珍亲眼所见。这一例是医生主动用藜芦治疗获效。这名医生就是李时珍的父亲李月池。他曾经治疗过荆和王妃刘氏，七十岁，中风不省人事，牙关紧闭。因为是王妃，会诊的医生很多，但都束手无策。李月池见病人牙关紧闭，不能进药，用了半天也没有机会把药灌进去。不得已，李月池建议把牙齿打掉一个，从牙缝里把煎得浓浓的藜芦汤灌进去。过了一会儿，病人一声嗳气，吐出了痰，人也就苏醒过来了。经过调理，终于治好了这位老王妃。

从这个病例可以看出李月池的学识与胆量。为了增加保险系数，古代医生是不敢轻易使用毒药的。有的医生甚至为了保全声誉，尽开些平和的药物，既治不好病，也吃不死人。敢于在关键的时候使用有效药物，必须具备相当的胆识。李月池不但敢用毒药，而且敢用于老年王妃，说明他胸有成竹，否则谁也不敢冒这么大的风险。李时珍从小随父亲临证，耳濡目染，加上自己的勤学苦读，使他自己也具有了高超的医技。

3. 牵牛贱物愈顽疾

牵牛子《别录》下品

[释名] 黑丑《纲目》、草金铃《炮炙论》、盆甑草《纲目》、狗耳草。《救荒》〔弘景曰〕此药始出田野人牵牛谢药，故以名之。〔时珍曰〕近人隐其名为黑丑，白者为白丑，盖以丑属牛也。金铃象子形，盆甑、狗耳象叶形。段成式《酉阳杂俎》云，盆甑草蔓如薯蓣，结实后断之，状如盆甑是矣。

[集解]〔弘景曰〕牵牛作藤生花，状如扁豆，黄色。子作小房，实黑色，形如梂子核。〔恭曰〕此花似旋花，作碧色，不黄，亦不似扁豆。〔颂曰〕处处有之。二月种子，三月生苗，作藤蔓绕篱墙，高者或二三丈。其叶青，有三尖角。七月生花，微红带碧色，似鼓子花而大。八月结实，外有白皮裹作毬。每毬内有子四五枚，大如荞麦，有三棱，有黑白二种，九月后收之。〔宗奭曰〕花朵如鼓子花，但碧色，日出开，日西萎。其核如木猴梨子而色黑，谓子似荞麦非也。〔时珍曰〕牵牛有黑白二种：黑者处处野生尤多。其蔓有白毛，断之有白汁。叶有三尖，如枫叶。花不作瓣，如旋花而大。其实有蒂裹之，生青枯白。其核与棠梂子核一样，但色深黑尔。白者人多种之。其蔓微红，无毛有柔刺，断之有浓汁。叶团有斜尖，并如山药茎叶。其花小于黑牵牛花，浅碧带红色。其实蒂长寸许，生青枯白。其核白色，稍粗。人亦采嫩实蜜煎为果食，呼为天茄，因其蒂似茄也。

子。[修治]〔敩曰〕凡采得子，晒干，水淘去浮者，再晒，拌酒蒸，从巳至未，晒干收之。临用舂去黑皮。〔时珍曰〕今多只碾取头末，去皮麸不用。亦有半生半熟用者。

[气味] 苦，寒，有毒。〔权曰〕甘，有小毒。〔诜曰〕多食稍冷。〔杲曰〕辛热雄烈，泄人元气。〔大明曰〕味苦。得青木香、干姜良。

[主治] 下气，疗脚满水肿，除风毒，利小便。《别录》。治痃癖气块，利大小便，除虚肿，落胎。甄权。取腰痛，下冷脓，泻蛊毒药，并一切气壅滞。大明。和山茱萸服，去水病。孟诜。除气分湿热，三焦壅结。李杲。逐痰消饮，通大肠气秘风秘，杀虫，达命门。时珍。

[发明]〔宗奭曰〕牵牛丸服，治大肠风秘壅结。不可久服，亦行脾肾气故也。

〔好古曰〕牵牛以气药引则入气，以大黄引则入血。利大肠，下水积。色白者，泻气分湿热上攻喘满，破血中之气。

〔震亨曰〕牵牛属火善走。黑者属水，白者属金。若非病形与证俱实，不胀满、不大便秘者，不可轻用。驱逐致虚，先哲深戒。

〔杲曰〕牵牛非神农药也。名医注续云：味苦寒，能除湿气，利小便，治下注脚气。

此说气味主治俱误矣。何也？凡用牵牛，少则动大便，多则泄下如水，乃泻气之药。其味辛辣，久嚼猛烈雄壮，所谓苦寒安在哉。（中略）故张文懿云：牵牛不可耽嗜，脱人元气。见人有酒食病痞者，多服牵牛丸散，取快一时。药过仍痞，随服随效，效后复痞。以致久服脱人元气，犹不知悔也。张仲景治七种湿热，小便不利，无一药犯牵牛者。仲景岂不知牵牛能泄湿利小便乎？为湿病之根在下焦，是血分中气病。不可用辛辣之药，泄上焦太阴之气。是血病泻气，使气血俱损也。经云，毋盛盛，毋虚虚，毋绝人长命，此之谓也，用者戒之。白牵牛亦同。

〔时珍曰〕牵牛自宋以后，北人常用取快。及刘守真、张子和出，又倡为通用下药。李明之目击其事，故著此说极力辟之。然东汉时此药未入本草，故仲景不知。假使知之，必有用法，不应捐弃。况仲景未用之药亦多矣。执此而论，盖矫枉过中矣。牵牛治水气在肺，喘满肿胀，下焦郁遏，腰背胀重，及大肠风秘气秘，卓有殊功。但病在血分，及脾胃虚弱而痞满者，则不可取快一时，及常服暗伤元气也。一宗

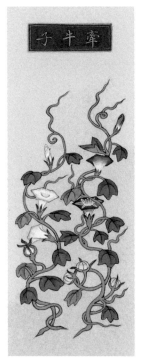

▲ 牵牛子（取自《补遗雷公炮制便览》）

室夫人，年几六十。平生苦肠结病，旬日一行，甚于生产。服养血润燥药则泥膈不快，服消黄通利药则若罔知，如此三十余年矣。时珍诊其人体肥膏粱而多忧郁，日吐酸痰碗许乃宽，又多火病。此乃三焦之气壅滞，有升无降，津液皆化为痰饮，不能下滋肠腑，非血燥比也。润剂留滞，消黄徒入血分，不能通气，俱为痰阻，故无效也。乃用牵牛末皂荚膏丸与服，即便通利。自是但觉肠结，一服就顺，亦不妨食，且复精爽。盖牵牛能走气分，通三焦。气顺则痰逐饮消，上下通快矣。外甥柳乔，素多酒色。病下极胀痛，二便不通，不能坐卧，立哭呻吟者七昼夜。医用通利药不效。遣人叩予。予思此乃湿热之邪在精道，壅胀隧路，病在二阴之间，故前阻小便，后阻大便，病不在大肠、膀胱也。乃用楝实、茴香、穿山甲诸药，入牵牛加倍，水煎服。一服而减，三服而平。牵牛能达右肾命门，走精隧。人所不知，惟东垣李明之知之。故明之治下焦阳虚天真丹，用牵牛以盐水炒黑，入佐沉香、杜仲、破故纸、官桂诸药，深得补泻兼施之妙。方见《医学发明》。又东垣治脾湿太过，通身浮肿，喘不得卧，腹如鼓，海金沙散，亦以牵牛为君。则东垣未尽弃牵牛不用，但贵施之得道耳。

［附方］（下略）

【解说】牵牛是一种常见的植物，野外到处能见到开喇叭状花的牵牛。药用牵牛的种子，有小毒。但牵牛的毒并非像某些毒药那样剧烈，是属于药物偏性过强

的那种毒性，只要注意用量，一般不会有中毒的表现。

牵牛常见易得，所以没有什么混淆品种问题。关键是它的用法。李时珍收集了宋、元诸家的论说，没有在本品的药性方面多纠缠，而是直接肯定了牵牛子的作用是："治水气在肺，喘满肿胀，下焦郁遏，腰背胀重，及大肠风秘气秘，卓有殊功。"为此他列举了两个亲自治疗过的病例。

第一例是一位明代宗室的夫人，年60来岁，一生受"肠结病"（大便干结）的折磨。每十来天解一次大便，比生孩子还痛苦。用一般的治疗方法左右受阻，因为她要是服用养血润燥药（使大便变软）就会造成脾胃不舒服，而服用泻肚子的药又一点用都没有，如此过了30年。李时珍看她肥胖、平常吃的都是好东西，人又多忧郁，每天都要吐酸痰约一碗才觉得宽松些。于是他诊断此病是身体的津液运行不畅，都化成了痰饮，无法往下运行去滋润肠腑，所以不是血中有燥，也不是大黄等泻下药能解决的问题。李时珍选用了通三焦气分的牵牛，再加上去痰的皂荚做成丸剂给病人服用。结果气顺痰消，肠结一服就顺，也不妨碍饮食。牵牛、皂荚都是很便宜的药物，居然能解决30多年的顽固疾病，这应该归功于李时珍的慧眼识药性。

李时珍治疗的第二个病例，是他的外甥柳乔。此人平素嗜酒好色，结果得了一怪病，身体下部胀痛剧烈，大小便不通，不能坐卧，站着哭泣呻吟了七天七夜。李时珍被请去诊视，诊断为湿热之邪在精道，病在前阴（生殖器）、后阴（肛门）之间，所以前阻小便，后阻大便。这样的疾病，不在大肠和膀胱，要重用专门走精道的牵牛子，再加上理气、通滞的楝实、茴香、穿山甲诸药。结果病人吃了三服药就痊愈了。这个病例的成功，既得益于李时珍精确的诊断，也是因为他能娴熟掌握各种药物的细微性能。

4. 巴豆止泻千古秘

巴豆《本经》下品

〔释名〕巴菽《本经》、刚子《炮炙》、老阳子。

〔时珍曰〕此物出巴蜀，而形如菽豆，故以名之。宋本草一名巴椒，乃菽字传讹也。雷敩《炮炙论》又分紧小色黄者为巴，有三棱色黑者为豆，小而两头尖者为刚子。云巴与豆可用，刚子不可用，杀人。其说殊乖。盖紧小者是雌，有棱及两头尖者是雄。雄者峻利，雌者稍缓也。用之得宜，皆有功力；用之失宜，参、术亦能为害，况巴豆乎？

〔集解〕〔《别录》曰〕巴豆生巴郡川谷。八月采，阴干用之，去心、皮。〔颂曰〕今嘉州、眉州、戎州皆有之。木高一二丈。叶如樱桃而厚大，初生青色，后渐黄赤，至十二月叶渐凋，二月复渐生，四月旧叶落尽，新叶齐生，即花发成穗，微黄色。

五六月结实作房，生青，至八月熟而黄，类白豆蔻，渐渐自落，乃收之。一房有三瓣，一瓣一子，共三子。子仍有壳，用之去壳。戎州出者，壳上有纵文，隐起如线，一道至两三道。彼土人呼为金线巴豆，最为上等，他处亦稀有。〔时珍曰〕巴豆房似大风子壳而脆薄，子及仁皆似海松子。所云似白蔻者，殊不类。

[修治]〔弘景曰〕巴豆最能泻人，新者佳，用之去心、皮，熬令黄黑，捣如膏，乃和丸散。〔斅曰〕凡用巴与豆敲碎，以麻油并酒等煮干研膏用。每一两，用油、酒各七合。〔大明曰〕凡入丸散，炒用不如去心、膜，换水煮五度，各一沸也。〔时珍曰〕巴豆有用仁者，用壳者，用油者，有生者，麸炒者，醋煮者，烧存性者，有研烂以纸包压去油者，谓之巴豆霜。

[气味]辛，温，有毒。〔《别录》曰〕生温熟寒，有大毒。〔普曰〕神农、岐伯、桐君：辛，有毒。黄帝：甘，有毒。李当之：热。〔元素曰〕性热味苦，气薄味厚，体重而沉降，阴也。〔杲曰〕性热味辛，有大毒，浮也，阳中阳也。〔时珍曰〕巴豆气热味辛，生猛熟缓，能吐能下，能止能行，是可升可降药也。《别录》言其熟则性寒，张氏言其降，李氏言其浮，皆泥于偏矣。盖此物不去膜则伤胃，不去心则作呕，以沉香水浸则能升能降，与大黄同用泻人反缓，为其性相畏也。王充《论衡》云：万物含太阳火气而生者，皆有毒。故巴豆辛热有毒。〔之才曰〕芫花为之使。畏大黄、黄连、芦笋、菰笋、藜芦、酱、豉、冷水，得火良，恶蘘草，与牵牛相反。中其毒者，用冷水、黄连汁、大豆汁解之。

[主治]伤寒温疟寒热，破癥瘕结聚坚积，留饮痰癖，大腹，荡涤五脏六腑，开通闭塞，利水谷道，去恶肉，除鬼毒蛊疰邪物，杀虫鱼。《本经》。疗女子月闭烂胎，金疮脓血，不利丈夫，杀斑蝥蛇虺毒。可炼饵之，益血脉，令人色好，变化与鬼神通。《别录》。治十种水肿，痿痹，落胎。《药性》。通宣一切病，泄壅滞，除风补劳，健脾开胃，消痰破血，排脓消肿毒，杀腹脏虫，治恶疮息肉，及疥癞疔肿。日华。导气消积，去脏腑停寒，治生冷硬物所伤。元素。治泻痢惊痫，心腹痛疝气，风喎耳聋，喉痹牙痛，通利关窍。时珍。

[发明]〔元素曰〕巴豆乃斩关夺门之将，不可轻用。

〔震亨曰〕巴豆去胃中寒积。无寒积者勿用。

〔元素曰〕世以巴豆药治酒病膈气，以其辛热能开肠胃郁结也。但郁结虽开，而亡血液，损其真阴。

〔从正曰〕伤寒风湿，小儿疮痘，妇人产后，用之下膈，不死亦危。奈何庸人畏大黄而不畏巴豆，以其性热而剂小耳。岂知以蜡匮之，犹能下后使人津液枯竭，胸热口燥，耗却天真，留毒不去，他病转生。故下药宜以为禁。

〔藏器曰〕巴豆主癥瘕痃气，痞满积聚，冷气血块，宿食不消，痰饮吐水，取青黑大者，每日空腹服一枚，去壳勿令白膜破，乃作两片并四边不得有损缺，吞之，以饮压令下。少顷腹内热如火，利出恶物。虽利而不虚，若久服亦不利人。白膜破者不用。

〔好古曰〕若急治为水谷道路之剂，去皮、心、膜、油，生用。若缓治为消坚磨积之剂，炒去烟令紫黑用，可以通肠，可以止泻，世所不知也。张仲景治百病客忤备急丸用之。

〔时珍曰〕巴豆峻用则有戡乱劫病之功，微用亦有抚缓调中之妙。譬之萧、曹、绛、灌，乃勇猛武夫，而用之为相，亦能辅治太平。王海藏言其可以通肠，可以止泻，此发千古之秘也。一老妇年六十余，病溏泄已五年，肉食、油物、生冷犯之即作痛。服调脾、升提、止涩诸药，入腹则泄反甚。延余诊之，脉沉而滑，此乃脾胃久伤，冷积凝滞所致。王太仆所谓大寒凝内，久利溏泄，愈而复发，绵历岁年者。法当以热下之，则寒去利止。遂用蜡匮巴豆丸药五十丸与服，二日大便不通亦不利，其泄遂愈。自是每用治泄痢积滞诸病，皆不泻而病愈者近百人。妙在配合得宜，药病相对耳。苟用所不当用，则犯轻用损阴之戒矣。

〔正误〕〔弘景曰〕道家亦有炼饵法，服之云可神仙。人吞一枚便死，而鼠食之三年重三十斤，物性乃有相耐如此。〔时珍曰〕汉时方士言巴豆炼饵，令人色好神仙，《名医别录》采入本草。张华《博物志》言鼠食巴豆重三十斤。一谬一诬，陶氏信为实语，误矣。又言人吞一枚即死，亦近过情，今并正之。

〔附方〕旧十三，新二十六。一切积滞。巴豆一两，蛤粉二两，黄檗三两，为末，水丸绿豆大。每水下五丸。《医学切问》。寒澼宿食不消，大便闭塞。巴豆仁一升，清酒五升，煮三日三夜，研熟，合酒微火煎令可丸如豌豆大。每服一丸，水下。欲吐者，二丸。《千金方》。水蛊大腹，动摇水声，皮肤色黑。巴豆九十枚，去心、皮，熬黄，杏仁六十枚，去皮、尖，熬黄，捣丸小豆大。水下一丸，以利为度。勿饮酒。张文仲《备急方》。（中略）

油。〔主治〕中风痰厥气厥，中恶喉痹，一切急病，咽喉不通，牙关紧闭。以研烂巴豆绵纸包，压取油作捻点灯，吹灭熏鼻中，或用热烟刺入喉内，实时出涎或恶血便苏。又舌上无故出血，以熏舌之上下，自止。时珍。

壳。〔主治〕消积滞，治泻痢。时珍。

〔附方〕新二。一切泻痢。脉浮洪者，多日难已；脉微小者，服之立止。名胜金膏。巴豆皮、楮叶同烧存性研，化蜡丸绿豆大。每甘草汤下五丸。刘河间《宣明方》。痢频脱肛。黑色坚硬。用巴豆壳烧灰，芭蕉自然汁煮，入朴消少许，洗软，用真麻油点火滴于上，以枯矾、龙骨少许为末，掺肛头上，以芭蕉叶托入。《危氏得效方》。

树根。〔主治〕痈疽发背，脑疽鬓疽大患。掘取洗捣，敷患处，留头，妙不可言，收根阴干，临时水捣亦可。时珍。出杨诚《经验方》。

【解说】巴豆是一味具有强烈泻下作用的毒药。但在李时珍眼里，药有没有毒不是最重要的事，关键看人怎么用。《雷公炮炙论》把巴豆又分成三种，说紧小色黄者为巴，有三棱色黑者为豆，小而两头尖者为刚子，而且说云巴与豆可用，刚子不可用，杀人。李时珍大不以为然。他认为使用得好，都有功力，使用得不好，人参、白术也能有害，何况巴豆呢？

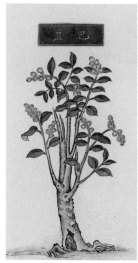

▲ 巴豆（取自《补遗雷公炮制便览》）

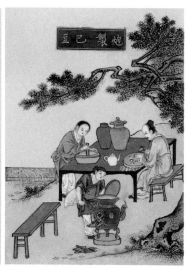

▲ 炮制巴豆（取自《补遗雷公炮制便览》）

李时珍的话当然是有理，但与其他药物相比，巴豆的毒性毕竟是大多了。巴豆之毒在油，所以使用的时候，有时要通过炒、煮、烧法先炮制。把巴豆研烂后用纸包起来，再压榨去油，剩下豆渣叫"巴豆霜"。

古代本草记载的巴豆的作用很多，如开通闭塞，利水谷道，荡涤五脏六腑，去胃中寒积、去恶肉等等。其泻下作用猛烈，所以被比喻成"斩关夺门之将"，不可轻用。为了避免巴豆腐蚀肠胃，除尽量通过炮制减少它的毒性外，还需要用蜡包裹做成丸子，让它顺利通过食道、胃，进入到有病的部位才逐渐化开。

可就是这样一味泻下的药，元代著名医家王好古却说它"可以通肠，可以止泻"！李时珍心领神会，称王氏之说是"发千古之秘"。他认为巴豆就像勇猛的武夫，乱世可用来戡乱劫病，太平的时候也可以抚缓调中。他举了一个自己所治的病例，说是一老妇年60多岁，得溏泄（大便稀泻黏糊）5年，不能吃肉、油、生冷之物，否则就腹痛。按常规治疗法，吃了很多调脾、升提、止涩的药，只要药一下肚，反而腹泻更厉害。李时珍被请去诊治，他根据病人脉沉而滑，诊断为脾胃久伤，冷积凝滞，应该用热药排出脾胃的积冷。于是他用蜡匮巴豆丸药50丸给病人服用，服药二天，大便不通也不利，多年的腹泻终于治愈。以后李时珍用这个方法治泄痢积滞诸病上百人，不仅不会引起腹泻，而且能把病人治好。

这是李时珍善于用药的著名范例，后世医者经常仿效他的方法。李时珍自己总结说："妙在配合得宜，药病相对。"诊断明确，药能对病，就能药到病除。

十、《本草纲目》中的科学成就举例

导　言

在本书"导读篇·《本草纲目》的科学成就"中，已经简要介绍了该书蕴涵的古代许多学科的科技成就。其中包括矿物学、动物学、植物学、生物遗传与进化、生物与自然环境的适应性、利用生物特性发展起来的生产技术、物候学、天文、气候、有机化学、无机化学、制药化学等许多方面的成就。但"导读篇"的举例，只不过是《本草纲目》包含的众多科技成就中很小的一部分。

"选读篇"将采用摘选原文、配合解说的方式，继续介绍《本草纲目》中蕴涵的古代百科知识。其中既有李时珍新记载的内容，也有其书中汇集的古代积淀下来的丰富史料。限于篇幅，本节也只能节选数药作为举例。希望通过这些举例，让对《本草纲目》感兴趣的读者从中发掘出更多的古代各学科科技成就。

1. 神奇的红曲

红曲 丹溪《补遗》

［集解］〔时珍曰〕红曲《本草》不载，法出近世，亦奇术也。其法：白粳米一石五斗，水淘浸一宿，作饭。分作十五处，入曲母三斤，搓揉令匀，并作一处，以帛密覆。热即去帛摊开，觉温急堆起，又密覆。次日日中又作三堆，过一时分作五堆，再一时合作一堆，又过一时分作十五堆，稍温又作一堆，如此数次。第三日，用大桶盛新汲水，以竹箩盛曲作五六分，蘸湿完又作一堆，如前法作一次。第四日，如前又蘸。若曲半沉半浮，再依前法作一次，又蘸。若尽浮则成矣，取出日干收之。其米过心者谓之生黄，入酒及鲊醢中，鲜红可爱。未过心者不甚佳。入药以陈久者良。

［气味］甘，温，无毒。〔瑞曰〕酿酒则辛热，有小毒，发肠风痔瘘、脚气、哮喘痰嗽诸疾。

［主治］消食活血，健脾燥胃，治赤白痢下水谷。震亨。酿酒，破血行药势，杀山岚瘴气，治打扑伤损。吴瑞。治女人血气痛，及产后恶

血不尽，搐酒饮之，良。时珍。

[发明] 〔时珍曰〕人之水谷入于胃，受中焦湿热熏蒸，游溢精气，日化为红，散布脏腑经络，是为营血，此造化自然之微妙也。造红曲者，以白米饭受湿热郁蒸变而为红，即成真色，久亦不渝，此乃人窥造化之巧者也。故红曲有治脾胃营血之功，得同气相求之理。

[附方] 新四。**湿热泄痢**。丹溪青六丸：用六一散，加炒红曲五钱，为末，蒸饼和丸梧子大。每服五七十丸，白汤下，日三服。《丹溪心法》。**小儿吐逆频并**，不进乳食，手足心热。用红曲年久者三钱半，白术麸炒一钱半，甘草炙一钱，为末。每服半钱，煎枣子、米汤下。《经验》。**小儿头疮**。因伤湿入水成毒，浓汁不止。用红曲嚼罨之，甚效。《百一选方》。**心腹作痛**。赤曲、香附、乳香等分为末，酒服。《摘玄方》。

【解说】 上文中，李时珍把红曲的制作称之为"奇术"，奇在哪里？奇就奇在没有冷冻设备条件下，古人竟能通过施用红曲的方法，在大热天也能防止鱼肉的腐败。奇就奇在白色的米饭，竟能酿制成经久不褪的鲜活红色，是一种既安全又牢靠的食品添色剂。同时它作为药物有多种功效。

我国古代对菌类植物的利用是十分成功的。各种蘑菇、芝草、木耳、银耳等等菌类植物，都被用于药用或食用。此外，古人对更微小的真菌也能充分利用。在《本草纲目》中已经记载了粳谷奴（麦角菌科真菌稻绿核菌的菌核及分生孢子）、蝉花（麦角菌科真菌蝉棒束孢菌寄生的虫体）、粟奴（黑粉菌科真菌粟黑粉菌浸染了粟的幼穗所产生的冬孢子粉）、大麦奴（黑粉菌科大麦坚黑粉菌寄生于麦穗上所产生的菌瘿及孢子粉）等与真菌有关的药物。清代出现的冬虫夏草也属于真菌类的药物。但这些药物都是天然生成，不属于人工制造。

在人工制取的菌类方面，我国古人利用酵母菌的历史最为悠久。举凡酒、醋以及神曲等的制作，都要用上酵母菌。多数酵母菌含有丰富的维生素，从而能增进食欲，维持正常的消化机能，因此在医药上具有重要作用。红曲的发现，为我国古代利用真菌又添光彩。

红曲的外观看起来是一粒粒的红色米粒。这红曲米就是曲霉科真菌红曲霉的菌丝寄生在粳米上形成的。发明红曲是我国古代的一大独特创造。其制作法在明代已经比较成熟。本条中李时珍已经详细地记述了当时的红曲制作方法。其原料就是粳米和红曲母，经过反复发酵，生成鲜红可爱的红曲米。此外在明·宋应星《天工开物》中也记载了"丹曲"的制作，并指出"世间鱼肉最朽腐物，而此物薄施涂抹，能固其于炎暑之中，经历旬月，蛆蝇不敢近，色味不离初，盖奇药也。"也就是说红曲抑菌作用。

我国红曲的发明最晚可以推溯到宋代初年，在宋代医药书中已经多处记载了红曲的运用。例如《宝庆本草折衷》记载："四时常以粳红曲酿者名红酒"。民间一直使用红曲来制红糟、红豆腐乳等。元代朱丹溪、吴瑞等医药学家利用红曲治痢杀瘴等。李时珍进一步将本品运用来治疗妇人的血气痛、产后恶血不尽，说明本品还具有活血祛瘀的作用。

红曲用于染色是其中红曲色素的作用，古代用于制红酒。至于其用于保贮食品功能，现代学者研究证实，红曲的培养物有抗菌活性，其色素对多种细菌有杀灭或抑制作用。此外，红曲中的有机酸等成分也有一定的抑菌作用。目前世界上多国的科学家在对我国红曲的研究中还有一些新的药理发现。这些现代研究进一步证明了我国古代运用红曲进行治疗是有其科学基础的。《本草纲目》红曲条4首附方，就利用红曲治疗痢疾、小儿头疮，这可能是利用红曲的抗菌作用。此外红曲也用于小儿吐逆不进乳食，气滞血瘀引起的心腹作痛等等。当然，我国古代利用红曲的抗生作用还不能与近代抗菌素的发明与使用相比，但这说明古人已经朝利用微生物抗生方面迈进了一步。

李时珍充分认识到了红曲发明的意义。他不仅详细记载了本品制造的奇术，也从理论上阐释了本品产生作用的机理。他把人类能通过消化水谷，使之变为营血，视为"造化自然之微妙也"。同时又把造红曲过程中，白米饭受湿热郁蒸变而为经久不褪的红色，视为"人窥造化之巧者也"。也就是说，这是人工探索出来的巧夺天工的一项发明。由此他推导"红曲有治脾胃营血之功，得同气相求之理"。在临床使用方面，李时珍将红曲的运用推广到治疗血症，不能不说是李时珍的又一创造。

2. 制药化学的非凡成就

秋石《蒙筌》

[释名]秋冰。〔时珍曰〕淮南子丹成，号曰秋石，言其色白质坚也。近人以人中白炼成白质，亦名秋石，言其亦出于精气之余也。再加升打，其精致者，谓之秋冰，此盖仿海水煎盐之义。方士亦以盐入炉火煅成伪者，宜辨之。〔嘉谟曰〕秋石须秋月取童子溺，每缸入石膏末七钱，桑条搅，澄定倾去清液。如此二三次，乃入秋露水一桶，搅澄。如此数次，滓秽涤净，咸味减除。以重纸铺灰上晒干，完全取起，轻清在上者为秋石，重浊在下者刮去。古人立名，实本此义。男用童女溺，女用童男溺，亦一阴一阳之道也。世医不取秋时，杂收人溺，但以皂荚水澄，晒为阴炼，煅为阳炼。尽失于道，何合于名？媒利败人，安能应病？况经火炼，性却变温耶？

[气味]咸，温，无毒。

〔主治〕虚劳冷疾，小便遗数，漏精白浊。时珍。滋肾水，养丹田，返本还元，归根复命，安五脏，润三焦，消痰咳，退骨蒸，软坚块，明目清心，延年益寿。嘉谟。

〔发明〕〔时珍曰〕古人惟取人中白、人尿治病，取其散血、滋阴降火、杀虫解毒之功也。王公贵人恶其不洁，方士遂以人中白设法煅炼，治为秋石。叶梦得《水云录》，极称阴阳二炼之妙；而《琐碎录》乃云秋石味咸走血，使水不制火，久服令人成渴疾。盖此物既经煅炼，其气近温。服者多是淫欲之人，借此放肆，虚阳妄作，真水愈涸，安得不渴耶？况甚则加以阳药，助其邪火乎？惟丹田虚冷者，服之可耳。观病淋者水虚火极，则煎熬成沙成石，小便之炼成秋石，与此一理也。

〔附方〕新十二。秋石还元丹。久服去百病，强骨髓，补精血，开心益志，补暖下元，悦色进食。久则脐下常如火暖，诸般冷疾皆愈。久年冷劳虚惫者，服之亦壮盛。其法：以男子小便十石，更多尤妙。先支大锅一口于空室内，上用深瓦甑接锅口，以纸筋杵石灰泥甑缝并锅口，勿令通风。候干，下小便约锅中七八分以来，灶下用焰火煮之。若涌出，即少少添冷小便。候煎干，即人中白也。入好罐子内，如法固济，入炭炉中煅之。旋取二三两，再研如粉，煮枣和，丸如绿豆大。每服五七丸，渐加至十五丸，空心温酒或盐汤下。其药常要近火，或时复养火三五日，则功效更大也。《经验良方》。

阴阳二炼丹。世之炼秋石者，但得火炼一法。此药须兼阴阳二炼，方为至药。火炼乃阳中之阴，得火而凝，入水则释，归于无体，盖质去味存，此离中之虚也。水炼乃阴中之阳，得水而凝，遇曝而润，千岁不变，味去质留，此坎中之实也。二物皆出于心肾二脏，而流于小肠，水火螣蛇玄武正气，外假天地之水火，凝而为体。服之还补太阳、相火二脏，实为养命之本。空心服阳炼，日午服阴炼。此法极省力，与常法功用不侔，久疾服之皆愈。有人得瘦疾且嗽，诸方不效，服此即瘥。有人病颠腹鼓，日久加喘满，垂困，亦服此而安也。阳炼法：用人尿十余石，各用桶盛。每石入皂荚汁一碗，竹杖急搅百千下，候澄去清留垽。并作一桶，如前搅澄，取浓汁一二斗滤净，入锅熬干，刮下捣细。再以清汤煮化，筲箕铺纸淋过，再熬。如此数次，直待色白如雪方止。用沙盒固济，火煅成质，倾出。如药未成，更煅一二次，候色如莹玉，细研。入砂盒内固济，顶火养七昼夜，取出摊土上，去火毒，为末，枣膏丸梧桐子大。每空心温酒下三十丸。阴炼法：用人尿四五石，以大缸盛。入新水一半，搅千回，澄定，去清留垽。又入新水搅澄，直候无臭气，澄下如腻粉，方以曝干。刮下再研，以男儿乳和如膏，烈日晒干，盖假太阳真气也。如此九度，为末，枣膏和，丸梧子大。每午后温酒下三十丸。叶石林《水云录》。

秋冰乳粉丸。固元阳，壮筋骨，延年不老，却百病。用秋冰五钱，头生男乳晒

209

粉五钱，头生女乳晒粉五钱，乳香二钱五分，麝香一分，为末。炼蜜丸芡子大，金箔为衣，乌金纸包，黄蜡匮收，勿令泄气。每月用乳汁化服一丸，仍日饮乳汁助之。秋冰法：用童男、童女尿各一桶，入大锅内，桑柴火熬干，刮下，入河水一桶搅化，隔纸淋过。复熬刮下，再以水淋炼之。如此七次，其色如霜，或有一斤。入罐内，上用铁灯盏盖定，盐泥固济，升打三炷香。看秋石色白如玉，再研，再如前升打。灯盏上用水徐徐擦之，不可多，多则不结；不可少，少则不升。自辰至未，退火冷定。其盏上升起者，为秋冰，味淡而香，乃秋石之精英也，服之滋肾水，固元阳，降痰火。其不升者，即寻常秋石。味咸苦，蘸肉食之，亦有小补。杨氏《颐贞堂经验方》。

直指秋石丸。 治浊气干清，精散而成膏淋，黄白赤黯，如肥膏、蜜、油之状。用秋石、鹿角胶炒、桑螵蛸炙各半两，白茯苓一两，为末，糕糊丸梧子大。每服五十丸，人参汤下。《仁斋直指方》。

秋石交感丹。 治白浊遗精。秋石一两，白茯苓五钱，菟丝子炒五钱，为末。用百沸汤一盏，井华水一盏，煮糊丸梧子大。每服一百丸，盐汤下。《郑氏家传方》。

秋石四精丸。 治思虑色欲过度，损伤心气，遗精，小便数。秋石、白茯苓各四两，莲肉、芡实各二两，为末，蒸枣肉和，丸梧子大。每空心盐汤下三十丸。《永类钤方》。秋石五精丸常服补益。秋石一两，莲肉六两，真川椒红五钱，小茴香五钱，白茯苓二两，为末，枣肉和，丸梧子大。每服三十丸，盐汤、温酒空心下。秋石法：用童男、童女洁净无体气、疾病者，沐浴更衣，各聚一石。用洁净饮食及盐汤与之，忌葱、蒜、韭、姜、辛辣、膻腥之物。待尿满缸，以水搅澄，取人中白，各用阳城瓦罐，盐泥固济，铁线扎定，打火一炷香。连换铁线，打七火。然后以男、女者秤匀，和作一处，研末，以河水化之，隔纸七层滤过，仍熬成秋石，其色雪白。用洁净香浓乳汁和成，日晒夜露，但干即添乳汁，取日精月华，四十九日数足，收贮配药。刘氏《保寿堂经验方》。

肿胀忌盐。 只以秋石拌饮食。待肿胀消，以盐入罐煅过，少少用之。《摘玄方》。

赤白带下。 真秋石研末，蒸枣肉捣，丸梧子大。每服六十丸，空心醋汤下。《摘玄方》。

噎食反胃。 秋石，每用一钱，白汤下，妙。《医方摘要》。

服丹发热。 有人服伏火丹药多，脑后生疮，热气冉冉而上。一道人教灸风市数十壮而愈。仍时复作，又教以阴炼秋石，用大豆黄卷煎汤下，遂愈。和其阴阳也。王明清《馀话》方。

【解说】20世纪60年代，英国著名中国科技史学家李约瑟博士、鲁桂珍博士等多次发表论文，介绍我国在宋代成功地从大量人尿中提取出相当纯净的性激素制剂——秋石。这一研究成果发表后，如同石破天惊，引起了科技史界极大的兴趣与争议。具有很高学养的李约瑟博士、鲁桂珍博士的研究论断是不容忽视的。他们指出：

毫无疑问，在公元11世纪和17世纪之间，中国医药化学家得到了雄激素和雌激素的制剂，并且在那个时代半经验性的治疗中可能十分有效。这肯定是在现代科学世纪之前任何类型的科学医学中的非凡成就。

美国的一些专家学者也撰文高度评价了这一成就，认为这"在内分泌学史上揭开了令人兴奋的新的一章……中国人在好几百年以前就已经勾画出20世纪优秀甾体化学家在20到30年代所取得的成就[1]"。

为什么科技史家们对秋石的制备给予如此高度的评价呢？

这是因为炼制秋石的"阳炼法"有一项突出的贡献，就是采用了用皂角浓汁（含皂苷Saponin）来沉淀甾体化合物。近代著名甾体化学家温道斯直到1909年才报告用地芰皂宁能定量地沉淀甾体化合物。这种"阳炼法"的具体程序可以参见本条"附方"中的"阴阳二炼丹"法。本条最重要的内容基本都集中"附方"之下。

秋石制作的主要原料是多量的人小便，通过不同的方法，最终制取秋石结晶。宋代已经有阴炼法与阳炼法。其中阳炼法的主要程序是：分次在多量人尿中加皂角浓汁，搅拌，集取沉淀物，又反复澄清、凝聚，再屡经熬干（蒸发）、煮化（溶解）、过滤、再熬干等工序，直到色如霜雪（结晶）即止。又经过"固济砂盒"升华处理，最后研末和枣肉为丸。

秋石在北宋作为治疗用药，主要发挥滋肾水，安五脏，润三焦，治虚劳冷疾等作用。到明万历年间前后，因为社会上自上而下掀起了一股"以人补人"的邪风，秋石也被扩大用于壮阳温肾，加速了该品的传播。可是明代的秋石制作，已经变了味。原本基于经验的秋石制备法，或被药家造假，用食盐冒充；或被某些讲求推理（见本条陈嘉谟所言）的医药家舍本求末，丢弃了真正具有技术含量的阳炼法。所以明代某些书籍所载的秋石炼法，实际上已无法提取到性激素。一项非同小可的医药化学成就，最终没有能继续发展，引起更多的医药化学成就，反而逐渐萎缩消亡，这是中国科技史上值得探讨的问题。

李时珍对待秋石制备法的态度是比较慎重的，不轻率褒贬。但他肯定了以人中白炼成的秋石，是出于人体精气之余。这种方法是"仿海水煎盐之义"，也就是精制浓缩人尿中的有效成分。我国古代已经有用人中白、人尿治病的先例，这些药品可以散血、滋阴降火、杀虫解毒。在此基础上的精制品应该也是有作用的。但李时珍指出了当时秋石有两大值得注意的地方，一是方士用盐制成的伪品，必须辨别；二是当时将秋石作为补养品的人，"多是淫欲之人，借此放肆"，不是为

---

1. 转引阮芳赋. 性激素的发现. 北京：科学出版社，1979：118-134

了治疗所需，因此容易造成"虚阳妄作，真水愈涸"的副作用。应该说，李时珍指出的这两点都非常关键。此外，李时珍从秋石的炼法，还悟出人的尿结石的成因，是由于"水虚火极"（肾水不足，相火亢盛），从而煎熬小便，在体内形成沙石，造成石淋等症。这样一种推理在当时也是比较新颖的。

附带一说的是，本条注明秋石最早见于《本草蒙筌》（1565），实际上比此书更早的宋代陈衍《宝庆本草折衷》（1248）、明代刘文泰《本草品汇精要》（1505）中就已收载此药。但这两书流传极少，李时珍未曾见到。又世传淮南炼秋石，将秋石的制备推到西汉的淮南子刘安之时。但没有任何证据证明汉代的秋石采用了类似宋代的炼制法，因此学术界从不将具有性激素意义的秋石制备史推到西汉时期。

3. 造福人类的豆腐

豆腐《日用》

[集解]〔时珍曰〕豆腐之法，始于汉淮南王刘安。凡黑豆、黄豆及白豆、泥豆、豌豆、绿豆之类，皆可为之。造法：水浸硙碎，滤去滓，煎成，以盐卤汁或山矾叶或酸浆、醋淀就釜收之，又有入缸内，以石膏末收者。大抵得咸、苦、酸、辛之物，皆可收敛尔。其面上凝结者，揭取晾干，名豆腐皮，入馔甚佳也。

[气味]甘、咸，寒，有小毒。〔原曰〕性平。〔颂曰〕寒而动气。〔瑞曰〕发肾气、疮疥、头风，杏仁可解。〔时珍曰〕按《延寿书》云：有人好食豆腐中毒，医不能治。作腐家言：莱菔入汤中则腐不成。遂以莱菔汤下药而愈。大抵暑月恐有人汗，尤宜慎之。

[主治]宽中益气，和脾胃，消胀满，下大肠浊气。宁原。清热散血。时珍。

[附方]新四。**休息久痢**。白豆腐，醋煎食之，即愈。《普济方》。**赤眼肿痛**。有数种，皆肝热血凝也。用消风热药服之。夜用盐收豆腐片贴之，酸浆者勿用。《证治要诀》。**杖疮青肿**。豆腐切片贴之，频易。一法：以烧酒煮贴之，色红即易，不红乃已。《拔萃方》。**烧酒醉死**，心头热者。用热豆腐细切片，遍身贴之，贴冷即换之，苏省乃止。

【解说】豆腐是中国古代的重要发明，它所嘉惠的不仅是中国人，也泽被世界，堪称人类饮食史上的一大丰功伟绩。

众所周知，大豆原产中国，含有丰富的植物蛋白质，据称其蛋白质价可与鱼肉相媲美，在植物蛋白中，大豆蛋白占有明显的优势。但是大豆也有不足之处，一是不容易煮烂，二是不容易消化吸收，三是有明显的豆腥味。据现代研究，人体对大豆的蛋白质的消化吸收率只有65％，但是如果制成豆腐，其消化吸收率最高可以到95％，而且没有大豆直接服用的其他弊病。所以说中国人发明了豆腐制作法，是一大功绩。

李时珍说，豆腐之法，始于汉淮南王刘安。这是自古以来的一种传说。这种说法的详细证据，至今没有见到。但北宋寇宗奭已经提到大豆"又可硙为腐食之"，"硙"（wèi）就是磨，"腐"即是"腐"，所以至少在北宋豆腐已经出现。元代已经有较多的有关豆腐的记载了。李时珍介绍了豆腐的做法，是将豆类水浸磨碎，用盐卤、山矾叶、酸浆、醋淀，或石膏等来收豆腐，俗称"点卤"。点卤使豆浆中分散的蛋白质团粒凝集为腐。由豆腐又派生出一系列的制品，如豆腐干、腐乳、油豆腐等。

豆腐在当今不仅是常用的食品，也可以作为食疗品。李时珍总结豆腐的作用是"清热散血"，其中最多用的是清热，因此豆腐是一种凉性的食品。至于《纲目》记载本品有小毒，可能是根据元代李鹏飞《三元参赞延寿书》中记载，有人好食豆腐中毒。但实际上按正规方法制作的豆腐并无毒性，可以放心食用。

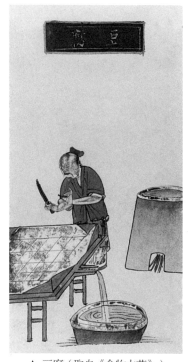

▲ 豆腐（取自《食物本草》）

4. 详载新出虫白蜡

虫白蜡《会编》

［集解］〔机曰〕虫白蜡与蜜蜡之白者不同，乃小虫所作也。其虫食冬青树汁，久而化为白脂，粘敷树枝。人谓虫屎着树而然，非也。至秋刮取，以水煮熔，滤置冷水中，则凝聚成块矣。碎之，文理如白石膏而莹彻。人以和油浇烛，大胜蜜蜡也。〔时珍曰〕唐宋以前，浇烛、入药所用白蜡，皆蜜蜡也。此虫白蜡，则自元以来，人始知之，今则为日用物矣。四川、湖广、滇南、闽岭、吴越东南诸郡皆有之，以川、滇、衡、永产者为胜。蜡树枝叶状类冬青，四时不凋。五月开白花成丛，结实累累，大如蔓荆子，生青熟紫。冬青树子，则红色也。其虫大如虮虱，芒种后则延缘树枝，食汁吐涎，粘于嫩茎，化为白脂，乃结成蜡，状如凝霜。处暑后则剥取，谓之蜡渣。若过白露，即粘住难刮矣。其渣炼化滤净，或甑中蒸化，沥下器中，待凝成块，即为蜡也。其虫

213

嫩时白色作蜡，及老则赤黑色，乃结苞于树枝。初若黍米大，入春渐长，大如鸡头子，紫赤色，累累抱枝，宛若树之结实也。盖虫将遗卵作房，正如雀瓮、螵蛸之类尔。俗呼为蜡种，亦曰蜡子。子内皆白卵，如细虮，一包数百。次年立夏日摘下，以箬叶包之，分系各树。芒种后苞拆卵化，虫乃延出叶底，复上树作蜡也。树下要洁净，防蚁食其虫。又有水蜡树，叶微似榆，亦可放虫生蜡。甜楮树亦可产蜡。

［气味］甘，温，无毒。

［主治］生肌止血定痛，补虚续筋接骨。震亨。入丸散服，杀瘵虫。时珍。

［发明］〔震亨曰〕白蜡属金，禀受收敛坚强之气，为外科要药。与合欢皮同入长肌肉膏中，用之神效，但未试其可服否也。〔时珍曰〕蜡树叶亦治疮肿，故白蜡为外科要药，正如桑螵蛸与桑木之气相通也。

［附方］新一。头上秃疮。蜡烛频涂，勿令日晒，久则自然生发。《集玄方》。

【解说】蜡是古代用来照明、药用的重要物质。但正如本条李时珍所总结，在唐宋以前的蜡都属于蜜蜡，也就是蜜蜂工蜂腹部蜡腺分泌出来的蜡，是构成蜂巢的主要成分。但是从元代开始，出现了虫白蜡，到明代已经成为日用之物，广泛出产在西南、南方以及东南诸郡，而以四川、云南、湖南的衡州、永州所产最佳。

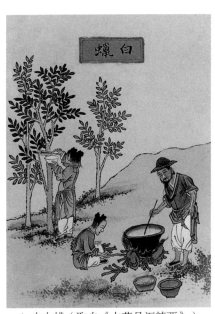

▲ 虫白蜡（取自《本草品汇精要》）

在李时珍以前，明·汪机《本草会编》已经简单记述了虫白蜡的生成与制作过程，并称本品"和油浇烛，大胜蜜蜡"。李时珍则进一步描述了虫白蜡栖息的蜡树（即白蜡树）枝叶形状，并详细地记载了白蜡虫的形状、习性，以及泌蜡的过程，采集、制蜡，留种、放虫、防蚁食虫等方法，非常详尽而准确。这种能分泌白蜡的虫，即蚧科（介壳虫科）动物白蜡虫的雄虫，将此雄虫分泌的蜡质精制就可以得到虫白蜡。

虫白蜡的出现，很快成为中医外科的要药，能止痛生肌，补虚续绝，清代本草甚至称其为外科圣药。但李时珍的记载，仍然是古代本草记载虫白蜡最详细的著作。

附篇

毫无疑问,明代最伟大的科学成就即《本草纲目》,是为本草系列著作的巅峰……在与伽利略、维萨里科学运动隔绝的人群中,李时珍是一位已经达到很高等级的科学家。

译自英·李约瑟《中国科学技术史》

附录一 《本草纲目》全目

说明：以下全目，《本草纲目》以金陵本为依据，其中药物数字亦以该本所体现的李时珍本人的统计为准。正文与目录若有不符，出注说明。序例各篇、各论药条名称之间，用"/"表示。药名使用现代通行简体字药名，如"巵"改为"栀"，"柹"改为"柿"。

（金石、草木、果菜、虫鱼、禽兽）/蛊毒/诸物哽咽/妇人经水/带下/崩中漏下（经水不止、五十行经）/胎前（子烦、胎啼）/产难（催生、滑胎、胎死、堕生胎）/产后（补虚活血、血运、血气痛、下血过多、风痉、寒热、血竭、咳逆、下乳、回乳、断产）/阴病（阴寒、阴吹、阴肿痛、阴痒、阴蚀、阴脱、产门不合、产门生合、膵损）/小儿初生诸病（沐浴、解毒、便闭、无皮、不啼、不乳、吐乳、目闭、血眼、肾缩、解颅、囟陷、囟肿、项软、龟背、语迟、行迟、流涎、夜啼、脐肿、脐风、惊痫/诸疳/痘疮/小儿惊痫

第五卷　水部二类

水之一　天水类一十三种

雨水/潦水/露水/甘露/甘露蜜/明水/冬霜/腊雪/雹/夏冰/神水/半天河/屋漏水

水之二　地水类三十种

流水/井泉水/节气水/醴泉/玉井水/乳穴水/温汤/碧海水/盐胆水/阿井水/山岩泉水/古冢中水/粮罂中水/赤龙浴水/车辙中水/地浆/热汤/生熟汤/齑水/浆水/甑气水/铜壶滴漏水/三家洗碗水/磨刀水/浸蓝水/猪槽中水/市门溺坑水/洗手足水/洗儿汤/诸水有毒

第六卷　火部一类

火之一　凡一十一种

阳火、阴火/燧火/桑柴火/炭火/芦火、竹火/艾火（附阳燧、火珠）/神针火/火针/灯火/灯花/烛烬

第七卷　土部一类

土之一　凡六十一种

白垩/甘土/赤土/黄土/东壁土/太阳土（附执日天星上土、执日六癸上土、二月上壬日土、清明戌上土、神后土）/天子藉田三推犁下土（附社稷坛土、春牛土、富家土、亭部中土）/道中热土/车辇土/市门土/户限下土/千步峰/鞋底下土/柱下土/床脚下土/烧尸场上土/冢上土/桑根下土/胡燕窠土/百舌窠中土/土蜂窠/蚍蟟转丸/鬼屎/鼠壤土/鼢鼠壤土/屋内壖下虫尘土/蚁垤土/白蚁泥/蚯蚓泥/螺蛳泥/白鳝泥/猪槽上垢土/犬尿泥/驴尿泥/尿坑泥/粪坑底泥/檐溜下泥/田中泥/井底泥/乌爹泥/弹丸土/自然灰/伏龙肝/土墼/甘锅/砂锅/白瓷器/乌古瓦/古砖/烟胶/墨/金脐墨/百草霜/梁上尘/门臼尘/寡妇床头尘土/瓷瓯中白灰/香炉灰/锻灶灰/冬灰/石碱

第八卷　金石部四类

金石之一　金类二十八种

金/银（附黄银、乌银）/锡吝脂（银矿）/银膏/朱砂银/赤铜/自然铜/铜矿石/铜青/铅/铅霜/粉锡（胡粉）/铅丹（黄丹）/密陀僧/锡/古镜/古文钱/铜弩牙/诸铜器（铜

盆、铜钴锔、铜秤锤、铜匙柄）/铁/钢铁/铁落/铁精/铁华粉/铁锈/铁热/铁浆/诸铁器（铁杵、铁秤锤、铁铳、铁斧、铁刀、大刀环、剪刀股、故锯、布针、铁镞、铁甲、铁锁、钥匙、铁钉、铁铧、铁犁镵尖、车辖、马衔、马镫）

金石之二　玉类　一十四种

玉/白玉髓/青玉（附璧玉、玉英、合玉石）/青琅玕/珊瑚/马脑/宝石/玻璃/水精（附火珠、硬石）/琉璃/云母/白石英/紫石英/菩萨石

第九卷　石部二

石之三　石类上　三十二种

丹砂/水银/水银粉（轻粉）/粉霜/银朱/灵砂/雄黄/雌黄/石膏（寒水石）（附玉火石、龙石膏）/理石（附白肌石）/长石/方解石/滑石/不灰木（附松石）/五色石脂/桃花石/炉甘石/井泉石/无名异/蜜栗子/石钟乳/孔公蘖/殷蘖（附石床、石花、石骨）/土殷蘖/石脑/石髓/石脑油（附地溲）/石炭（附然石）/石灰/石面/浮石（附晕石）/石芝

第十卷　石部三

石之四　石类下　三十九种[1]

阳起石/慈石/玄石/代赭石（附玄黄石）/禹余粮/太一余粮/石中黄子/空青/曾青/绿青/扁青/白青（附绿肤青、碧石青）/石胆（胆矾）/礜石/特生礜石/握雪礜石/砒石/土黄/金星石（附金石）/婆娑石/礞石/花乳石/白羊石/金牙石/金刚石/砭石（附石砮）/越砥石（磨刀石）/姜石/麦饭石/水中白石/河砂/杓上砂/石燕/石蟹/石蛇/石蚕/石鳖/蛇黄/霹雳砧/雷墨

第十一卷　石部四

石之五　卤石类　二十种

食盐/戎盐/光明盐/卤碱/凝水石（寒水石）/玄精石/绿盐/盐药（附悬石）/朴消/玄明粉/消石（焰消）/硇砂（附石药）/蓬砂（附特蓬杀）/石硫黄/石硫赤/石硫青（附硫黄香）/矾石/绿矾/黄矾/汤瓶内碱

附录诸石　二十七种

石脾/石肺/石肝/石肾/紫石华/白石华/黄石华/黑石华/陵石/终石/封石/遂石/五羽石/紫佳石/石耆/火药/马肝石/猪牙石/碧霞石/龙涎石/铅光石/太阳石/朵梯牙/白狮子石/镇宅大石/神丹/烟药

第十二卷　草部十类

草之一　山草类上　三十一种

---

1. 三十九种：正文在"金刚石"后尚有一味砭石，原目录未载，故实际药物数为四十种。

甘草/黄耆/人参/沙参/荠苨/桔梗/长松/黄精/萎蕤（附鹿药、委蛇）/知母肉/苁蓉/列当/锁阳/赤箭、天麻/术/狗脊/贯众/巴戟天（附巴棘）/远志/百脉根/淫羊藿/仙茅/玄参/地榆/丹参/紫参/王孙/紫草/白头翁/白及/三七

第十三卷　草部二类

草之二　山草类下　三十九种

黄连/胡黄连/黄芩/秦艽/茈胡（柴胡）/前胡/防风/独活、羌活/土当归/都管草/升麻/苦参/白鲜/延胡索/贝母/山慈姑/石蒜/水仙/白茅/地筋（菅茅）/芒/龙胆/细辛/杜衡（附木细辛）/及己/鬼督邮/徐长卿/白微/白前/草犀/钗子股/吉利草/朱砂根/辟虺雷/锦地罗/紫金牛/拳参/铁线草/金丝草

第十四卷　草部三

草之三　芳草类　五十六种

当归/芎䓖/蘼芜/蛇床/藁本（附徐黄）/蜘蛛香/白芷/芍药/牡丹（附鼠姑）/木香/甘松香/山柰/廉姜/杜若/山姜/高良姜（红豆蔻）/豆蔻（草果）/白豆蔻/缩砂蔤/益智子/荜茇/蒟酱/肉豆蔻/补骨脂（破故纸）/姜黄/郁金/蓬莪茂/荆三棱/莎草、香附子/瑞香/茉莉（附素馨、指甲花）/郁金香/茅香/白茅香/排草香（附瓶香、耕香）/迷迭香/撒车香/艾纳香/兜纳香/线香/藿香/薰草、零陵香/兰草/泽兰/马兰（附麻伯、相乌、天雄草、益奶草）/香薷/石香葇/爵床/赤车使者/假苏（荆芥）/薄荷/积雪草/苏/荏（白苏）/水苏（鸡苏）/荠苧（附石荠苧）

第十五卷　草部四

草之四　隰草类上　五十三种

菊/野菊/庵䕡（附对庐）/蓍/艾（附夏台）/千年艾/茵陈蒿/青蒿/黄花蒿/白蒿/角蒿/蘘蒿/马先蒿/阴地厥/牡蒿/九牛草/茺蔚（益母草）/錾菜/薇衔（附无心草）/夏枯草/刘寄奴草/曲节草（六月霜）/丽春草/旋覆花/青葙（附陶朱术、雁来红、天灵草、思蓂子）/鸡冠/红蓝花/番红花/燕脂/大蓟、小蓟/续断/苦芺/漏卢/飞廉/苎麻/苘麻（白麻）/大青/小青/胡卢巴/蠡实（马蔺子）（附必似勒）/恶实（牛蒡）/枲耳（苍耳）/天名精（地菘、鹤虱）/豨莶（附类鼻）/箬/芦/甘蕉/蘘荷/麻黄（附云花草）/木贼（附问荆）/石龙刍（龙须草）/龙常草（粽心草）/灯心草

第十六卷　草部五

草之五　隰草类下　七十三种

地黄（附胡面莽）/牛膝/紫菀/女菀/麦门冬/萱草/搥胡根/淡竹叶/鸭跖草（竹叶菜）/葵/蜀葵/菟葵/黄蜀葵/龙葵/龙珠/酸浆（灯笼草）蜀羊泉/鹿蹄草/败酱（苦菜）/迎春花/款冬花/鼠麴草（米麴、佛耳草）/决明（附茳芒、合明草）/地肤（落帚）/瞿麦/王不留行/剪春罗/金盏草/葶苈/车前/狗舌草/马鞭草（龙牙）/蛇含/女青/鼠

尾草/狼把草/狗尾草/鳢肠（旱莲草）/连翘/陆英/蒴藋/水英/蓝/蓝淀/青黛（附雀翘）/甘蓝/蓼/水蓼/马蓼/荭草/毛蓼/海根/火炭母草/三白草/蚕网草/蛇网草/虎杖/茺蔚/萹蓄/荩草/蒺藜/谷精草/海金沙/地杨梅/水杨梅/地蜈蚣草/半边莲/紫花地丁/鬼针草/独用将军（附留军待）/见肿消/攀倒甑/水甘草

第十七卷　草部六

草之六　**毒草类**四十七种

大黄/商陆/狼毒/防葵/狼牙/蔄茹/大戟/泽漆/甘遂/续随子/莨菪（天仙子）/云实/蓖麻（附博落回）/常山、蜀漆（附杜茎山、土红山）/藜芦（附山慈石、参果根、马肠根）/木藜芦/附子/天雄/侧子/漏篮子/乌头/白附子/虎掌、天南星/由跋/蒟蒻（附菩萨草）/半夏/蚤休/鬼臼/射干/鸢尾/玉簪/凤仙/坐拿草（附押不芦）/曼陀罗花/羊踯躅（附山踯躅、羊不吃草）/芫花/荛花/醉鱼草/莽草/茵芋/石龙芮（胡椒菜）/毛茛（附海姜、阴命）/牛扁（附虱建草）/荨麻/格注草/海芋（附透山根）/钩吻

第十八卷　草部七

草之七　**蔓草类**七十三种

菟丝子（附难火兰）/五味子/蓬虆/覆盆子/悬钩子/蛇莓/使君子/木鳖子/番木鳖/马兜铃（土青木香）/榼藤子（附合子草）/预知子/牵牛子/旋花（鼓子花）/紫葳（凌霄花）（附骨路支）/营实、墙薇/月季花/栝楼（天花粉）/王瓜（土瓜）/葛（附铁葛）/黄环、狼跋子/天门冬/百部（附白并）/何首乌/草薢/菝葜/土茯苓/白敛/女萎/赭魁/鹅抱/伏鸡子根（附仰盆、人肝藤）/千金藤（附陈思岌）/九仙子/山豆根/黄药子/解毒子（苦药子）（附奴会子、药实根）/白药子（附陈家白药、甘草白药、会州白药、冲洞根、突厥白）/威灵仙/茜草（附血藤）/剪草/防己/通草/通脱木（附天寿根）/钩藤（附倒挂藤）/黄藤/白兔藿/白花藤/白英（鬼目、排风子）/萝摩/赤地利/紫葛/乌敛莓（五叶藤）/葎草/羊桃/络石/木莲（附地锦）/扶芳藤/常春藤/千岁虆/忍冬（金银花）/甘藤（附甘露藤、甜藤）/含水藤（附鼠藤）/天仙藤/紫金藤/南藤（附烈节）/清风藤/百棱藤/省藤/紫藤/落雁木（附折伤木、每始王木、风延母）/千里及（千里光）/藤黄

附录诸藤　一十九种

地龙藤/龙手藤/牛领藤/牛奶藤/鬼膊藤/斑珠藤/息王藤/万一藤/曼游藤/百丈青/温藤/蓝藤/瓜藤/金棱藤/含春藤/独用藤/祁婆藤/野猪尾/石合草

第十九卷　草部八

草之八　水草类 二十二种[1]

泽泻（附酸恶）/藙草/羊蹄/酸模（附牛舌实、鸁舌、蛇舌）/龙舌草/菖蒲/白昌/香蒲、蒲黄/菰/水萍/蘋/萍蓬草（水粟）/苕菜/莼/水藻/海藻/海蕴/海带/昆布/越王余箅（附沙箸）/石帆/水松

第二十卷　草部九

草之九　石草类 一十九种

石斛/骨碎补/石韦/金星草/石长生（附红茂草）/石苋（附石垂）/景天/佛甲草/虎耳草/石胡荽/螺厣草（镜面草）/酢浆草（附酸草、三叶）/地锦（血见愁）（附金疮小草）/离鬲草/仙人草/仙人掌草/崖棕（附鸡翁藤、半天回、野兰根）/紫背金盘/白龙须

第二十一卷　草部十

草之十　苔类 一十六种

陟厘/干苔/井中苔及萍蓝/船底苔/石蕊/地衣草（仰天皮）/垣衣/屋游/昨叶何草（瓦松）（附紫衣）/乌韭（附百蕊草）/土马鬃/卷柏（附地柏、含生草）/玉柏/石松/桑花（附艾纳）/马勃

草之十一　杂草类 九种

百草/百草花/井口边草/树孔中草/产死妇人冢上草/燕蓐草/鸡窠草/猪窠草/牛齝草

有名未用 一百五十三种

屈草/别羁/姑活/离楼草/神护草/黄护草/雀医草/木甘草/益决草/九熟草/兑草/异草/灌草/茈草/莘草/英草华/封华/㑊华/节华/让实/羊实/桑茎实/可聚实/满阴实/马颠/马逢/兔枣/鹿良/鸡涅/犀洛/雀梅/燕齿/土齿/金茎/白背/青雌/白辛/赤举/赤涅/赤赫/黄秫/黄辩/紫给/紫蓝/粪蓝/巴朱/柒紫/文石/路石/旷石/败石/石剧/石芸/竹付/秘恶/卢精/唐夷/知杖/河煎/区余/王明/师系/并苦/索千/良达/弋共/船虹/白女肠/白扇根/黄白支/父陛根/疥拍腹/五母麻/五色符/救敕人者/常吏之生/载/庆/腜/芥/鸠鸟浆/七仙草/吉祥草/鸡脚草/兔肝草/断罐草/千金镊/土落草/倚待草/药王草/筋子根/蘆药/无风独摇草/宜南草/陀得花/建水草/百药祖/催风使/刺虎/石逍遥/黄寮郎/黄花了/百两金/地茄子/田母草/田麻/芥心草/苦芥子/布里草/茹质汗/胡堇草/小儿群/独脚仙/撮石合草/露筋草/九龙草/荔枝草/水银草/透骨草/蛇眼草/鹅项草/蛇鱼草/九里香草/白筵草/环肠草/扎耳草/铜鼓草/蚕茧草/野芝草/

---

1. 二十二种：正文在"菰"后尚有"苦草"一味，目录未载，故实际药物数为二十三种。

纤霞草/牛脂芳/鸭脚青/天仙莲/双头莲/猪蓝子/天芥菜/佛掌花/郭公刺/筲箕柴/碎米柴/羊屎柴/山枇杷柴/三角风/叶下红/满江红/隔山消/石见穿/醒醉草/墓头回/羊茅/阿只儿/阿息儿/奴哥撒儿

第二十二卷　谷部四类

谷之一　麻麦稻类 一十二种

胡麻（油麻）/亚麻（壁虱胡麻）/大麻（麻蕡）/小麦/大麦/矿麦/雀麦（燕麦）/荞麦/苦荞麦/稻（糯米）/粳/籼

第二十三卷　谷部二

谷之二　稷粟类 一十八种

稷/黍/蜀黍/玉蜀黍/粱/粟/秫/穄子/稗/狼尾草（附䕭草）/东廧/菰米/蓬草子/䓞草/䔧草/薏苡/罂子粟（御米、丽春花）/阿芙蓉

第二十四卷　谷部三

谷之三　菽豆类 一十四种

大豆/大豆黄卷/黄大豆/赤小豆/腐婢/绿豆/白豆/稆豆/豌豆/蚕豆/豇豆/藊豆/刀豆/黎豆/（狸豆）

第二十五卷　谷部四

谷之四　造酿类 二十九种

大豆豉/豆黄/豆腐//陈廪米/饭/青精乾石饲饭/粥/麨/糕/粽/寒具/蒸饼/女曲/黄蒸/曲/神曲/红曲/糵米（麦芽、谷芽）/饴糖/酱/榆仁酱/芜荑酱/醋/酒/烧酒/葡萄酒/糟/米秕/舂杵头细糠

第二十六卷　菜部五类

菜之一　荤辛类 三十二种

韭/山韭（附孝文韭）/葱/茖葱/胡葱/薤（薤子）（附蒬荞）/蒜/山蒜/葫（大蒜）/五辛菜/芸薹（油菜）/菘（白菜）/芥/白芥/芜菁（蔓菁）/莱菔（萝卜）/生姜/干姜（附天竺干姜）/同蒿/邪蒿/胡荽/胡萝卜/水靳（芹菜）/堇（旱芹）/紫堇/马蕲/蘹香（茴香）/莳萝（附蜀胡烂、数低、池德勒、马思荅吉）/罗勒（兰香）/白花菜/蒅菜/草豉

第二十七卷　菜部二

菜之二　柔滑类 四十一种

菠薐（赤根）/蕹菜/菾菜（莙荙）/东风菜/荠/菥蓂（大荠）/繁缕/鸡肠草/苜蓿/苋/马齿苋/苦菜（苦荬）/白苣（生菜）/莴苣/水苦荬（半边山）/翻白草/仙人杖草/蒲公英（黄花地丁）/黄瓜菜/生瓜菜/落葵（藤菜）/蕺（鱼腥草）/蕨/水蕨/薇/

翘摇（小巢菜）/鹿藿（野绿豆）/灰藋/藜/秦荻藜/醍醐菜（附茅膏菜、鸡侯菜、孟娘菜、优殿）/芋（附野芋）/土芋（土卵）/薯蓣（山药）/零余子/甘薯/百合/山丹（红花菜）/草石蚕（甘露子）/竹笋/酸笋

甜瓜/西瓜/葡萄/蘡薁（野葡萄）/猕猴桃（藤梨）/甘蔗/沙糖/石蜜/刺蜜（附䕬齐）

果之六　水果类 六种

莲藕/红白莲花/芰实（菱）/芡实（鸡头）/乌芋（荸荠）/慈姑

附录 二十二种

津符子/必思荅/甘剑子/杨摇子/海梧子/木竹子/橹罟子/罗晃子/栌子/夫编子/白缘子/系弥子/人面子/黄皮果/四味果/千岁子/侯骚子/酒杯藤子/蔄子/山枣/隈支/灵床上果子/诸果有毒

第三十四卷　木部六类

木之一　香木类 三十五种

柏/松/杉（附丹桎木皮）/桂/箘桂/天竺桂/月桂/木兰/辛夷/沉香/蜜香/丁香（鸡舌香）/檀香/降真香/楠/樟/钓樟/乌药（（附研药）/櫰香（兜娄婆香）/必栗香/枫香脂（白胶香）/熏陆香（乳香）/没药/骐驎竭（血竭）/质汗/安息香/苏合香/詹糖香（附结杀）/笃耨香（附胆八香）/龙脑香（附元慈勒）/樟脑/阿魏/卢会/胡桐泪/返魂香（附兜木香）

第三十五卷　木部二

木之二　乔木类 五十二种

檗木（黄檗）/檀桓/小檗/黄栌/厚朴（附浮烂罗勒）/杜仲/椿樗/漆/梓/楸/桐/梧桐/罂子桐（附櫰桐）/海桐（附鸡桐）/楝/槐/檀/荚蒾/秦皮/合欢/皂荚（附鬼皂荚）/肥皂荚/无患子/栾华/无食子（没食子）/诃黎勒/婆罗得/榉/柳/柽柳/水杨/白杨/扶栘/松杨/榆/榔榆/芜荑/苏方木/乌木/桦木/缐木/椆木（花椆）/棕榈/橉木/柯树/乌桕木/巴豆/大风子/海红豆/相思子/猪腰子/石瓜

第三十六卷　木部三

木之三　灌木类 五十种[1]

桑/柘/奴柘/楮/枳（枳实、枳壳）/枸橘/栀子（附木戟）/酸枣/白棘/蕤核/山茱萸/胡颓子（卢都子）/金樱子/郁李/鼠李（牛李子）/女贞/冬青/枸骨/卫矛/山矾/梫木/南烛/五加/枸杞、地骨皮/溲疏/杨栌/石南/牡荆/蔓荆/栾荆/石荆/紫荆/木槿/扶桑/木芙蓉/山茶/蜡梅/伏牛花/密蒙花/木绵/柞木/黄杨木/不凋木/卖子木/木天蓼/放杖木/接骨木/灵寿木/楤木/木麻/大空

第三十七卷　木部四

木之四　寓木类 一十二种

茯苓/琥珀/瑿/猪苓/雷丸/桑上寄生/松萝/枫柳/桃寄生/柳寄生/占斯/石刺木

木之五　苞木类 四种

1. 五十种：正文在“山矾”之后尚有“梫木”一味，原目录未载，故实际药物数为五十一种。

（瓦垄子）/车渠/贝子/紫贝/珂/石蜐（龟脚）/淡菜/海螺（甲香）/甲煎/田螺/蜗螺/蓼螺/寄居虫/海月（附海镜）/海燕/郎君子

第四十七卷　禽部四类

禽之一　水禽类 二十三种

鹤/鹳/鸧鸡（附鹲鵳）/阳乌/鹈鹕/鹔鹴/鹈鹕（淘鹅）/鹅/雁/鹄（天鹅）/鸨/鹜（鸭）/凫（野鸭）/鸊鷉/鸳鸯/鸂鶒/鹈鹕（附旋目、方目）/鹭/鸥/鹳玛/鸬鹚/鱼狗（附翡翠）/蚊母鸟

第四十八卷　禽部二

禽之二　原禽类 二十三种

鸡/雉/鷩雉（山鸡）/鷩雉（锦鸡）（附吐绶鸡）/鹖鸡/白鹇/鹧鸪/竹鸡（附杉鸡）/英鸡/秧鸡/鹑/鷃/鹨/鸽/突厥雀/雀/蒿雀/巧妇鸟（鷦鷯）/燕/石燕/伏翼（蝙蝠）/鼺鼠（飞生）/寒号虫（屎名五灵脂）

第四十九卷　禽部三

禽之三　林禽类 一十七种

斑鸠/青䳡（黄褐侯）/鸤鸠（布谷）/桑扈（蜡觜）/伯劳（附鹠鸠）/鸜鹆/百舌/练鹊/鹠/啄木鸟/慈乌/乌鸦/鹊/山鹊/鹎鵊/杜鹃/鹦鹉（附秦吉了、鸟凤）

禽之四　山禽类 一十三种，附录一种

凤凰/孔雀/驼鸟/鹰/雕/鹗（鱼鹰）/鸱/鸱鸺/鸮/鸩/姑获鸟/治鸟（附木客鸟、独足鸟）/鬼车鸟/诸鸟有毒

第五十卷　兽部五类

兽之一　畜类 二十八种

豕/狗/羊（附大尾羊、胡羊、洮羊、羬羊、封羊、地生羊、羵羊）/黄羊/牛/马/驴/骡/驼/酪/酥/醍醐/乳腐/阿胶/黄明胶/牛黄/鲊答/狗宝/底野迦/诸血/诸朽骨/震肉/败鼓皮/毡/六畜毛、蹄、甲/六畜心/诸肉有毒/解诸肉毒

第五十一卷　兽部二

兽之二　兽类 三十八种

狮/虎（附酋耳、驳马、渠搜、黄腰、豽鼠）/豹/貘（附啮铁、犴、狡兔）/象/犀/犛牛（附犩牛、犁牛、海牛、月支牛、山牛）/牦牛/野马/野猪/豪猪/熊（附羆、魋）/麢羊（羚羊）（附山驴）/山羊/鹿/麋/双头鹿/麂/獐/麝/灵猫/猫/狸/风狸/狐/貉/獾/貒/木狗/豺/狼/兔/败笔/山獭/水獭/海獭/腽肭兽/猾

兽之三　鼠类 一十二种

鼠（附鼫鼠、鼶鼠、鼲鼱、鼩鼱、水鼠、冰鼠、火鼠、鼹鼠、鼷鼠）/鼹鼠/隐鼠/鼬鼠/竹䶉/土拨鼠/貂鼠/黄鼠/鼬鼠（鼠狼）/鼷鼠/食蛇鼠/猬

228

兽之四 寓类怪类共八种

猕猴（附玃、蝚）/狨（附猿、独）/果然（附蒙颂、獑猢）/猩猩（附野女）/狒狒（附山都、山𤟤、木客、山獠）/罔两/彭侯/封

第五十二卷　人部

人之一 凡三十七种

发髲/乱发/头垢/耳塞/膝头垢/爪甲/牙齿/人屎/小儿胎屎/人尿/溺白垽（人中白）/秋石/淋石/癖石/乳汁/妇人月水/人血/人精/口津唾/齿垽/人汗/眼泪/人气/人魄/髭须/阴毛/人骨/天灵盖/人胞/胞衣水/初生脐带/人势/人胆/人肉/木乃伊/方民/人傀

右通计一十六部、六十类、一千八百九十二种[1]。

---

1. 一千八百九十二种：此为金陵本总目录之末李时珍统计的药物数量。

附录二 《本草纲目》重要参考书籍

1. 重要版本

（1）《本草纲目》金陵本：《本草纲目》今存世的最早刊本。全世界仅存8部全本，4种残本，分别藏在日本、中国和美国。该本只有王世贞序，完整地出示了《本草纲目》的编辑、校正、书写、出版的全部相关人员：李时珍编辑，李时珍的儿子李建中、李建元校正；应天府儒学生员黄申、高第同阅；李时珍的儿子李建方、李建木重订；孙子李树宗、李树声、李树勋次卷，孙子李树本楷书；金陵胡承龙梓行。该版有2卷药图，卷上署名为李建中辑、李建元图，李树宗校；卷下署为李建木图，李树声校。共计1109幅图。当今国内学术界将此本刊年定为明万历二十一年（1593）。该版保留了原书风貌，是后世众多翻刻本的祖本。当代主要校点本均依据该本，且有多种影印本。

该版之后的古代版本可分为三个版本系统，即江西本、钱衙本、张绍棠本。

（2）江西本：最接近金陵本的一个很优秀的地方官刻本。明万历三十一年（1603）由夏良心、张鼎思刊于江西南昌。版式美观，纸墨刻工都比金陵坊刻要优秀，流行甚广。该版版式略有变更，但图、文与金陵本非常接近，仅文字略有脱误。该本主要在明末清初流行，以此版为底本再翻刻的有石渠阁本、湖北本、立达堂本、张朝璘本等刻本。

（3）钱衙本：明崇祯十三年（1640）武林（今杭州）钱蔚起六有堂本，扉页题"武林钱衙藏板"，故称"钱衙本"。也有称为"钱本"、"钱蔚起本"、"六有堂本"者。该本继承江西本的文字，由钱蔚起较订。其最大的变动在于药图：由陆喆重新绘图、项南洲刻，分为三卷，有图1110图。其图形看似精美，但改绘药图达800余幅，已严重失真。由于此本刻工精细，药图美观，因此很快取代了江西本，流行于清前期、中期。受此版影响的后世刻本有30多种，包括《四库全书》本、太和堂、本立堂、三乐斋、连云阁、书业堂、衣德堂、务本堂、英德堂等本。

（4）张绍棠本：该本刻成于清光绪十一年（1885），合肥张绍棠味古斋重刻（故或称"张本"、"味古斋本"）。该本依据江西本和钱衙本校订文字，并与赵学敏《本

230

草纲目拾遗》合刻。由于此版刻工精良，刻成又晚，其本易得，故刊刻以来至20世纪50年代，《本草纲目》以此本最为流行。该版文字错误甚多，且对药图再次增删改绘，共有图1121幅（增17图，改绘412幅）。绘图者许功甫。所改图大半根据《植物名实图考》。

2. 当代主要校点本

（1）**人卫本**：当代最早的现代标点精校本，校点者为著名学者刘衡如。人民卫生出版社出版于1977—1982年，推出四册32开本，继而有两册16开本，已印刷13次，但版式均维持原样，均为竖排简体。该本虽未在封面署上校点者之名，但书前有刘衡如"本草纲目校点说明"，书后有刘氏"本草纲目校点后记"。校语精详，颇多新见。曾获得全国首届古籍整理图书一等奖（1992）、第一届国家图书奖提名奖（1994）。因条件限制，刘衡如先生校点最初所用的底本是江西本，直到校点后期才与金陵本对校。现代多种校点本无不汲取该本的首校成果。

（2）**华夏本**：刘衡如、刘山永父子合校，称为新校注本（华夏出版社，1998）。初版为16开，后又出版了增校的32开本（2册）。刘山永继承其父未完之遗愿，根据金陵本完成了全书的校点，又增加了多种对校本与参校本，其文字更为准确，校语大大增加，是当今学术水准最高的《本草纲目》校点本。2009年，华夏出版社又出版了《〈本草纲目〉研究》（16开，2册），该书主体为刘衡如、刘山永最新补校的《本草纲目》。书后另有钱超尘撰《本草训诂》，对《本草纲目》释名进行了深入的研究；郑金生撰《走进中医药的"金谷园"——〈本草纲目〉导读》《李时珍与〈本草纲目〉研究源流评述》，综述并评论了《本草纲目》问世以来400多年间的研究状况与发展趋势。

3. 当代《本草纲目》研究主要参考书

（1）《**李时珍研究**》：钱远铭主编。广东科学技术出版社1984年出版。该书依次评介了李时珍生平，简介了李时珍著作，又列举了李时珍的药学、医学成就，李时珍的文学修养、哲学思想，附录有李时珍《本草纲目》医话医案选。该书是比较早的一本李时珍与《本草纲目》系统评介书。

（2）《**李时珍研究论文集**》：中国药学会药史学会编，湖北科学技术出版社1985年出版。该书乃药史学会为"纪念李时珍逝世390周年学术讨论会"编辑的论文集。论文虽仅13篇，但多数论文质量很高，有许多原创性的研究成果。其内容涉及李时珍生平及著作、《本草纲目》编纂、版本、图版、中外交流等内容。

（3）《李时珍史实考》：湖北省中医药研究院医史文献研究室、湖北省蕲春县卫生局、文化局，钱远铭主编。广东科技出版社1988年出版。该书包括"李时珍生平考"，"李时珍世系考"，"李时珍著作版本考"，"历代医家、学者评述"4章，总结了20世纪80年代上半叶有关李时珍和《本草纲目》研究成果，学术性很强。全书框架结构简洁全面，语言清晰明了，有利于了解李时珍与《本草纲目》的研究进展。

（4）《本草纲目补正》：梅全喜主编，中医古籍出版社1993年出版。该书收文141篇，分别针对《本草纲目》中存在的某些谬误进行补正。其文一般没有在杂志上发表过，形式短小，直切主题。诸文内容涉及释名、品种（分类、性状、鉴别等）、功效主治、炮制、禁忌等，多数文章言之有物，对《本草纲目》的校勘、运用颇有裨益。

（5）《李时珍学术研究》：王剑主编，中医古籍出版社1996年出版。该书首次将此前的重要学术会议论文遴选成册，收文271篇，内容涉及李时珍生平考证、著述、学术思想、《本草纲目》版本、学术贡献、临床应用等方面。但所收文章之末，不注原出处，也不列参考文献，且或有删节，不大方便引用。

（6）《李时珍研究集成》：钱超尘、温长路主编，中医古籍出版社2003年出版。该书是目前内容最丰富的论文集，资料性也很强。书前的"概说"综合介绍李时珍与《本草纲目》研究的最新成果。随后的三篇属于论文汇集，共收载论文407篇。这三篇中，前两篇收录公开发表的论文，出处详明，绝大多数入选的论文质量比较高，且基本上属于全文转载（多保留参考文献）。第三篇"有关李时珍研究的重要学术会议及论文选辑"，则包括已发表、未发表的论文，但都不注出处。该书第四、五篇具有很强的资料性，分别介绍了有关李时珍研究的医学和社会学著作，研究、纪念李时珍的主要学术机构和活动。

　　这本小书既是我们以前学习和研究《本草纲目》的阶段心得，也可以作为我们业已开展的《本草纲目研究集成》项目的序曲。

　　我们在各自三十多年的医史文献研究生涯中，都曾不同程度学习、使用过《本草纲目》，有时也做过某些研究（例如郑金生参与《本草纲目索引》《本草纲目研究》等书的编纂等）。真正促使我们全身心投入《本草纲目》研究的契机出现在2008年。这一年底，德国柏林洪堡大学 Chrité 医科大学下属的中国生命科学理论·历史·伦理研究所所长文树德教授（Prof. Paul U. Unschuld）邀请我俩去德国柏林，参加他所组织的《本草纲目》研究课题。为此我们在柏林联袂研究《本草纲目》三年多，终日沉浸、徜徉在李时珍营造的医药"金谷园"之中。

　　三年的时间当然不足以翻译完《本草纲目》，只能有选择地进行专题研究。因此课题组商讨后决定，研究重点放在《本草纲目》的术语名词。最终成果是出版一套《本草纲目辞典》。《本草纲目》中的术语很多，但最多、也是最重要的是药物名、疾病名、人名与书名、地名四大块内容。参与该课题的中国学者有中国中医科学院的医史文献学者郑金生、张志斌教授，人民大学历史地理系华林甫教授。按课题组的整体设计，中国学者分工研究《纲目》各类术语名词的含义及其历史演变，并撰写出初稿，再由课题组西方国家同事翻译成英文。作为第一批研究成果，张志斌教授为第一作者的《本草纲目辞典·中国历史疾病术语》分册已于2015年先期在加利福尼亚大学出版社出版。

　　这三年间，身处德国高等学府，受严谨学风的熏陶磨砺，心无旁骛的潜心研究，使我们对《本草纲目》的了解又更上了一层楼。因为我们不是"金谷园"的观光者，而是该园的设计思想、建筑技艺、建材质量及来源的研究者。只有这样的研究，才能更深切地感受到李时珍的伟大、《本草纲目》的壮观！当然，也能更多、更细地了解"金谷园"里还存在的某些问题。但是三年时间还太短，还不能让我们尽情、尽兴地施展。也就在这三年内，出现了另一个促使我们深入开展《本草纲目》

研究的契机。

2010年，我们供职的中国中医科学院收藏的《本草纲目》金陵版申报"世界记忆名录"，这是一件事关中医典籍学术声誉的大事。申报材料需要国外知名学者的推荐信，国内申报组首先想到了文树德教授。文教授不仅在国际学术界威望很高，而且是正在从事《本草纲目》专门研究的唯一西方学者。请求文教授撰写推荐书的任务就交给了正在柏林的我们。当然，这个任务完成得很轻松，因为文教授对《本草纲目》的崇敬决不亚于我们。他立即写了一份激情洋溢，又学术味儿十足的推荐信。在各方面人员的同心协力之下，2011年《本草纲目》金陵版顺利进入了"世界记忆名录"。

在此之前，韩国的《东医宝鉴》已先期进入了"世界记忆名录"。这一消息使得韩国的韩医界扬眉吐气，韩国政府也斥巨资在该书作者的家乡打造《东医宝鉴》村，并支持学者开展专题国际交流等。那么，咱们的《本草纲目》也进入了"世界记忆名录"，作为我们中国中医科学院的专职医史文献学者，我们又该干些什么来庆祝这一重要的事件呢？

2011年底，我们如期结束课题回国。此前张志斌教授已从医史所调到本院中医临床基础医学研究所中医术语研究室。郑金生教授也已退休，并接受了张教授所在的研究室返聘邀请，共同从事中医术语研究工作。这三年共同的研究经历使我们深刻体会到《本草纲目》的博大精深与严谨科学，对伟大医药学家李时珍的崇敬之情激荡在我们胸中，不能平静。我们不约而同地产生了同一个强烈愿望：联合国内各界学者，做一份高水平的《本草纲目》研究工作。回国之后，我们立刻向中国工程院院士、中国中医科学院名誉院长、中医临床基础医学研究所所长王永炎先生汇报了我们的想法，得到王院士的全力支持。在王院士的指导与关怀下，就开始策划组织一个《本草纲目》研究的大型课题。首先，在所领导的支持下，在所里立项着手做一些小型的前期研究。在这些研究中，我们两次召集论证会，邀请国内药学与文献界的赵中振、邬家林、曹晖、王家葵、李钟文、郝近大、梅全喜、汪惟刚等教授参与论证，最终确定了《本草纲目研究集成》项目的整体设计。2014年，经全体项目组成员和中国科技出版传媒股份有限公司的共同努力，向国家出版基金提出了申请，并于次年3月获得了批准。

该项目现在已正式启动。我们深知肩上的担子非常沉重，但我们对完成任务也充满了信心。这是因为《本草纲目》研究工作有着近百年的中外学者深厚的学术积累，我们的研究团队成员也都各有自己的研究特长与专著。近20年来，由我们担任主编、副主编的两部大书，为《本草纲目研究集成》打下了坚实的资料基础。其中《中华大典·药学分典》（类书，2175万字，插图21059幅）将1911年以前868

种文献中的药物资料分类编排。《海外中医珍善本古籍丛刊》（影印丛书）则将近20年来从海外复制回归的427部中医药珍稀古籍影印出版。这些古籍中就有李时珍曾经引用、但国内业已失传或收藏甚少的古医籍，也有李时珍生前没有见过的其他医药书籍。开展《本草纲目研究集成》项目能拥有这些资料是非常可贵的。也正因为有人员、资料等方面的优势，我们才敢于策划、敢于承担这样一项前所未有的《本草纲目研究集成》项目。

该项目预期在2018年完成。2018年是李时珍诞辰500周年，也是《本草纲目》成书440周年。我们期待着届时能将这本小书，以及《本草纲目研究集成》这套大书，奉献于李时珍陵前，作为我们最诚挚的纪念献礼。

郑金生　张志斌

2016年5月22日

科学出版社 中医药出版分社
联系电话:010-64019031　　010-64037449
E-mail:med-prof@mail.sciencep.com

(R-6119.01)

ISBN 978-7-03-048981-4

9 787030 489814 >

定　价:168.00元